DEB DANA

DER VAGUS-NERV ALS INNERER ANKER

DEB DANA

DER VAGUS-NERV ALS INNERER ANKER

Angst und Panik überwinden, Ruhe und Stärke finden

Mit einem Vorwort von Stephen W. Porges

Aus dem Amerikanischen von Ursula Bischoff

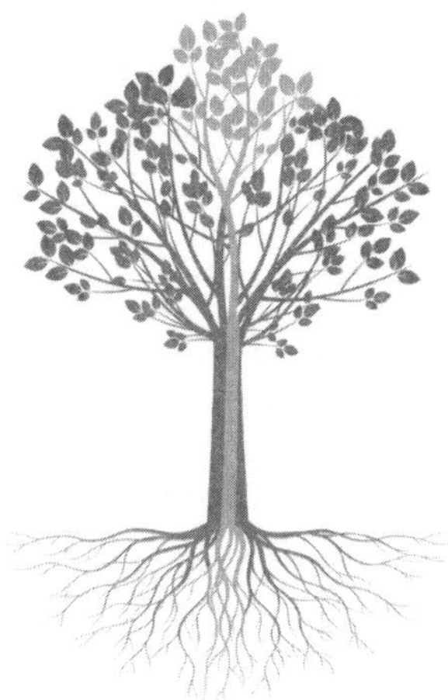

KÖSEL

FSC
www.fsc.org
MIX
Papier | Fördert gute Waldnutzung
FSC® C083411

Penguin Random House Verlagsgruppe FSC® N001967

Die Originalausgabe erschien unter dem Titel *Anchored. How to Befriend Your Nervous System Using Polyvagal Theory* bei Sounds True Inc.

3. Auflage 2024

Umschlag: Weiss Werkstatt München
Umschlagmotiv: © rolandtopor/Shutterstock.com
Redaktion: Ralf Lay
Fachliche Beratung: Mag. Sandra Teml-Jetter
Satz: Satzwerk Huber, Germering
Druck und Bindung: CPI books GmbH, Leck
Printed in Germany
ISBN 978-3-466-34786-5

www.koesel.de

INHALT

Für meine polyvagale Familie

VORWORT

Während ich *Der Vagus-Nerv als innerer Anker* las, wurde mir klar, dass Deb Dana mit ihrer wirkmächtigen Metapher einen wichtigen Beitrag leistet, der anschaulich macht, wie das Nervensystem seine Ressourcen steuert, um eine neuronale Plattform für soziales Verhalten zu schaffen und die Vorteile der Co-Regulation zu nutzen. In diesem Buch teilt sie ihre tiefgreifenden Erkenntnisse und Einsichten, indem sie die komplexen in die Polyvagal-Theorie eingebetteten Sachverhalte und Beobachtungen in eine Sprache übersetzt, die auch Laien zugänglich ist. Durch die Verknüpfung der Begriffe mit Visualisierungen und die Zuordnung zu den entsprechenden Körperempfindungen gehen ihre Talente weit über die linguistische Kompetenz hinaus, werden Sinnesempfindungen effektiv ins Bewusstsein gerückt und wahrnehmbar. Mithilfe dieser Strategie führt Deb Dana den Lesern die Fähigkeiten vor Augen, die man braucht, um sich sicher und entspannt in den Kokon des eigenen Körpers zurückzuziehen.

Aus der polyvagalen Perspektive führt Deb Dana die Leser virtuos durch strukturierte neuronale Übungen, die das Nervensystem in die Lage versetzen, homöostatische Funktionen wirksamer zu unterstützen; das angestrebte Gleichgewicht fördert Gesundheit, Wachstum und die Wiederherstellung der inneren Balance. Mit anderen Worten: Die von ihr beschriebenen neuronalen Übungen fördern eine Herunterregulierung des körperlichen Spannungszustands in Situationen, die als bedrohlich wahrgenommen werden, und ermöglichen spontane Erfahrungen der sozialen Verbundenheit, eine Kombination, die den Weg für Co-Regulation und eine Verkörperung der neuen Möglichkeiten des Erlebens ebnet. Das Produkt dieser Strategie ist ein widerstandsfähigeres Nervensystem, das sowohl die psychische als auch die physische Gesundheit unterstützt.

Bei der Lektüre des Buches begann ich, mein Augenmerk auf die Parallelen zwischen den Kommunikationsstrategien innerhalb des Körpers und zwischen Menschen zu richten. Hier handelt es sich um voneinander abhängige Co-Regulationsebenen, weil ein reguliertes und ausreichend mit Ressourcen ausgestattetes Nervensystem Defensivreaktionen intuitiv herunterreguliert, während ein Nervensystem in chronischen Bedrohungszuständen die Chancen auf soziales Engagement verringert. Als Säugetiere und soziale Wesen haben wir im Verlauf der Evolutionsgeschichte zum Glück ein Eingangstor zu einem System entwickelt, das Reaktionen auf Bedrohungen durch die neurozeptive Einordnung und Bewertung von Sicherheit dämpft. Doch der Zugang zu diesem Überwachungsprogramm wird weitgehend vom neuronalen Selbstzustand des Einzelnen beeinflusst. Ist das autonome Nervensystem (ANS) gut mit Ressourcen ausgestattet, sind wir resilient und überschreiten eine niedrige Schwelle, um Sicherheitszustände auszulösen, die zu spontanem sozialen Engagement sowie zur Co-Regulation führen. Wenn wir jedoch in einem defensiven Selbstzustand verhaftet sind, ist das Gefühl der Sicherheit unter Umständen nicht so leicht zugänglich.

Das Bild des Ankers im Titel dieses Buches ist eine Metapher, die Deb Dana meisterhaft nutzt, um im Rahmen der persönlichen Ressourcen (beispielsweise das Nervensystem oder unser Selbstbild) einen Raum zu visualisieren, der ein Gefühl der Sicherheit vermittelt. Der innere Anker, der hier gesetzt wird, begleitet uns auf unserer persönlichen Embodiment-Reise, in deren Verlauf wir die Wechselwirkung zwischen Körper, Psyche und Umwelt erfahren, und stattet uns mit Attributen wie psychischer Widerstandskraft, innerer Selbstregulation und Co-Regulation mit anderen aus.

Auf der funktionalen Ebene erfordert die Reise, dass wir uns erstens den neurophysiologischen Regelkreislauf bewusst machen, der mit den Gefühlen der Sicherheit, der Gefahr und der Lebensbedrohung einhergeht. Zweitens gilt es, sich die Macht des neurozeptiven Überwachungsprogramms bewusst zu machen, das Hinweise auf potenzielle Bedrohung und Sicherheit zu entdecken vermag, ohne dass wir sie bewusst wahrnehmen. Und drittens empfiehlt es sich, uns mithilfe von Visualisierungen und experientiellen Erfahrungen die Verlagerungen in den autonomen Selbstzuständen bewusst zu machen. Aus dieser Sequenz lässt sich ein Paket neuronaler Übungen schnüren, die Selbstwahrnehmung, Selbstregulation und Resilienz fördern.

In einer meiner Abhandlungen jüngeren Datums beschrieb ich die Polyvagal-Theorie als wissenschaftliche Extrapolation der stammesgeschichtlichen Reise zur Sozialität, der Abhängigkeit von sozialer Steuerung und Unterstützung, entstanden bei Säugetieren, die sich aus den asozialen Reptilien entwickelten. Im Verlauf dieser Reise erforderte der neurophysiologische Zugang zu der Fähigkeit, sich sozial zu verhalten, einen wirksamen Mechanismus, Sicherheit zu entdecken und Defensivreaktionen reflexartig herunterzuregulieren. Im Wesentlichen ermöglichen die neuronalen Mechanismen, die der Sozialität zugrunde liegen, einen raschen Wechsel von aggressiven oder submissiven Reaktionen auf Bedrohungen zu physiologischen Prozessen, die Chancen für eine Co-Regulation verfügbar machen und fördern. Die von mir wissenschaftlich erforschte und aufgestellte Polyvagal-Theorie und das Narrativ, das sie beschreibt und rechtfertigt, wird stetig weiterentwickelt. Obwohl die Bedeutung dieser Theorie in der Welt der Traumatherapien innerhalb kürzester Zeit erkannt wurde, da sie an die Erfahrungen ihrer Klienten anknüpft, brauchte ich länger, um sie mit der Behandlung von Traumata und anderen Störungen der mentalen Gesundheit in Verbindung zu bringen. Erst die Therapeuten und Klienten machten mich auf den Nutzen der Theorie sowohl in der klinischen Praxis als auch bei der Umgestaltung der autonomen Geschichten von Trauma-Überlebenden aufmerksam.

Deb Dana gehört zu den einfühlsamen und sprachmächtigen Therapeuten und Therapeutinnen, die mich auf die Rolle der Polyvagal-Theorie sowohl in klinischen Verfahren als auch in alltäglichen sozialen Interaktionen aufmerksam machten. Sie begrüßte die Theorie auf Anhieb und trug dazu bei, sie aufgrund ihrer einmaligen Erkenntnisse und Kommunikationsfähigkeit nicht nur für Therapeuten, sondern allgemein für Interessierte zugänglicher zu machen: Sie bietet eine Landkarte, die als Orientierungshilfe dient und zu einem besseren Verständnis unserer persönlichen Rollen in sozialen Interaktionen führt. Sie brachte in ihrer Arbeit klar zum Ausdruck, dass bei Trauma-Erfahrungen nicht die Geschehnisse an sich, sondern vielmehr die Körperempfindungen von ausschlaggebender Bedeutung sind. Ihre Arbeit konzentriert sich auf das zentrale Thema, das den Erfolg polyvagal orientierter Therapien erklärt.

Polyvagal orientierte Therapien verlagern ihren Behandlungsfokus von den traumatischen Ereignissen auf die Körperempfindungen. Hier wurde ein wichtiger theoretischer Transformationsprozess eingeleitet, sowohl im Umgang mit Traumata als auch mit der Einbettung traumatischer Erfahrungen im Nervensystem der Überlebenden. Auf der grundlegenden Ebene betont die Polyvagal-Theorie, dass der physiologische Zustand die intervenierende Kraft ist, die unsere Reaktion auf Hinweise und Kontexte bestimmt. Somit unterstreicht die Theorie, dass wie gesagt nicht das Trauma selbst als überwältigendes Ereignis der entscheidende Faktor für das Ergebnis ist. Ausschlaggebend sind vielmehr die neuronalen Regulationsmechanismen des autonomen Nervensystems, die Bedrohungsreaktionen unterstützen und einer Reorganisation bedürfen. Das schließt die schwerwiegende Bedeutung traumatischer Ereignisse nicht von vornherein aus, berücksichtigt jedoch die erheblichen individuellen Unterschiede im Ergebnis der weit verbreiteten traumatischen Erfahrungen. Die Sichtweise der Polyvagal-Theorie auf Traumata unterscheidet sich vom Fokus der epidemiologischen Forschung, die Maßstäbe wie belastende Kindheitserfahrungen (Adverse Childhood Experiences [ACE]) zugrunde legt und auf den kausalen Zusammenhang spezifischer Ereignisse bei der Konzeptualisierung posttraumatischer Belastungsstörungen (PTBS) verweist. Diese Strategie definiert das Trauma neu und verlagert es von einem inneren auf ein äußeres Ereignis.

Die derzeit vorherrschenden epidemiologischen Modelle gehen davon aus, dass die relevanten Ereignisse bei Traumata, Stress oder Missbrauch anhand eines Kontinuums von Schweregraden quantitativ beurteilt werden können. Die Polyvagal-Theorie verlagert den Dialog vom externen Ereignis auf das intervenierende neuronale System, das sich angesichts einer Bedrohung als verletzlich oder widerstandsfähig erweisen kann. Wenn sich ein Mensch in einem vulnerablen Zustand befindet, können bereits Ereignisse von geringerer Intensität die neuronalen Funktionen stören und das Nervensystem von einem Zustand, der das innere Gleichgewicht unterstützt, in einen verletzlichen Zustand versetzen, der eine autonome Destabilisierung und die sich daraus ergebenden Begleiterkrankungen widerspiegelt. Ist das System jedoch resilient, kann es sogar die Auswirkungen von Ereignissen höherer Intensität abfedern. Die Polyvagal-Theorie weist darauf hin, dass eine tiefgründige Reorganisation des autonomen Nervensystems nach einem traumatischen Ereignis eine adaptive Folgereaktion bei Trauma-Überlebenden ist.

Um diese intervenierende Variable genauer zu erforschen, entwickelten wir einen relativ kurzen Fragebogen (Body Perfection Questionnaire [BPQ]), der die Reaktivität des autonomen Nervensystems bewertet. Die Psychometrie, sprich die Vorgehensweise bei solchen psychologischen Messungen, hat sich bewährt und in mehreren Veröffentlichungen ihren Niederschlag gefunden. (Informationen über den Umfang und das Bewertungssystem finden Sie auf meiner Website stephenporges.com.) Die von meinen Kollegen und mir durchgeführten Studien dokumentieren die tiefgreifende Rolle der autonomen Regulation als intervenierende variable Größe, die damit befasst ist, die Auswirkungen der negativen Vorgeschichte zu mildern. Wenn das autonome Nervensystem von Erwachsenen mit negativer Vorgeschichte auf Bedrohungsreaktionen ausgerichtet war, waren die Folgen gravierender, wie wir feststellen konnten. Das wurde durch zwei unlängst veröffentlichte Studien bestätigt: Die eine konzentrierte sich auf Recherchen zur Sexualfunktion, die andere auf die Erforschung von Reaktionen während der Pandemie, die sich auf die mentale Gesundheit auswirken.

Diese Betonung der Sozialität hat die Polyvagal-Theorie erneuert und ihr eine klinisch relevante Perspektive verliehen. Als die ersten Verfechter vor mehr als 25 Jahren auftauchten, war die medizinische Grundversorgung für die praktische Umsetzung der Theorie von größerer Bedeutung als die mentale Gesundheit. Ich war der Überzeugung, die Theorie würde ihre Zugkraft auch in der Geburtshilfe, Neonatologie, Kinderheilkunde, Kardiologie und in anderen medizinischen Fachbereichen entfalten, die mit atypischen autonomen Funktionen befasst waren. Durch den Austausch mit Deb Dana über ihre Anwendungsmöglichkeiten und Erkenntnisse erhielt die Polyvagal-Theorie völlig neue Bedeutungen, die das Verständnis und die Behandlung von physischen *und* psychischen Gesundheitsproblemen betreffen. Wenn wir die Kernaussage der Theorie begrüßen, eine soziale Spezies ohne Zugriff auf ihr Erbe als Säugetiere zu sein, wird uns bewusst, dass uns die neuronalen Ressourcen fehlen, die uns ein Gefühl der Sicherheit und die Fähigkeit zur Co-Regulation mit anderen Menschen ermöglichen. Dieses Erbe zeichnet sich durch zwei Merkmale aus, die nur Säugetieren zu eigen sind: erstens einen neurozeptiven Prozess, der uns erlaubt, Defensivzustände durch die reflexartige Entdeckung von Hinweisen auf Sicherheit herunterzuregulieren, und zweitens einen neuronalen Regelkreislauf, den ventral-vagalen Komplex mit seiner Fähigkeit, sowohl die verkörperten Defensivreaktionen zu reduzieren als auch Hinweise auf Sicherheit über das integrierte System für soziale Verbundenheit (Social-Engagement-System [SES]) bereitzustellen. Dieses Erbe verknüpft Verhalten und psychische Erfahrungen mit definierbaren und messbaren neurophysiologischen Mechanismen, die physische und mentale Gesundheit engmaschig miteinander verbinden und Mythen von ihrer Eigenständigkeit entlarven.

Der Vagus-Nerv als innerer Anker stellt ein ausgeprägtes therapeutisches Problem in den Mittelpunkt, nämlich die Frage, wie es uns gelingen kann, unseren Körper wieder als einen Ort der Sicherheit wahrzunehmen. Es geht darum, uns wieder mit Körperempfindungen vertraut zu machen – ohne die eingeschliffenen, tief verwurzelten Assoziationen mit gefahrvollen Ereignissen. Durch die Entwicklung eines sicheren inneren Ankers könnten wir Gefühle und Empfindungen, die uns anderenfalls aus dem Gleichgewicht bringen würden, unbeschadet erkunden. Der Anker vermittelt uns den stabilen Halt, den wir brauchen, um angstfrei die Verletzungen zu erkunden und nachzuempfinden, die sich noch immer in unserem Körper manifestieren. Dieser Prozess unterstützt den Weg der Heilung, in dessen Verlauf das Nervensystem genug Widerstandskraft aufbaut, um sich mit anderen zu verbinden und auf der Reise durch eine komplexe und oftmals unvorhersehbare Welt wieder Freude und Neugierde zu entdecken, statt überall Bedrohungen zu wittern. In diesem Buch hat Deb Dana eine Sprache gefunden, die allen Lesern ungeachtet ihrer Vorkenntnisse und beruflichen Tätigkeit die Möglichkeit bietet, durch offenkundige Aktivitäten und verborgene Visualisierungen die Wirksamkeit neuronaler Erkundungsübungen zu erfahren, um im übertragenen Sinn dem roten Faden zu einem inneren Gefühl der Sicherheit zu folgen und es fest im Nervensystem zu verankern.

Stephen W. Porges

EINFÜHRUNG

Die Polyvagal-Theorie bietet wissenschaftlich fundierte Erkenntnisse darüber, wie man sich ausreichend sicher fühlt, um sich in das Leben zu verlieben und sich auf dessen vielfältige Risiken einzulassen.

Wir sind darauf programmiert, soziale Bindungen einzugehen. Unser Nervensystem weist eine Struktur auf, die Ausgeglichenheit und Stabilität in sozialen Beziehungen zu anderen Menschen findet. Es lohnt sich, einen Augenblick darüber nachzudenken. Unsere Biologie prägt den Weg, den wir intuitiv einschlagen, um durch das klippenreiche Gewässer des Lebens, der Liebe und der Arbeit zu navigieren. Es gibt gleichwohl eine Möglichkeit, diesen Weg bewusst zu machen und als Ressource zu nutzen, die dem Wohl des Einzelnen, der Familie, der Gemeinschaft und aller Menschen dient. Die Polyvagal-Theorie ist dabei eine Orientierungshilfe. Sie wurde ursprünglich in den 1990er-Jahren von dem US-amerikanischen Psychiater und Neurowissenschaftler Stephen W. Porges entwickelt. Sie erklärt das Phänomen der sozialen Verbundenheit aus wissenschaftlicher Sicht, bietet eine Landkarte des Nervensystems, das uns bei unseren Erkundungen leitet, und weist auf Kompetenzen hin, die wir durch Übung entwickeln und stärken können, um uns selbst und andere in Sicherheit und Selbstregulation zu verankern, wenn Herausforderungen eine Bedrohung für unser inneres Gleichgewicht werden.

Seit 2014 habe ich gemeinsam mit meinem Mentor, Co-Autor, Kollegen und Freund Dr. Porges an der Übertragung der wissenschaftlich fundierten Grundpfeiler der Polyvagal-Theorie in die klinische Praxis gearbeitet. Mit diesem Buch hoffe ich sie noch transparenter zu machen, sodass möglichst viele Menschen Zugang zu ihren Kernkonzepten finden, die zahlreichen Vorteile erfahren und sie als Orientierungshilfe bei der Gestaltung des eigenen Lebenswegs nutzen können.

Eine Grundvoraussetzung ist jedoch die Bereitschaft, sich mit einer neuen Terminologie vertraut zu machen. Begriffe wie *Neurozeption, Hierarchie, ventral-vagal, sympathisch* und *dorsal-vagal* mögen auf den ein oder anderen anfangs noch befremdlich wirken. Ich helfe aber dabei, dieses Grundvokabular zu verinnerlichen und sich auf die Sprache des Nervensystems einzulassen. Sie werden in den nachfolgenden Kapiteln sehen, dass ich Fachbegriffe manchmal ersetze oder ergänze, sodass sie leichter zugeordnet werden können: *ventral-vagaler Zustand* durch *Sicherheit, Verbundenheit* oder *Regulation, sympathischer Zustand* durch *Mobilisierung* oder *Kampf-oder-Flucht-Reaktion* und *dorsaler Zustand* durch *Dissoziation/Abkopplung, Erstarrung* oder *Kollaps.* Sobald Sie wissen, wie Sie Ihr Nervensystem als Verbündeten gewinnen, steht es Ihnen frei, Ihre eigenen Worte zu finden.

Das autonome Nervensystem des Menschen hat sich im Verlauf vieler Jahrtausende entwickelt, gestützt auf universelle Strukturen, die einen gemeinsamen Nenner quer durch die gesamte Palette menschlicher Erfahrungen haben. *Autonom* weist in diesem Zusammenhang auf die Funktionsweise eines Systems hin, das auf der unbewussten Ebene an der Regulierung unserer inneren Organe und Körpervorgänge beteiligt ist, Herzschlag, Atemrhythmen, Blutdruck, Verdauung und Stoffwechsel eingeschlossen. Das autonome Nervensystem hat die Aufgabe, Energie zu speichern, zu erhalten und bei Bedarf freizusetzen, damit wir unbeschadet die Herausforderungen unseres Alltags bewältigen.

Die Arbeitsweise dieses Systems ist vorhersehbar, eine mit anderen Menschen geteilte Erfahrung, die uns zusammenbringt. Aus der Perspektive des Nervensystems betrachtet, verstehen wir, dass wir bestrebt sind, uns in einem als sicher wahrgenommenen Zustand zu verankern, der die Verbindung zu uns selbst, zu anderen, zur Welt und zur spirituellen Ebene unterstützt und die Energie bereitstellt, die wir für die Bewältigung unseres Alltags brauchen. Wenn uns die innere Funktionsweise unserer Biologie ein Rätsel ist, haben wir das Gefühl, auf Gedeih und Verderb unbekannten, unerklärlichen und unvorhersehbaren Erfahrungen ausgeliefert zu sein. Sobald wir wissen, wie unser Nervensystem arbeitet, können wir *mit ihm zusammenarbeiten*. Wenn wir die Kunst beherrschen, uns mit unserem Nervensystem zu verbünden, können wir lernen, dieses auf Lebenserhalt fokussierte System aktiv zu steuern.

Ein reguliertes Nervensystem ist von zentraler Bedeutung, um uns mit einem Gefühl der Sicherheit und inneren Ruhe unseren Weg durch die Welt zu bahnen. Im Verlauf eines Tages werden wir zwangsläufig mit Problemen konfrontiert. Einige lassen sich leichter in den Griff bekommen als andere, doch ungeachtet dessen, wo eine Erfahrung auf einem Kontinuum von milde bis traumatisch verortet ist: Wenn wir die Funktionsweise unseres Nervensystems verstehen, finden wir immer den Weg, der in den Zustand der Regulation zurückführt. Wenn wir lernen, mit unserem Nervensystem zu kooperieren, die Dynamik der verschiedenen Zustände oder Befindlichkeiten nachzuverfolgen und uns in autonomer Sicherheit zu verankern, erscheinen uns die unvermeidlichen Herausforderungen, mit denen wir uns konfrontiert sehen, nicht mehr ganz so unüberwindlich. Indem wir uns nicht auf das Problem fixieren, sondern unsere Aufmerksamkeit als Erstes darauf konzentrieren, unser System auf den angestrebten Zustand der Sicherheit und Verbundenheit auszurichten, können wir mit einer neuen Sichtweise zu unserem Problem zurückkehren. Fest verankert in einem regulierten System, nehmen neue Optionen und Möglichkeiten Gestalt an.

Wie Sie dieses Buch nutzen können

Unsere Geschichten darüber, wer wir sind und wie wir die Welt sehen, beginnen in unserem Körper. Bevor das Gehirn Gedanken zusammenfügen und sie in Sprache umwandeln kann, leitet das Nervensystem bereits eine Reaktion ein, die entweder zu einer Erfahrung der sozialen Zugewandtheit und Verbundenheit, zu einer mobilisierenden Kampf-oder-Flucht-Reaktion oder zu einer Abkopplung und einem auf den Erhalt des Lebens fokussierten »dissoziativen Shutdown« führt, bei dem wir uns abschotten, dichtmachen, für unsere Umgebung nicht mehr erreichbar sind.

Doch wie gewinnen wir dieses System als Verbündeten? Wie lernen wir, uns darauf einzustimmen, unsere Aufmerksamkeit auf die wichtigen unterschwelligen Informationen unseres Nervensystems zu lenken und diese Hinweise zu nutzen, um aktiv an der Gestaltung unserer Geschichte mitzuwirken? Die achtsame Auseinandersetzung mit dem autonomen Nervensystem beginnt mit dem Verständnis seiner Funktionsweise und der Fähigkeit, uns in jedem Augenblick auf den dynamischen Wechsel zwischen Aktivität, Rückzug und sozialer Zugewandtheit einzulassen. Mit dieser Achtsamkeit können wir nicht nur die Gewohnheit entwickeln, das System sanft und auf neue Weise zu reorganisieren, sondern auch das Gefühl der inneren Ruhe und Gelassenheit genießen. Dieses Gefühl leitet sich aus einem Leben mit einem Nervensystem ab, das flexibel auf die gewöhnlichen – und bisweilen außergewöhnlichen – Herausforderungen reagiert, die uns jeden Tag auf eine harte Probe stellen.

Die Kapitel in diesem Buch bieten überschaubare Schritte an, sodass man sich sukzessive mit seinem Nervensystem vertraut machen kann. Sie bauen aufeinander auf, nach und nach wird sich das Ganze erschließen. Jedes Kapitel enthält praktische Übungen, *Erkundungsübungen* genannt, um den theoretischen Teil körperlich erfahrbar zu machen. Viele enthalten einen Vorschlag, wie Sie Ihre Erkenntnisse und Entdeckungen dokumentieren können, um sie besser in Ihrem Gedächtnis abzuspeichern. *Dokumentieren* bedeutet, dass Sie sowohl Worte als auch Bilder verwenden können. Manchmal finden Sie vielleicht einen Begriff oder mehrere Stichwörter hilfreich, um sich an eine Information zu erinnern, während Sie zu anderen Zeiten vielleicht längere Abhandlungen, Schaubilder und Farben vorziehen, um etwas Wichtiges festzuhalten. Jede Einladung zu einer Dokumentation ist eine Einladung zu entscheiden, wie Sie Ihre Erkenntnisse und Entdeckungen im Gedächtnis speichern und abrufen möchten.

In diesem Buch lernen Sie die wissenschaftlich fundierten Grundprinzipien der Polyvagal-Theorie kennen, die Sie mithilfe der Erkundungsübungen in Ihren Alltag integrieren und dadurch mit Leben füllen können. Ich hoffe, dass Sie die Welt im Anschluss aus einer neuen Perspektive betrachten und die wirkmächtigen Vorteile genießen, die mit der Entdeckung Ihres persönlichen Wegs zu innerer Ruhe, Gelassenheit und dem Gefühl der Verbundenheit einhergehen.

Dieser Prozess, das Nervensystem als Verbündeten zu gewinnen, stellt eine kontinuierliche Entdeckungsreise dar. Ich erkunde dieses Terrain bereits seit langer Zeit und möchte meine Erkenntnisse und Erfahrungen mit Ihnen teilen. Und genau wie Sie sehe ich mich jeden Tag aufs Neue Herausforderungen gegenüber oder gerate in Situationen, in denen Chaos herrscht und ich meinen Anker im Zustand der »ventral-vagalen Sicherheit und Regulation« verliere. Wenn das geschieht, brauche ich mir nur vor Augen zu halten, wie ich mein Wissen über die Funktionsweise des Nervensystems in die Praxis umsetzen muss, um den Weg zurück zu finden.

Im Rahmen meiner ersten klinischen Schulungen erklärte ich den Teilnehmern, dass sie herzlich willkommen sind in der polyvagalen Familie, die infolge meiner Zusammenarbeit mit Dr. Porges entstanden war. Diese polyvagale Familie hat sich inzwischen zu einer globalen polyvagalen Community ausgeweitet, fühlt sich aber nach wie vor wie eine weit verzweigte Familie an. Ich lade daher alle Leserinnen und Leser des Buches ein, sich dieser wachsenden polyvagalen Familie anzuschließen und eine neue Sprache der menschlichen Verbundenheit zu finden.

1.

GRUNDPRINZIPIEN UND SCHLÜSSELELEMENTE DER POLYVAGAL-THEORIE

Im Rahmen seiner Arbeit mit frühgeborenen Kindern während der 1970er- und 1980er-Jahre erkannte der US-amerikanische Professor für Psychiatrie Dr. Stephen W. Porges, welche Bedeutung zwei vagalen Leitbahnen im Nervensystem zukommt, die an der Regulierung der Herzschlagfrequenz beteiligt sind und durch ihre Aufzweigungen eine Verbindung zwischen Gesicht und Herz herstellen; über diese Kommunikationskanäle vermitteln wir anderen, was innerhalb unseres Körpers geschieht. Seine Entdeckungen trugen zur Definition der Polyvagal-Theorie bei, die uns eine Möglichkeit bietet, unser autonomes Nervensystem besser zu verstehen und mit ihm zusammenzuarbeiten.

Das autonome Nervensystem könnte man also auch als *automatisches* Nervensystem bezeichnen, da es die grundlegende Organisation aller Vorgänge in unserem Körper übernimmt (zum Beispiel Atmung, Herzfrequenz, Verdauung), ohne dass wir unsere Aufmerksamkeit darauf richten müssen. Das Gute daran ist, dass dieses System nicht allein auf ein vorprogrammiertes Umfeld beschränkt ist, in dem es automatisch funktioniert, sondern mithilfe der Polyvagal-Theorie angepasst und justiert werden kann. Voraussetzung ist, dass wir die drei folgenden Grundprinzipien verstehen:

1. *Autonome Hierarchie:* Den Mittelpunkt des Systems bilden drei Bausteine, die in einer bestimmten Reihenfolge angeordnet und mit programmierten Leitungspfaden verknüpft sind.
2. *Neurozeption:* Das Nervensystem verfügt über ein inneres Überwachungsprogramm, das kontinuierlich nach Signalen Ausschau hält, die auf Sicherheit oder heraufziehende Gefahren hinweisen.
3. *Co-Regulation:* Augenblicke, in denen wir uns in Gegenwart anderer sicher genug fühlen, um mit ihnen in sozialen Kontakt zu treten, sind ein unerlässlicher Bestandteil des Wohlbefindens.

VENTRAL-VAGAL GEPRÄGTER ZUSTAND

System der sozialen Verbundenheit

- *Sich den Herausforderungen des Tages stellen*
- *Sich mit anderen verbinden und kommunizieren*
- *Sich dem Fluss des Lebens anpassen*
- *Sich aktiv in das Leben einbringen*

SYMPATHISCH GEPRÄGTER ZUSTAND

System der Aktivität

- *Erfüllt von chaotischer Energie*
- *Mobilisiert für den Angriff*
- *Zur Flucht neigend*
- *Angst vorherrschend*
- *Wut vorherrschend*

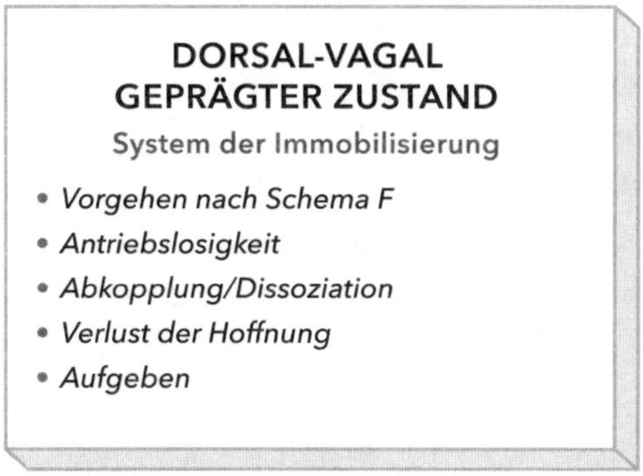

Abbildung 1.1: Drei Bausteine und die daraus abgeleiteten Eigenschaften

Autonome Hierarchie: Die Bausteine des Erfahrens und Erlebens

Im Verlauf des Evolutionsprozesses kristallisierten sich nacheinander drei Bausteine oder Subsysteme heraus: der dorsal-vagale Komplex (Shutdown) vor etwa 500 Millionen Jahren, der sympathische Komplex (Aktivierung) vor rund 400 Millionen Jahren und der ventral-vagale Komplex (soziale Verbundenheit) vor ungefähr 200 Millionen Jahren. Diese entwicklungsgeschichtlich bedingte Reihenfolge, *autonome Hierarchie* genannt, ist der Schlüssel zum Verständnis, wie sich unser Nervensystem reguliert und auf tägliche Herausforderungen reagiert. Jeder dieser Bausteine hat eine bestimmte Funktionsweise herausgebildet, die über Kommunikationskanäle innerhalb des Körpers unsere Biologie beeinflusst und sich auf unsere Psyche auswirkt, indem sie bestimmt, wie wir die Welt sehen, empfinden und mit ihr in Kontakt treten.

Der ventral-vagale Baustein, der jüngste des Trios, ebnet den Weg zu Gesundheit, Wohlbefinden und einem Platz im Gefüge der Welt, an dem wir unser Leben als steuerbar einstufen. Wir knüpfen soziale Beziehungen und kommunizieren mit anderen, treten vielleicht einer Gruppe bei oder sind auch allein glücklich und zufrieden. Die üblichen Irritationen und Ärgernisse des Alltags fühlen sich nicht überwältigend an, und wenn wir Kaffee verschütten oder auf dem Weg zur Arbeit in einen Stau geraten, reagieren wir nicht mit Wut oder Angst, sondern sind imstande, uns dem Fluss des Lebens anzupassen.

Auf der nachfolgenden Stufe des hierarchisch geordneten Schaltkreises gelangen wir zu Aktivitäten, die vom Sympathikus gesteuert werden, wenn beispielsweise zu viele Dinge gleichzeitig unsere Aufmerksamkeit beanspruchen oder das Leben wie eine Abfolge endloser Herausforderungen erscheint. Dieser Zustand tritt im Allgemeinen im Kontext von Kampf-oder-Flucht-Entscheidungen auf. Wenn es den Anschein hat, als würde unsere To-do-Liste nie kürzer, wenn wir immerzu kämpfen müssen, um finanziell über die Runden zu kommen, oder wenn wir den Eindruck haben, unser Partner sei ständig mit anderen Dingen beschäftigt, verlieren wir sowohl das Gefühl, sicher im Hier und Jetzt verankert zu sein, als auch unsere Fähigkeit, das übergeordnete Bild zu sehen. Dann reagieren wir entweder mit Angriff oder Flucht.

Wenn wir über einen langen Zeitraum das Gefühl haben, in einem Teufelskreis der Herausforderungen gefangen zu sein, ohne einen Ausweg zu entdecken, gelangen wir zur letzten Stufe der Hierarchie, dem entwicklungsgeschichtlich ältesten Baustein des Nervensystems und einem dorsal-vagalen Zustand, der durch einen innersystemischen Kollaps, Shutdown und Abkopplung gekennzeichnet ist. Herausforderungen wie verschütteter Kaffee, die niemals endende To-do-Liste oder der Partner, der ständig abwesend erscheint, sind für uns nicht länger von Bedeutung. Wir haben begonnen, innerlich zu erstarren und uns von unseren Gefühlen abzukoppeln. Vielleicht erwecken wir noch den Anschein, aktiv zu sein, gehen aber nach Schema F vor, ohne die Energie aufzuwenden, uns wirklich einzubringen. Wir verlieren die Hoffnung, dass sich jemals etwas ändern wird. Und da unser Nervensystem einer vorhersehbaren Sequenz folgt, wenn es sich von einem Baustein zum anderen bewegt, gilt es, den Weg zur Erschließung von Energie im sympathischen System zu finden und gezielt eine Regulation des ventral-vagalen Zustands anzustreben, um den Absprung von dieser Stufe des Zusammenbruchs zu schaffen und zu regenerieren.

Eine gute Möglichkeit, sich mit den drei Bausteinen vertraut zu machen, ist die Erkundung von zwei Aussagen: »Die Welt ist …« Und: »Ich bin …« Wenn Sie die Worte finden, die Ihre Sicht auf die Welt und Ihren Platz darin beschreiben, fokussieren Sie die Aufmerksamkeit auf die Überzeugungen, die in jedem Baustein gespeichert sind. Beginnen Sie im dorsalen Komplex – mit dem Baustein auf der untersten Stufe der Hierarchie –, und spüren Sie der Erfahrung der Abschottung, des Kollapses und des Shutdowns nach. Ergänzen Sie die beiden Aussagen »Die Welt ist …« und »Ich bin …« – Sie stellen vielleicht fest, dass die Welt aus dieser Perspektive abweisend, düster oder nichtssagend erscheint und Sie sich nirgendwo zugehörig, verlassen oder verloren fühlen. Begeben Sie sich nun auf die nächsthöhere Stufe, und erkunden Sie die beiden Aussagen im überwältigenden Fluss der Energie, der den sympathischen Komplex kennzeichnet. Vielleicht kommt er ihnen chaotisch, nicht steuerbar oder erschreckend vor, und Sie haben das Gefühl, in diesem Zustand der Desorganisation und Konfusion keine Kontrolle mehr zu haben, fehlreguliert oder in Gefahr zu sein. Und nun gehen Sie die letzte Stufe hinauf zum Baustein an der Spitze der Hierarchie, in den Zustand der ventral-vagalen Sicherheit und Regulation. Ergänzen Sie auch hier die Aussagen »Die Welt ist …« und »Ich bin …«: Auf dieser Ebene erleben Sie die Welt vielleicht als freundlich, schön und einladend, als eine Aufforderung zu sozialer Interaktion und dem Gefühl, »okay« zu sein, lebendig und rundum zufrieden, erfüllt von dem Wissen um die vielfältigen Möglichkeiten, die Ihnen offenstehen. Wenn wir auf diese Weise mit der autonomen Hierarchie arbeiten, beginnen wir die verschiedenen Erfahrungen zu verstehen, die von jedem einzelnen autonomen Zustand erzeugt werden. Das Nachdenken über die beiden Aussagen »Die Welt ist …« und »Ich bin …« hat eine dramatische Veränderung unserer persönlichen Geschichte zur Folge, während wir von einem Selbstzustand in den anderen, von einem Baustein zum anderen überwechseln.

Neurozeption: Das innere Überwachungsprogramm

Das zweite Schlüsselprinzip der Polyvagal-Theorie, das innere Überwachungsprogramm, wird durch das anschauliche Wort *Neurozeption* beschrieben. Stephen Porges prägte den Begriff, um zu zeigen, wie das autonome Nervensystem *(Neuro-)* die Sicherheits- und Gefahrensignale mit allen Sinnen wahrnimmt *([Per]zeption)*. Stufen wir eine Situation als sicher ein, wagen wir uns in die Welt hinaus und treten in soziale Verbindungen ein. Bewerten wir eine Situation als potenzielle Gefahr, neigen wir zu einem sympathisch gesteuerten Kampf-oder-Flucht-Verhalten, während die Wahrnehmung einer Lebensbedrohung zu einem dorsal-vagalen Kollaps und dissoziativem Shutdown führt.

Der Prozess der neurozeptiven Überwachung folgt drei Wahrnehmungsströmen: dem inneren, dem äußeren und dem interaktiven Wahrnehmungsstrom. Das innere Zuhören ist auf die Geschehnisse innerhalb des Körpers – Herzschlag, Atemrhythmen und Muskelaktivität – und innerhalb der Organe fokussiert, vor allem auf diejenigen, die an Verdauungsvorgängen beteiligt sind.

Das äußere Zuhören beginnt in der unmittelbaren Umgebung (am physischen Standort) und dehnt seinen Radius dann auf die weiter gefasste Welt aus, auf die Nachbarschaft, das eigene Land und auf die globale Gemeinschaft. Der dritte Wahrnehmungsstrom, das interaktive Zuhören, ist auf den Austausch des Nervensystems mit anderen Nervensystemen zugeschnitten, entweder auf einer Eins-zu-eins-Basis oder bei Kontakten mit einer Gruppe von Leuten. Diese drei Ströme des verkörperten Zuhörens sind stets aktiv, von einem Mikromoment zum nächsten, jedoch unterhalb der bewussten Wahrnehmungsebene. Das neurozeptive Überwachungsprogramm, das im Hintergrund Regie führt, stößt die autonomen Veränderungen unseres Selbstzustands an, die uns entweder zur sozialen Kontaktaufnahme mit Menschen, Orten und Erfahrungen einladen oder uns von dem Bedürfnis nach sozialer Verbundenheit entfernen und Schutzverhalten wie Kampf, Flucht oder Shutdown fördern. Unsere persönliche Geschichte, wie wir denken, fühlen und handeln, beginnt mit dem neurozeptiven Überwachungsprogramm. Dieses Programm lässt sich nicht willentlich beeinflussen, wohl aber die Reaktion unseres Körpers auf seine Bewertungen. Wenn wir unsere Aufmerksamkeit auf die neurozeptiven Prozesse lenken, rücken wir eine unbewusste, unterschwellige Erfahrung ins Bewusstsein. Wir können mit dieser Erfahrung arbeiten, indem wir sie explizit zur Kenntnis nehmen und unsere Aufmerksamkeit auf den Zustand richten, der sich dabei manifestiert. Wenn wir die Reise auf dem Pfad zum Bewusstsein antreten, verbinden wir uns mit unseren Gefühlen, Überzeugungen, Verhaltensweisen und letztlich mit unserer Geschichte, die uns durch den Tag bringt. Wenn wir lernen, auf unsere neurozeptiven Prozesse zu achten, können wir damit beginnen, unsere Geschichte neu zu erzählen.

Co-Regulation: Das vorprogrammierte Bedürfnis nach Verbundenheit

Das dritte Prinzip der Polyvagal-Theorie spricht das Bedürfnis an, in der Co-Regulation eine sichere Verbindung zu anderen Menschen zu finden. Co-Regulation, die Steuerung affektiver Zustände mithilfe anderer Personen, ist eine unerlässliche Erfahrung, die schlussendlich dem Erhalt des Lebens dient. Wenn wir das Licht der Welt erblicken, können wir noch nicht für uns selbst sorgen und sind in den ersten Lebensjahren auf die Fürsorge anderer angewiesen. In dieser Zeit, in der wir physisch außerstande sind, uns in eigener Regie zu organisieren, Impulse zu kontrollieren und unser Verhalten zu steuern, wenden wir uns Bezugspersonen zu, damit sie sich um unsere überlebenswichtigen körperlichen und emotionalen Bedürfnisse kümmern. Diese ersten Co-Regulationserfahrungen stellen das Fundament dar, auf dem wir aufbauen können, um unsere Fähigkeit zur Selbstregulation zu erproben.

Selbst wenn wir lernen, unsere Emotionen, Impulse und Verhaltensweisen selbst zu steuern, besteht die Notwendigkeit der Co-Regulation fort. Sie ist ein zentraler Bestandteil des Wohlbefindens und eine Herausforderung, die es zu verhandeln gilt. Wir haben das Bedürfnis, uns in Gegenwart eines anderen Menschen sicher zu fühlen, und diesem ergeht es genauso; deshalb müssen beide einen Weg finden, miteinander in Kontakt zu treten, um die autonomen Zustände auf beiden Seiten zu »scannen« und zu steuern. Wir wenden uns Freunden zu, wenn wir jemanden brauchen, der uns zuhört, oder suchen Hilfe bei einem Familienmitglied. Wir verlassen uns auf bestimmte Bezugspersonen in unserem Leben, die über ein starkes Selbststeuerungssystem verfügen und in der Lage sind, uns aufzubauen, wenn wir Unterstützung benötigen.

> **Obwohl sich die Welt zunehmend auf die Fähigkeit zur Selbstregulation und den Wunsch nach Unabhängigkeit zu fokussieren scheint, bildet die Co-Regulation ein unerlässliches Fundament, um sicher durch das klippenreiche Gewässer unseres Alltags zu steuern.**

Wir haben ein ganzes Leben lang das Bedürfnis, zwischenmenschliche Verbindungen einzugehen, und halten Tag für Tag nach Gelegenheiten für eine Co-Regulation Ausschau.

Mit diesen drei Schlüsselprinzipien der Polyvagal-Theorie – autonome Hierarchie, Neurozeption und Co-Regulation – haben wir nicht nur die Möglichkeit, die Rolle der Biologie bei der Prägung unserer Weltsicht zu erkennen, sondern sie auch als Orientierungshilfe auf dem Weg zu physischem und psychischem Wohlbefinden zu nutzen.

Die drei Elemente des Wohlbefindens

Wenn wir die drei Schlüsselprinzipien der Polyvagal-Theorie verstehen – die Bausteine der Hierarchie, das innere neurozeptive Überwachungsprogramm und die Co-Regulation mit anderen Menschen –, haben wir die Chance, unser Nervensystem als Verbündeten zu gewinnen. Als Nächstes fügen wir drei Grundelemente des Wohlbefindens hinzu – Kontext, Wahlmöglichkeiten und Verbundenheit –, die dazu beitragen, unser autonomes Nervensystem in Sicherheit und Regulation zu verankern. Sind diese drei Elemente vorhanden, fällt es uns leichter, den Weg zu finden, der in den Zustand der Regulation führt. Fehlt eines dieser Elemente, haben wir das Gefühl, aus dem Gleichgewicht geraten zu sein, und fühlen uns unwohl.

Das Wort Kontext leitet sich aus dem Lateinischen *contexere* her und bedeutet *verknüpfen, verflechten.* Aus der Perspektive eines regulierten Nervensystems gehört zum Verknüpfen das Sammeln von Informationen, die Aufschluss über den Zusammenhang – das Wie, Was und Warum – einer Erfahrung geben und unsere Reaktion darauf verständlich machen. Wenn diese kontextbezogenen Informationen auf die inneren, sprich impliziten Kommunikationswege begrenzt und nicht explizit geteilt werden, stützen sich unsere gegenwärtigen Reaktionen oft auf Erfahrungen, die wir in der Vergangenheit gemacht haben. Ohne ausdrücklich mitgeteilte Informationen stellt sich mit höherer Wahrscheinlichkeit ein Gefühl der Unsicherheit ein, das einem auf Selbstschutz angelegten Verhaltensmuster Vorschub leistet. Ein Beispiel: Eine Freundin schickt mir eine Textnachricht, mit der sie das geplante Treffen zum Mittagessen absagt. Ohne ihre Stimme zu hören, ihre Mimik zu sehen oder weitere aufschlussreiche Informationen zu erhalten, neige ich dazu, das Schlimmste zu befürchten und mir eine Geschichte zusammenzureimen, dass ich etwas falsch gemacht habe und meine Freundin sauer auf mich ist. Wenn ich herausfinde, dass sie abgesagt hat, weil es ihr nicht gut geht, ändert sich der Kontext, und statt mich im Stich gelassen zu fühlen, empfinde ich Besorgnis und Betroffenheit.

Das zweite unverzichtbare Element für ein reguliertes Nervensystem sind die Wahlmöglichkeiten. Sind sie vorhanden, können wir immer noch entscheiden, ob wir uns auf eine Situation einlassen oder sie vermeiden, auf andere zugehen oder uns zurückziehen sollen, um uns zu schützen. Sind die Wahlmöglichkeiten eingeschränkt oder werden sie uns genommen, haben wir das Gefühl, in der Falle zu sitzen und beginnen irgendwann, nach einem Ausweg Ausschau zu halten. Im Zuge dieser Suche nach Optionen, die letztlich dem Erhalt unseres Lebens dienen, spüren wir vielleicht die mobilisierende Energie des sympathischen Nervensystems, gepaart mit Angst oder Wut, oder wir spüren, dass unsere Energie schwindet, wenn sich ein dorsal-vagaler Kollaps anbahnt. Selbst wenn wir ganz alltäglichen Aktivitäten nachgehen, fühlen wir uns eher in Sicherheit und Regulation verankert, sofern uns mehrere Handlungsoptionen zur Verfügung stehen. Am anderen Ende der Erfahrungsskala fühlen wir uns, angesichts schier unbegrenzter Wahlmöglichkeiten, vielleicht verloren wie ein Schiff auf hoher See, unfähig, eine Entscheidung zu treffen. Zu viele Optionen können uns überfordern und zur Folge haben, dass wir uns an einen rigiden, zu restriktiven Handlungsrahmen klammern. Wir alle haben einen neuralgischen Punkt, an dem wir unsere Grenzen erreichen und einen Rahmen für unsere Entscheidungen und Routineaktivitäten schaffen, der ein gewisses Maß an Flexibilität einschließt.

Das letzte Element eines regulierten Nervensystems, die Verbundenheit, fördert den Aufbau sozialer Beziehungen. Die Erfahrung der Verbundenheit umfasst vier Bereiche: Verbundenheit mit dem Selbst, Verbundenheit mit anderen Menschen (und Haustieren), Verbundenheit mit der Natur und der Welt, die uns umgibt, und Verbundenheit mit der spirituellen Ebene/dem Universum/einer höheren Macht. Infolge dieser Verbundenheit fühlen wir uns sicher verkörpert, begleitet von anderen wichtigen Personen auf unserem Lebensweg, zu Hause in unserem Umfeld, in Einklang mit uns selbst und allem, was ist. Wird dieses Gefühl der Verbundenheit brüchig (wenn wir unser Selbstgefühl verlieren, mit einem Fehlverhalten in der Partnerschaft konfrontiert werden, von der Natur abgeschnitten sind oder auf Distanz zur spirituellen Ebene gehen), wird unsere Fähigkeit, uns in Sicherheit und Regulation zu verankern, einem Lackmustest unterzogen, auf den wir mit der Suche nach zwischenmenschlicher Kommunikation und sozialen Beziehungen reagieren. Gerät dieses Gefühl der Verbundenheit über einen langen Zeitraum immer wieder durch Brüche ins

Wanken, gehen wir oft aus Verzweiflung auf andere zu, um soziale Kontakte zu knüpfen, bevor wir uns zurückziehen und in Hoffnungslosigkeit versinken.

Da wir nun mit den Organisationsprinzipien der Polyvagal-Theorie und den Schlüsselelementen eines regulierten Systems vertraut sind, können wir uns der Erforschung und praktischen Erkundung der autonomen Leitungspfade widmen; die Erkundungsübungen dienen dazu, das Nervensystem nachhaltig zu beeinflussen, seinen Beitrag zum Gefühl des Wohlbefindens zu leisten.

2.

DIE REISE AUF DEN AUTONOMEN VAGUS-PFADEN

Wir denken vielleicht, dass unser Gehirn die Führung innehat, doch das Herzstück unserer alltäglichen Erfahrungen und die Fähigkeit, sich den Weg durchs Leben zu bahnen, beginnt mit dem autonomen Nervensystem, der Schaltzentrale in unserem Körper. Hier entstehen die Erzählungen, die Aufschluss darüber geben, wer wir sind und wie die Welt funktioniert, was wir tun und was wir empfinden. Es ist unsere Biologie, die unsere Erfahrungen der Sicherheit und Verbundenheit prägt.

Die Geschichte des autonomen Nervensystems beginnt vor ungefähr 500 Millionen Jahren mit den prähistorischen fischähnlichen Wirbeltieren, den sogenannten *Placodermi* oder »Platthäutern«, und einem Ast des parasympathischen Nervensystems, den wir als *dorsal-vagal* bezeichnen. Um ein Gespür für diesen Teil des Nervensystems zu entwickeln, stellen Sie sich einmal eine Schildkröte vor, die sich langsam und stetig durch die Welt bewegt. Wenn sie aufgeschreckt wird, erstarrt sie, sie zieht sich in ihren Panzer zurück und wartet ab, bis sie sich sicher genug fühlt, um wieder einen Blick in ihre Umgebung zu werfen. Die Überlebensstrategien des dorsalvagalen Systems sind Immobilisierung und Rückzug.

Vor ungefähr 400 Millionen Jahren nahm das sympathische Nervensystem in einer anderen, inzwischen ausgestorbenen Fischart namens *Acanthodii* Gestalt an. Mit der Entwicklung des sympathischen Nervensystems wurde die Mobilisierung als Überlebensstrategie hinzugefügt Der Erregungszustand, in den dieses System den Körper versetzt, um ihn auf eine Kampf-oder-Flucht-Reaktion vorzubereiten, wird bei einem Hai anschaulich, der seine Beute angreift, oder bei einem Fisch, der pfeilschnell zu entkommen versucht.

Vor annähernd 200 Millionen Jahren bildete sich ein weiterer Ast des parasympathischen Nervensystems heraus, der ventralvagale Komplex. Die Energie dieses Systems, das ausschließlich Säugetieren vorbehalten ist (und auch als *soziales* oder *polyvagales Nervensystem* bezeichnet wird), ermöglicht uns ein Gefühl der Sicherheit, Verbundenheit und Kommunikationsfähigkeit. Um ein Gespür für dieses System zu entwickeln, stellen Sie sich vor, wie es ist, mit Freunden zusammenzusitzen und sich auszutauschen, einen Spaziergang in der Natur zu machen und sich geerdet zu fühlen – oder, falls Sie Haustiere haben, wenn sich Ihr Hund oder Ihre Katze neben Ihnen gemütlich zusammenrollt.

Zusammenfassend kann man sagen, dass unser autonomes Nervensystem aus einem parasympathischen und einem sympathischen Teil besteht, wobei der Vagus-Nerv über die dorsalen und ventralen Aufzweigungen die primären Leitungspfade für das parasympathische System bereitstellt. Unter dem Strich haben wir damit Zugang zu drei Vagus-Pfaden, von denen jeder seine eigenen spezifischen Reaktionen erzeugt. (Es mag anfangs noch schwierig sein, sich die Fachbegriffe zu merken, aber es ist wichtig, sich mit ihnen vertraut zu machen; deshalb bitte ich Sie, am Ball zu bleiben, und wenn Sie möchten, können Sie die drei Anteile Ihres Nervensystems später nach Belieben mit einem eigenen Namen versehen.)

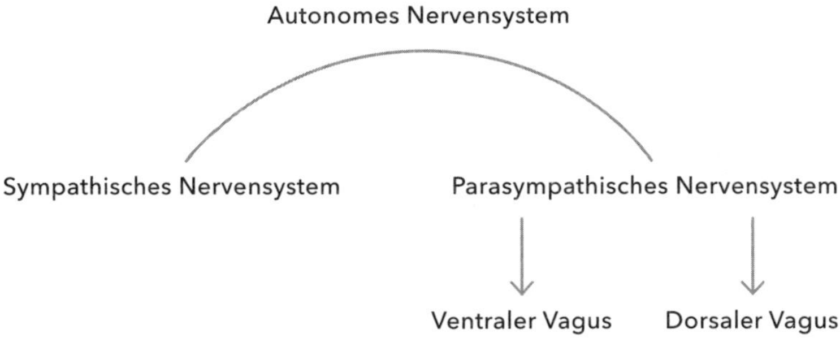

Abbildung 2.1: Zwei Regelkreisläufe, drei Leitungspfade

Die Erforschung der Vagus-Pfade

Das »vagal« in *Polyvagal-Theorie* bezieht sich auf den Vagus-Nerv, der kein einzelner Nerv ist, sondern vielmehr ein Nervengeflecht, das seinen Ursprung im Stammhirn hat, durch den gesamten Körper verläuft und auf seinem Weg viele unterschiedliche Organe beeinflusst (gr. *polýs* [viel]). Der Begriff leitet sich von dem lateinischen Wort *vagari* ab, was *umherschweifen* bedeutet, ein zutreffender Name angesichts der Länge des Nervs (er ist der längste Hirnnerv) und der zahlreichen Möglichkeiten, an vielen Knotenpunkten seines Netzwerks Verbindungen zu knüpfen. Abbildung 2.2 macht die verschlungenen Aufzweigungen anschaulich.

Obwohl wir den Vagus-Nerv hier als *einen* Nerv betrachten, sind alle zwölf Hirnnerven paarig angeordnet, wobei der eine Strang seinen Ursprung in der linken und der andere in der rechten Hirnhälfte hat. Der rechtsseitige Vagus-Nerv ist mit dem Herzen verbunden und bildet die sogenannte Vagalbremse, auf die wir in diesem Kapitel noch zu sprechen kommen. Vom Stammhirn ausgehend, verläuft der Vagus-Nerv an der Halsseite abwärts, zieht hinter der Kopfschlagader (Arteria carotis communis) entlang und von dort aus weiter zur Vorderseite des Körpers, wo er Kehlkopf, Lunge,

Herz, Bauchhöhle und Verdauungssystem durchläuft. Um ein Gespür für dieses System mit seinen zahllosen Verästelungen zu entwickeln, legen Sie die linke Hand auf Ihren oberen linken Halsansatz und folgen mit der rechten Hand dem Vagus-Pfad. Wandern Sie mit Ihrer rechten Hand abwärts um den Hals herum bis zur Kehle, zur Lunge, zum Herzen und schließlich zum Bauchraum. Stellen Sie sich vor, wie die Energie auf diesem Pfad auf- und abwärts fließt. Auf diesem vagalen Leitungspfad werden auch Informationen in beide Richtungen weitergeleitet, wobei 80 Prozent der Informationen vom Körper an das Gehirn und 20 Prozent vom Gehirn an den Körper übermittelt werden.

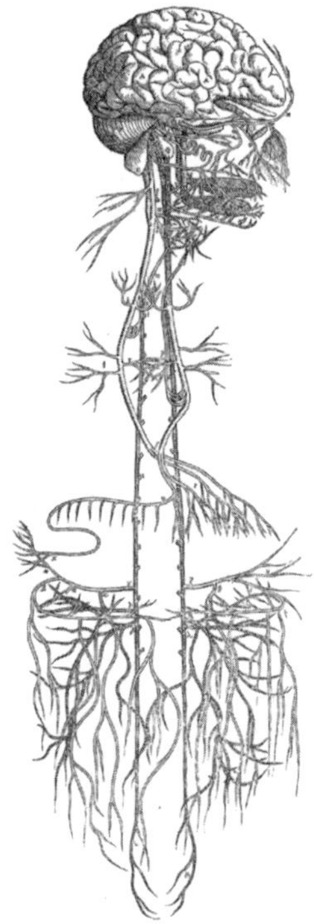

Abbildung 2.2: Fotolithografie eines Holzschnitts von Andreas Vesalius aus dem Jahr 1543
Quelle: Wellcome Collection. Attribution 4.0 International (CC BY 4.0)

Wenn wir den Kontakt zum eigenen Körper und seinen Vorgängen verlieren, haben wir keinen Zugriff mehr auf die Fähigkeit, uns auf die wichtigen Informationen einzustimmen, die der Körper über den vagalen Leitungspfad an das Gehirn sendet.

Die ventralen und dorsalen Äste des Vagus-Nervs sind durch ihre Funktionsweise oberhalb und unterhalb des Zwerchfells gekennzeichnet. Das Zwerchfell ist der Muskel, der Brust- und Bauchhöhle voneinander trennt. Wenn Sie eine Hand auf den Brustkorb und die andere direkt unter das Brustbein legen, befinden Sie sich in unmittelbarer Nähe des Zwerchfellansatzes. Unterhalb des Zwerchfells beginnt der Einflussbereich des dorsalen Vagus, dessen alltägliche, nichtreaktive Aufgabe darin besteht, für eine gesunde, geregelte Verdauung zu sorgen.

Im Überlebensmodus beendet der dorsale Vagus die Phase der bewussten Achtsamkeit und Verbundenheit, führt zu Kollaps und Immobilisierung. In diesem Zustand fühlen wir uns abgekoppelt und wie betäubt, machen die Erfahrung, äußerlich anwesend und innerlich *abwesend* zu sein und ein Leben zu führen, in dem wir unsere Aktivitäten nur noch rein mechanisch verrichten. Wir leiden unter Verdauungsproblemen, weil unsere biologischen Systeme automatisch in den »Konservierungsmodus« umschalten, sodass sich alle Vorgänge verlangsamen, um Energie einzusparen und unser Leben zu erhalten. Wir hoffen zu überleben, wenn wir unsichtbar werden, von der Bildfläche verschwinden, nicht mehr spüren, was geschieht, unseren Körper nicht mehr »bewohnen«. Wir flüchten uns in eine Welt, in der wir nichts mehr wissen, nichts mehr fühlen und uns selbst nicht mehr wahrnehmen. Wenn Sie diese Beschreibung lesen, spüren Sie vielleicht sogar einen Anhauch der dorsal-vagalen Energie, die Ihr autonomes Nervensystem noch aufzubringen vermag.

Oberhalb des Zwerchfells herrscht der ventrale Vagus über sein Reich. Das ist der Ort, an dem wir uns in Sicherheit verankern und uns sowohl selbst regulieren als auch mit anderen co-regulieren können. Die Herzfrequenz ist im grünen Bereich, der Atem fließt natürlich, und seine Kapazität wird voll ausgeschöpft. Wir freuen uns, Freunde zu treffen, sind imstande, uns auf einen Dialog einzulassen und Ablenkungen auszublenden. In einem ventral-vagalen Zustand können wir Stress erkennen, Optionen unter die Lupe nehmen und um Unterstützung bitten oder sie anbieten. Wir sind in der Lage, auf vielfältige äußere und eigene innere Ressourcen zuzugreifen. Unsere Aufmerksamkeit ist auf die Verbindung zu uns selbst, zu anderen, zur Welt und zur spirituellen Ebene fokussiert. Wir befinden uns im Wohlfühlmodus. Während Sie die Beschreibung lesen, versuchen Sie doch einmal, diese Energie und den ventral-vagalen Zustand zu spüren, die gerade aufgerufen und belebt werden.

Mit der beginnenden Achtsamkeit gegenüber dem vagalen System nehmen Sie sich nun einen Augenblick Zeit, um zwischen den beiden vagalen Leitungspfaden hin- und herzuwechseln. Legen Sie eine Hand an die Schädelbasis und die andere Hand auf ihr Herz. Stellen Sie sich den ventral-vagalen Pfad bildlich vor, und spüren Sie, wie die Energie zwischen Ihren beiden Händen fließt. Nehmen Sie sich einen Augenblick Zeit, um sich die Fähigkeit zur Regulation und Verbundenheit bewusst zu machen, die dieses System mit sich bringt. Und nun legen Sie die Hand, die auf Ihrem Herzen platziert war, auf Ihre Bauchhöhle. Jetzt sind Sie mit dem dorsal-vagalen Pfad verbunden, der vom Stammhirn zum Bauchraum verläuft. Nehmen Sie sich einen Augenblick Zeit, um sich die Funktionsweise dieses Systems ins Bewusstsein zu rufen, das für Sie arbeitet, Sie durch seine Verdauungsprozesse nährt und bei Bedarf schützt, indem es Sie aus dem Zustand des Gewahrseins herausführt.

Die Vagalbremse

Ein wichtiger ventral-vagaler Regelkreis ist die Vagalbremse. Dieser Regelkreis führt vom Stammhirn zum Sinusknoten – dem Schrittmacher – des Herzens; über diese Verbindung wird unser Herzrhythmus reguliert. Die Vagalbremse kann den Herzschlag verlangsamen, ihn auf eine gesunde Anzahl von Schlägen pro Minute (zwischen sechzig und achtzig) herunterregulieren. Ohne diesen steuernden Einfluss würde das Herz gefährlich schnell schlagen. Daher der Name *Vagalbremse*. Wie alle hochleistungsfähigen Bremssysteme ist die Vagalbremse imstande, die Herzfrequenz sowohl zu verlangsamen als auch zu beschleunigen und das jeweils richtige Maß an Energie bereitzustellen, das uns befähigt, das Leben von Augenblick zu Augenblick zu bewältigen.

Die Vagalbremse reguliert darüber hinaus auch unseren Atemrhythmus. Mit jedem Atemzyklus lenkt sie ihn nach einem subtilen Muster, einem permanenten Wechsel zwischen Lösen und Anziehen der Bremse. Mit jeder Einatmung wird die Vagalbremse leicht gelöst und die Herzfrequenz erhöht; mit jeder Ausatmung wird sie wieder angezogen und die Herzfrequenz abgesenkt. Um ein Gespür für die Funktionsweise der Vagalbremse zu entwickeln, denken Sie an die Handbremsen bei einem Fahrrad. Wenn Sie einen Hügel hinunterfahren und schneller werden möchten, lockern Sie Ihren Zugriff auf die Handbremse, sodass sich die Räder schneller drehen können. Wenn Sie langsamer werden wollen, ziehen Sie die Handbremse behutsam wieder an. Auf dem Vagalpfad zum Herzen werden die Bremsen nicht physisch betätigt wie bei einem Fahrrad, sondern durch den Einsatz von elektrischen Signalen und Neurotransmittern mehr oder weniger aktiviert.

Die Aufgabe der Vagalbremse besteht darin, einen Teil der mobilisierenden Energie, die das sympathische Nervensystem zur Verfügung stellt, spürbar und nutzbar zu machen, ohne in den Überlebensmodus von Kampf-oder-Flucht-Reaktionen hineingezogen zu werden. Wenn sich die Vagalbremse ein wenig löst, ist diese Energie stärker spürbar und aktiviert das System. Wenn sie wieder angezogen wird, spüren wir diese mobilisierende Energie nur noch schwach.

Erkundungsübung: Die Vagalbremse nutzen

Diese Übung kann im Sitzen oder Stehen durchgeführt werden. Stellen Sie sich zuerst bildlich vor, dass Sie einen Fuß in der ventral-vagalen Regulation und den anderen in der sympathisch gesteuerten Mobilisierung verankern. (Sie können einen Fuß vor den anderen oder beide Füße nebeneinanderstellen.) Halten Sie mit beiden Füßen den Kontakt zum Boden, und beginnen Sie, Ihr Gewicht zwischen ihnen zu verlagern, wobei Sie von einer Seite zur anderen oder vor und zurück schaukeln. Folgen Sie Ihrem Atemrhythmus. Atmen Sie tief ein, und verlagern Sie Ihr Gewicht auf den Fuß im sympathischen Bereich; dann atmen Sie aus und verlagern Ihr Gewicht wieder in den ventralen Bereich. Wiederholen Sie die Bewegung einige Atemzüge lang, um ein Gespür für den Rhythmus Ihrer Vagalbremse zu entwickeln, die sich löst und wieder anzieht.

Sobald sich die Vagalbremse zu lockern beginnt, haben wir Zugang zu einer Reihe von Reaktionsmöglichkeiten, die uns ein reguliertes ventral-vagales System bietet, zum Beispiel das Gefühl zu haben, in einer Tätigkeit voll aufzugehen, Freude, Aufregung und Leidenschaft zu empfinden, verspielt, aufmerksam, wachsam und achtsam zu sein. Ohne die Vagalbremse verlieren wir unseren Anker in der Sicherheit und Verbundenheit, wir geraten in den Schutzzustand des Kampf-oder-Flucht-Verhaltens. Experimentieren Sie mit dem Lösen der Vagalbremse, um herauszufinden, wo sich der Kipppunkt befindet. Verlagern Sie Ihr Gewicht, sodass Sie fast in den Bereich der sympathischen Mobilisierung geraten. Spüren Sie, was passiert, wenn Sie das Gleichgewicht zu verlieren drohen. Und dann bringen Sie sich wieder in den Zustand zurück, in dem Sie festen Boden unter den Füßen spüren, ein Gefühl, das im ventralen Bereich verankert ist.

Nun verlagern Sie Ihr volles Gewicht in Richtung des ventralen Bereichs, wobei der Fuß im sympathischen Bereich den Boden nur noch leicht berührt. Spüren Sie, was jetzt passiert. Experimentieren Sie mit den Möglichkeiten, die Ihre Vagalbremse Ihnen bietet, um Energie zu mobilisieren und anschließend in den Zustand der Ruhe und Ausgeglichenheit zurückzukehren. Spüren Sie, dass die Vagalbremse die Grenze zwischen ventraler Sicherheit und Regulation und der vom Sympathikus gesteuerten Überlebensreaktion bestimmt.

Nachdem Sie ein Gespür für Ihre Vagalbremse entwickelt haben, können Sie nun mit einer Verlagerung des Gleichgewichts zwischen Energie und Ruhe spielen. Üben Sie, in Sicherheit verankert zu sein und sich gleichzeitig rundum mobil zu fühlen. Wechseln Sie zwischen Ruhe und Aktivität hin und her. Erkunden Sie die ganze Bandbreite der Erfahrungen, die mit dem Lösen und Anziehen der Vagalbremse auftauchen.

Stellen Sie sich nun ganz alltägliche Erfahrungen vor, bei denen Sie viel Energie aufbringen oder Ruhe bewahren müssen, und benutzen Sie Ihre Vagalbremse, um sich optimal an die jeweiligen Anforderungen anzupassen. Rufen Sie sich eine Situation ins Gedächtnis zurück, in der Sie mehr Energie brauchen und Ihre Vagalbremse lösen könnten, um die Herausforderung zu bewältigen. Lassen Sie dann eine Situation Revue passieren, die Sie gern geordneter angehen würden, und ziehen Sie die Vagalbremse wieder an. Wiederholen Sie die Übung, spielen

Sie das Lösen und Anziehen Ihrer Vagalbremse in verschiedenen Situationen durch, und stellen Sie sich vor, wie das richtige Ausmaß an Energie Ihre Erfahrung verändert haben könnte. Sobald Sie sich zutrauen, verankert zu bleiben, verlagern Sie Ihr Gleichgewicht auch in realen Situationen gezielt in Richtung Ruhezustand, sobald Sie spüren, dass Angst aufkommt, oder wenn Sie handeln müssen und mehr Energie benötigen.

Die Energie des sympathischen Nervensystems

Das sympathische Nervensystem ist ein Spinalnervensystem, das im Rückenmark der Brust- und Lendenregion im mittleren Wirbelsäulenabschnitt entspringt. Um ein Gespür dafür zu bekommen, streichen Sie mit einer Hand behutsam vom ersten Halswirbel abwärts und mit der anderen Hand von der Taille aufwärts. Die Fläche zwischen Ihren Händen ist ungefähr die Stelle, an der sich das sympathische Nervensystem befindet. Die Energie des sympathischen Nervensystems ist von zentraler Bedeutung für die Fähigkeit, die Herausforderungen des Lebens zu bewältigen. Sie steigert den Blutdruck bei Stress und Belastung und steuert Herzrhythmus und Atemmuster. Wie Sie in der Erkundungsübung mit der Vagalbremse festgestellt haben, können die unterschiedlichen Energieströme des ventralen und des sympathischen Systems zusammenarbeiten und unsere Erfahrungen beleben. Wenn wir die Verbindung zu unserer Vagalbremse verlieren, verlieren wir auch unseren Anker im ventralen System, geraten aus dem Zustand der Ruhe und Sicherheit in den sympathisch gesteuerten Überlebensmodus. In diesem Zustand erhöht das sympathische Nervensystem unsere Aktionsfähigkeit, bereitet den Körper auf eine Kampf-oder-Flucht-Reaktion vor, während die Hypothalamus-Hypophysen-Nebennierenrinden-(HHN-)Achse vermehrt Cortisol, ein körpereigenes Hormon, und Adrenalin auszuschütten beginnt. (Die HHN-Achse ist ein Regelkreis, der den Hypothalamus, das wichtigste Steuerzentrum des sympathischen Systems, und die Hirnanhangsdrüse mit der paarigen Nebennierendrüse verbindet.)

Wenn auf der Autobahn rechts vor Ihnen unverhofft ein Fahrzeug ausschert und zum Überholen ansetzt, wenn Ihr Kind im Begriff ist, eine heiße Herdplatte anzufassen, oder Ihr Hund sich losreißt und in Richtung Straße läuft, machen Sie eine Erfahrung, in der sich der Adrenalinspiegel im Bruchteil von Sekunden explosionsartig erhöht. Wir reagieren auf Anhieb, um die Situation in den Griff zu bekommen, und kehren danach in den regulierten Zustand zurück. Nehmen Sie sich einen Augenblick Zeit, und denken Sie an eine Situation, in der Sie die Symptome eines rasanten Adrenalinanstiegs gespürt haben. Ihr Körper hat diese Erinnerung vermutlich gespeichert und führt Sie Ihnen wieder vor Augen, wenn Sie sie abrufen.

Zusätzlich zu dieser unverzüglichen und kurzfristigen adrenalingetriebenen Reaktion schüttet das sympathische Nervensystem in Stresssituationen Cortisol aus. Anhaltende Stresserfahrungen, beispielsweise in schwierigen Beziehungen, wenn wir an einem Ort leben, an dem wir uns nicht sicher fühlen, oder wenn wir in einem toxischen Umfeld arbeiten, können zu einer dauerhaft erhöhten Cortisol-Reaktion führen, die sich wie ein Energiewirbel anfühlt, der uns mitreißt und ein unendliches, unerfüllbares Bedürfnis nach Ruhe und Gelassenheit auslöst.

Denken Sie an Ihren Alltag. Gibt es in Ihrem Leben eine To-do-Liste mit endlosen Aufgaben? Haben Sie das Gefühl, dass die Anforderungen an Sie ständig zunehmen, ungeachtet dessen, wie sehr Sie sich auch bemühen, ihnen gerecht zu werden? Machen Sie sich die Reaktion Ihres Körpers auf diesen sympathisch-getriebenen Selbstzustand bewusst.

In der Evolutionsgeschichte des Menschen war die Zugehörigkeit zu einer Stammesgemeinschaft von essenzieller Bedeutung für das Überleben. Unsere Spezies verdankt ihre Existenz der Fähigkeit, sich zu Gruppen zusammenzuschließen. Gemeinsam waren wir stark. Wenn wir in der Sicherheit der ventralen Regulation verankert sind, halten wir nach Sozialkontakten Ausschau und entdecken Möglichkeiten, Freundschaften zu schließen. Geraten wir aus der ventralen Sicherheit in den erhöhten Energiezustand des sympathischen Systems, haben wir das Gefühl, dass überall Gefahren lauern, und wechseln unbewusst in den Kampf-oder-Flucht-Modus über. Die Welt scheint ein Ort zu sein, der keinerlei Sicherheit bietet, angefüllt mit Menschen, die bestenfalls fragwürdig sind. In diesem Zustand neigen wir dazu, Hinweise falsch zu interpretieren und einen neutralen Gesichtsausdruck oder einen bestimmten Tonfall als Anzeichen einer drohenden Gefahr zu deuten. Unser Gehör ist darauf eingestimmt, auf Gefahrensignale zu achten, und dabei überhören wir leicht die freundlichen Stimmen in unserem Umfeld. Wir scannen ständig die Umgebung, aber nicht länger umsichtig und aufmerksam, sondern alarmiert und hyperwachsam. Wir haben das Gefühl, ganz auf uns allein gestellt zu sein als Einzelkämpfer, die die Welt aus der Perspektive »Wir gegen die anderen« oder »Ich gegen dich« betrachten.

Der Wechsel zwischen den Selbstzuständen

Da Sie nun die Aufgabenstellung kennen, die jeder Pfad hat, können wir einen Blick auf die Funktionsweise der einzelnen Zustände und das Beziehungsgefüge werfen, in das sie eingebunden sind. Im Verlauf der Evolution haben sich drei Leitungspfade des autonomen Nervensystems herausgebildet (der dorsale, der sympathische und der ventrale Pfad); sie stellen die Bausteine des gesamten Systems dar (drei Regel- oder Schaltkreise, die hierarchisch geordnet sind). Unser bevorzugter Ort – der Ort, an dem wir Gesundheit, Wachstum und Regeneration erfahren – ist im ventral-vagalen Zustand der Sicherheit und Verbundenheit verankert. Wenn wir aus diesem Zustand der Regulation geraten, der unser wahres »Zuhause« ist, wird als Erstes das entwicklungsgeschichtlich älteste, das sympathische System aktiviert, das mit seinen Mobilisierungs- und Schutzmustern für den Erhalt des Lebens sorgt. Und der letzte Schritt in der Choreografie der Selbstschutzreaktionen führt in den Zustand der Immobilisierung und Abkopplung, gesteuert vom dorsalen System. Diese festgelegte und daher vorhersehbare Reihenfolge des unbewussten Wechsels zwischen den verschiedenen autonomen Zuständen ermöglicht uns, den Weg in den Zustand der Dysregulation nachzuverfolgen, der durch Fehlsteuerungen ausgelöst wird, und eine Landkarte anzufertigen, mit deren Hilfe wir in die Sicherheit der Regulation zurückfinden.

Der Wechsel zwischen den einzelnen Zuständen ist genetisch vorprogrammiert; wir sind an den fließenden Übergang von der ventralen Regulation in die sympathische oder dorsale Dysregulation gewöhnt. Den Regulationsmodus zu verlassen ist an sich kein Problem. Tatsächlich besteht das Ziel nicht darin, dem Zustand der Regulation verhaftet zu bleiben, sondern vielmehr zu erkennen, in welchem Zustand wir uns aktuell befinden – wann wir aus dem Regulationsmodus geraten und uns in den Überlebensmodus hineinmanövrieren –, und gezielt in den Zustand der Regulation zurückkehren zu können.

> **Die Fähigkeit, geschmeidig zwischen den Zuständen hin- und herzuwechseln, ist ein Anzeichen des Wohlbefindens und der Resilienz.**

Wenn wir in den Zustand der Dysregulation geraten und unfähig sind, in den Regulationsmodus zurückzufinden, empfinden wir Stress. Sind wir so tief in den Zustand der Dysregulation verstrickt, dass wir keinen Ausweg mehr sehen, reagieren wir nicht mehr flexibel, sondern erstarren und spüren die Auswirkungen eines Nervensystems, das unter dem Druck der einander entgegengesetzten Kräfte der sympathischen Mobilisierung oder des dorsalen Shutdowns steht.

Wenn Sie in der regulierenden Energie des ventral-vagalen Zustands verankert sind, befindet sich das autonome Nervensystem im Gleichgewicht. Infolge dieser Homöostase stellt sich ein Gefühl des Wohlbefindens ein. In Situationen, die eine Herausforderung bedeuten, sind wir in der Lage, zu reflektieren (statt blind zu reagieren), mit anderen zusammenzuarbeiten und zu kommunizieren. Halten Sie einen Augenblick inne, und denken Sie an eine Situation, der Sie sich gewachsen fühlten und ein Problem eigenständig lösen beziehungsweise eine Lösung für andere finden konnten. Wenn wir das Gefühl haben, dass es uns nicht gelingt, uns einer Herausforderung zu stellen oder sie zu bewältigen, wechseln wir unbewusst vom Regulationsmodus in den Zustand der sympathisch gesteuerten Mobilisierung und Energie über, die für eine Kampf-oder-Flucht-Reaktion benötigt werden. Halten Sie abermals inne, und denken Sie an eine Situation, in der Sie die intensive aktivierende Energie und den Drang verspürten, eine Herausforderung anzunehmen und Ihren Standpunkt zu verteidigen, oder verzweifelt nach einer Möglichkeit suchten, sich einer bevorstehenden Konfrontation zu entziehen. Und wenn sich das Problem nicht durch die von uns eingeleiteten Aktivitäten lösen lässt und wir das Gefühl haben, in der Falle zu sitzen, wechseln wir in den Zustand des dorsal-vagalen Shutdowns über, machen »dicht«. Denken Sie an eine Situation, in der Sie aufgegeben oder klein beigegeben haben, ohne sich wirklich einzubringen oder sie emotional an sich heranzulassen.

Aufgrund der Struktur des Nervensystems und der hierarchischen Anordnung seiner Bausteine müssen wir, um vom Zustand des Kollapses wieder in den Zustand der Sicherheit und Regulation zu gelangen, einen Weg durch die sympathisch gesteuerte Mobilisierung finden, ohne uns im Kampf-oder-Flucht-Reaktionsmuster zu verfangen. Eine Situation, die von einer sicheren Mobilisierung gekennzeichnet ist, kann vielfältige Formen annehmen. Sie kann mit einer minimalen Körperbewegung beginnen, beispielsweise mit einem Austausch freundlicher Blicke, oder einem Gedanken, der eine Problemlösungsmöglichkeit aufscheinen lässt. Das zentrale Element dieser Mobilisierungserfahrung ist die Rückgewinnung der Energie in einem Maß, das nicht als Hinweis auf eine drohende Gefahr gedeutet, sondern als Signal der Sicherheit empfunden wird, das den Weg in die Regulation weist. Dieser sichere Ausgangspunkt bietet uns die Möglichkeit, auch weiterhin zu spüren, wie unsere Energie zurückkehrt, und befähigt uns, in den Zustand der Regulation zurückzufinden.

Es ist eine normale menschliche Erfahrung, sich mehrmals am Tag zwischen den Zuständen hin- und herzubewegen, sowohl mit kleineren als auch größeren Verlagerungen. Überlegen Sie, welche Zustände Sie heute erlebt haben, ob es Situationen gab, in denen Sie sich rundum wohlfühlten, in denen sich eine leichte Anspannung bemerkbar machte, in denen Sie eine innere Leere empfanden oder den intensiven Drang verspürten, zu kämpfen, sich zu entziehen oder entnervt aufzugeben, weil Sie kurz vor dem Zusammenbruch standen. Machen Sie sich bewusst, dass diese alltäglichen Erfahrungen des ständigen adaptiven Wechsels zwischen den Zuständen kein Hindernis für Gesundheit und Wohlbefinden darstellen. Physische und psychische Beeinträchtigungen entstehen nur dann, wenn wir am Ende unfähig sind, in den Zustand der Regulation zurückzufinden. Die ventral-vagale Energie ist die aktive Komponente des Zustands der Sicherheit und Verbundenheit. Ohne ihren regulierenden Einfluss geraten wir physisch, emotional, spirituell und in unseren zwischenmenschlichen Beziehungen unter Stress. Wenn das ventral-vagale System jedoch aktiviert ist und die Führung übernimmt, wirken das sympathische und das dorsal-vagale System im Hintergrund mit, und alle drei arbeiten gemeinsam daran, für Ihr körperliches und seelisches Wohlbefinden zu sorgen.

Erkundungsübung: Die autonome Hierarchie als Verbündete gewinnen

Da Sie nun die Architektur, die Aufgabenstellung und die lebenserhaltenden Reaktionsmuster jedes autonomen Zustands kennen, können wir von der kognitiven, vom Gehirn gesteuerten zur unbewussten, verkörperten Wahrnehmung übergehen. Unser Ausgangspunkt ist der Zustand eines gesundheitsfördernden inneren Gleichgewichts. Hier überwacht die ventral-vagale Energie das gesamte System, bringt Regulationsmechanismen mit sich, die dem sympathischen und dem dorsalen System erlauben, im Hintergrund aktiv zu sein. Ich stelle mir oft bildlich vor, wie der ventral-vagale Zustand das sympathische und das dorsale System umfängt, sie willkommen heißt und in die Arme schließt. Oder ich mache mir diesen Zustand in der Vorstellung mit dem Bild eines aufgespannten bunten Schirms anschaulich, der den sympathischen und den dorsal-vagalen Zustand schützt und dafür sorgt, dass sie sicher und unbeschadet bleiben. Welches Bild kommt Ihnen spontan in den Sinn? Wie wird es in Ihrem Körper zum Leben erweckt? Wie fließt Ihre Energie, wenn die drei Zustände verbunden sind und miteinander kommunizieren? Nehmen Sie sich einen Augenblick Zeit, um eine Vorstellung zu finden, die Sie persönlich anspricht und bewirkt, dass Sie das verkörperte Gefühl des Wohlbefindens wahrnehmen.

Als Nächstes erkunden Sie, was in Ihrem Körper geschieht, wenn der sympathische und der dorsale Zustand im Alleingang handeln. Beginnen Sie mit dem dorsal-vagalen Zustand. Was verändert sich, sobald Sie von der Regulation in den Modus der Abkopplung überwechseln? An welcher Stelle des Körpers macht sich das Gefühl des Kollapses oder der Immobilisierung bemerkbar? Und wo können Sie die sympathisch gesteuerte Mobilisierung verorten? Lassen Sie sich von Ihrem Nervensystem die Stellen in Ihrem Körper zeigen, an denen dieser Zustand spürbar aktiviert wird.

Und nun überlegen Sie, ob Sie den Namen für alle drei Zustände beibehalten oder ändern möchten. Vielleicht wollen Sie schlussendlich bei den biologischen Fachbegriffen bleiben: *ventral*, *sympathisch* und *dorsal*. Experimentieren Sie mit den Bezeichnungen. Richten Sie Ihre Aufmerksamkeit nach innen, verbinden Sie sich mit jedem einzelnen Zustand, und warten Sie ab, welche Zuschreibungen aus Ihrem Inneren auftauchen (zum Beispiel *sonnig*, *stürmisch*, *diffus*; *Fluss*, *Chaos*, *Kollaps*; *verbunden*, *aktiviert*, *abgetaucht*). Notieren Sie die Kombinationen der Begriffe, die Ihr Interesse wecken, und spielen Sie damit, bis Sie drei finden, die gut zusammenpassen und Ihre Erfahrungen repräsentieren.

Wenn wir eine Landschaft betrachten, sehen wir, dass sie sowohl von menschlichen Aktivitäten als auch von natürlichen Ereignissen geprägt wurde. Wir können unsere autonomen Zustände mithilfe des Vorstellungsbildes einer Landschaft erkunden. Jeder autonome Zustand hat seine eigene Topografie. Es gibt Landschaften für jeden Tag, nichtreaktive Zustände, Überlebenszustände und den Zustand der Sicherheit und Verbundenheit.

In den folgenden Erkundungsübungen lade ich Sie ein, Ihre autonomen Landschaften in einem Reisetagebuch zu dokumentieren.

Denken Sie daran, dass Sie Ihre Entdeckungen und Erkenntnisse schriftlich festhalten können, gleich, ob mit einem einzelnen aussagekräftigen Begriff, in Stichpunkten oder in einer längeren Abhandlung; oder Sie wählen eine Form der visuellen Veranschaulichung (zum Beispiel Zeichnungen, Fotos oder Collagen).

Erkundungsübung: Regulierte Landschaften

Beginnen Sie mit einer Reise in die Welt der ventralen Regulation. Um auf einen Weg zu gelangen, der dorthin führt, halten Sie sich den Namen vor Augen, den Sie diesem Zustand gegeben haben, und richten Sie Ihre Aufmerksamkeit auf die Stelle im Körper, an der Sie den Fluss der regulierenden Energie spüren. Verbinden Sie sich mit der Erinnerung an eine Situation, in der Sie, und wenn auch nur einen Mikromoment lang, ein Gefühl der Sicherheit und Verbundenheit empfanden. Experimentieren Sie so lange, bis Sie einen Weg finden, sich in der Regulation zu verankern. Wenn Sie Ihr Ziel erreicht haben, schauen Sie sich um. Vielleicht sehen Sie eine echte Landschaft, Elemente der Natur oder ein Haus vor sich. Vielleicht sehen Sie Farben oder spüren den Fluss der Energie. Nehmen Sie sich Zeit, um Ihre Entdeckungen an diesem Ort der Regulation, der vielfältige Möglichkeiten birgt und zu Erkundungen einlädt, zu dokumentieren.

Als Nächstes erkunden Sie die gewöhnlichen Erfahrungen des dorsalen und sympathischen Systems, nicht ihre lebenserhaltenden Funktionen in außergewöhnlichen Situationen, sondern ihre Rolle bei den täglichen Aktivitäten, die Gesundheit und Wohlbefinden unterstützen. Beginnen Sie mit dem langsamen und stetigen Rhythmus Ihres dorsal-vagalen Systems. Wie ist diese Landschaft beschaffen? Welche Vorstellungsbilder,

Farben, Worte und spürbare Energien sind hier verortet? Notieren Sie in Ihrem Reisetagebuch die charakteristischen Merkmale der Landschaft in diesem sicheren, alltäglichen dorsalen Erfahrungsumfeld, das eine aufbauende Wirkung hat und für das physische und psychische Wohlbefinden unerlässlich ist.

Nun wechseln Sie zu einer Landschaft Ihres sympathischen Systems über, das sich jedoch nicht im aktivierten Kampf-oder-Flucht-Modus befindet, sondern durch eine sichere, mobilisierende Energie gekennzeichnet ist, die Herz- und Atemrhythmus unterstützt, die Körpertemperatur reguliert und Bewegung mit sich bringt. Wie fühlen Sie sich dort? Welche Vorstellungsbilder, Farben und Worte tauchen spontan auf? Nehmen Sie wahr, ob Energie und Bewegung die gleichen wie in der dorsalen Landschaft sind oder sich von ihnen unterscheiden. Dokumentieren Sie Ihre Erkenntnisse und Entdeckungen.

Beenden Sie die Übung, indem Sie an den Ausgangspunkt zurückkehren, in die Sicherheit und Regulation eines ventral-vagalen Zustands, und über die drei Landschaften Ihres regulierten Nervensystems nachdenken.

Erkundungsübung: Überlebenslandschaften

Da Sie nun Ihre Aufmerksamkeit auf die regulierten, nicht reaktiven Landschaften gerichtet haben, werfen wir in der nächsten Erkundungsübung einen Blick auf die Überlebenslandschaften. Um sie besser kennenzulernen, ohne von ihnen vereinnahmt zu werden, setzen wir einen inneren Anker in der ventralen Landschaft, der uns hält, während wir die anderen Zustände erkunden. Meine ventral-vagale Landschaft befindet sich am Meer, und ich nehme einen kleinen Kieselstein vom Strand mit auf die Reise, um mir vor Augen zu halten, dass ich dort sicher verankert bin. Halten Sie nach irgendetwas in Ihrer Landschaft Ausschau, das Sie mitnehmen können.

Mit der Erinnerung an Ihren Anker in Sicherheit und Regulation im Hinterkopf machen Sie sich auf den Weg in den dorsalen Zustand und betrachten die Überlebenslandschaft. Tauchen Sie kurz in eine Situation ein, in der Sie sich von der Welt abgekoppelt fühlten und ein Anflug von Hoffnungslosigkeit Ihre Gedanken trübte. Machen Sie sich bewusst, wie sich dieser Zustand von den alltäglichen, nichtreaktiven Mustern des Erlebens und Verhaltens unterscheidet. Die Überlebenslandschaft bietet Schutz, jedoch durch Abkopplung und Kollaps. Wenn Sie spüren, dass Sie sich einem Shutdown nähern, richten Sie Ihre Aufmerksamkeit auf das Mitbringsel aus Ihrer ventralen Landschaft. Rufen Sie sich in Erinnerung, dass Sie kraft Ihres Ankers nach wie vor mit diesem Ort der Sicherheit und Regulation verbunden sind. Halten Sie die Merkmale Ihrer dorsal-vagalen Landschaft in Ihrem Reisetagebuch fest.

Die nächste Etappe der Reise führt in den sympathischen Überlebenszustand mit seiner überbordenden Energie; er fühlt sich ein wenig ungeordnet und chaotisch an, ein Vorgeschmack auf die Kampf-oder-Flucht-Reaktion. Halten Sie sich eine Situation vor Augen, in der Sie nah daran waren, von Angst oder Wut überwältigt zu werden, und wagen Sie einen kleinen Schritt in diese Richtung. Was sehen Sie, wenn Sie sich umschauen? Vergessen Sie nicht, dass Sie ein kleines Stück Ihrer ventral-vagalen Landschaft mitgenommen haben, um zu verhindern, dass sie sich hier verirren und von der sympathisch gesteuerten Überlebensenergie gekidnappt werden. Halten Sie in Ihrem Reisetagebuch fest, was Sie hier entdeckt haben.

Beenden Sie die Übung mit der Rückkehr an Ihren Ausgangspunkt in der Landschaft der ventral-vagalen Sicherheit und Verbundenheit, an dem Sie zu Ihrer Erkundungsreise aufgebrochen sind. Ruhen Sie sich hier einen Augenblick aus. Nehmen Sie sich die Zeit, um über Ihre Erkenntnisse und Entdeckungen in den beiden Überlebenslandschaften nachzudenken.

Das autonome Nervensystem bringt Immobilisierung, Aktivierung und Regulierungsmechanismen mit sich. Wir haben das angeborene Bedürfnis, in den Zustand der Regulation im ventral-vagalen System zu gelangen, und verfügen über ein verkörpertes Navigationssystem, das uns den Weg dorthin erschließt. Der Pfad, der aus dem Zustand von Kampf, Flucht oder Kollaps hinaus- und in den Zustand der Verbundenheit hineinführt, ist in uns allen angelegt. Er mag verdeckt oder infolge unserer Lebenserfahrungen nur selten benutzt worden sein, doch unsere Biologie kennt ihn und weist uns den Weg in unser wahres Zuhause.

3.

ZUHÖREN LERNEN

Zuhören ist ein unverzichtbarer Teil des Bestrebens, das autonome Nervensystem als Verbündeten zu gewinnen. Anfangs kann es seltsam anmuten, sich auf diese Form der Kommunikation einzustimmen und zu lauschen; schließlich arbeitet das System automatisch, ohne dass wir ihm Aufmerksamkeit widmen müssen. Doch mit dem Akt des Zuhörens und der Achtsamkeit gegenüber den Vorgängen in unserem Körper können wir das Nervensystem bis zu einem gewissen Grad beeinflussen und unser Leben besser in den Griff bekommen. Wenn wir lernen, aufmerksam zuzuhören, entwickeln wir die Fähigkeit zu reflektieren, statt blind zu reagieren. Wenn wir eine partnerschaftliche Beziehung zu unserem Nervensystem aufbauen, ebnen wir den Weg für Erfahrungen, die unserem physischen und psychischen Wohlbefinden dienen.

Der Aufbau einer Partnerschaft mit dem Nervensystem ist ein Prozess, der sich aus zwei Schritten zusammensetzt. Erstens müssen wir verstehen, wie das System arbeitet, und zweitens müssen wir diese Informationen nutzen, um Lebensumstände zu schaffen, in denen wir uns rundum wohlfühlen. Ich werde oft gefragt, ob wir dabei entdecken, dass alle unsere Gefühle, Gedanken und Handlungen nichts weiter als ein Produkt unserer Biologie sind. Ich bin überzeugt, die Antwort lautet Nein. Das Wissen um die Funktionsweise unseres autonomen Nervensystems lüftet vielleicht das Geheimnis, wie wir durch das klippenreiche Gewässer des Lebens steuern, aber es lädt gleichzeitig ein, darüber hinaus auch die magischen Aspekte menschlicher Erfahrungen zu entdecken. Wenn wir verstehen, dass unsere Biologie die Plattform für unsere Erfahrungen bereitstellt und der autonome Zustand, in dem wir uns aktuell befinden, die Landschaft prägt, in der unsere Geschichten verortet sind, können wir die vielen magischen Momente begrüßen, die das Leben zu einer so außergewöhnlichen, facettenreichen Erfahrung machen.

Gefühle, Gedanken und Verhaltensweisen aus der polyvagalen Perspektive zu betrachten, stellt eine Möglichkeit dar, sich aktiv mit den eigenen Erfahrungen auseinanderzusetzen, statt von ihnen in Geiselhaft genommen zu werden. Wenn wir von Emotionen überwältigt werden, verlieren wir sowohl den Kontakt zu den Regulationsmechanismen des Körpers als auch die Fähigkeit, in Ruhe nachzudenken. Mit einem Anker in ventraler Sicherheit und Regulation sind wir in der Lage, uns mit dem jeweiligen Zustand zu verbinden, in dem wir uns gerade befinden, und die damit einhergehende Geschichte mit der kritischen Distanz anzuhören, die unerlässlich ist, um ihr auf den Grund zu gehen. Wenn wir lernen, unserem Nervensystem aufmerksam zuzuhören, entwickeln wir Fähigkeiten, die es uns ermöglichen, uns Erfahrungen mit Offenheit und Neugierde zuzuwenden und wieder zu agieren, statt zu reagieren.

Diese Form des autonomen Zuhörens ist untrennbar mit der unerlässlichen Fähigkeit zum Selbstmitgefühl verknüpft. Selbstmitgefühl ist eine Eigenschaft, an deren Entwicklung das ventral-vagale System maßgeblich beteiligt ist. Überlebenszustände rufen automatisch Selbstkritik hervor. Bei einem Wechsel vom Zustand der Sicherheit und Verbundenheit in ein Reaktionsmuster, das dem Selbstschutz dient, verlieren wir die Fähigkeit, Empathie mit uns selbst zu empfinden. Sind wir imstande, eine Stresssituation zu erkennen und unsere Aufmerksamkeit auf die autonomen Vorgänge zu lenken, können wir beides wahrnehmen, ohne tiefer in den Zustand der Dysregulation zu geraten.

Die Psychologieprofessorin Kristin Neff und der klinische Psychologe Chris Germer haben in ihrem Buch *Selbstmitgefühl – Das Übungsbuch* eine einfache Übung namens »Selbstmitgefühlspause« entwickelt, die uns in Stresssituationen gute Dienste leistet. Diese Übung, die hier verkürzt wiedergegeben wird, ist darauf ausgelegt, den Übergang von der Selbstkritik zum Selbstmitgefühl zu erleichtern. Halten Sie sich dazu eine Situation vor Augen, in der Sie den Stress in Ihrem Körper gespürt haben, und sagen Sie dabei zu sich selbst:[1]

1. »Das ist ein Augenblick des Leidens.«
2. »Leid gehört zum Leben.«
3. »Möge ich freundlich zu mir sein.« (Oder: »Möge ich mir geben, was ich brauche.«)

Wenn sich diese Worte tröstlich und beruhigend anfühlen, legen Sie eine Hand auf Ihr Herz und wiederholen die Affirmation.

Erkundungsübung: Die Sprache des Nervensystems

Filtern Sie nun den Kern dieser drei Sätze heraus, und formulieren Sie sie neu aus der Perspektive des Nervensystems. Meine Affirmation sieht folgendermaßen aus:

1. Mein Nervensystem befindet sich im Überlebensmodus.
2. Situationen, in denen man in ein Schutzmuster verfällt, kennt jeder.
3. Möge ich imstande sein, meine ventral-vagale Energie zu aktivieren.

Mit der ersten Aussage bestätigen Sie, dass Sie in einen Zustand der Dysregulation geraten sind. Beschreiben Sie den

Wechsel vom Zustand der Verbundenheit in ein Schutzmuster nun mit Ihren eigenen Worten. Die zweite Aussage nimmt die universelle Erfahrung der Dysregulation zur Kenntnis. Welche Formulierung spiegelt diesen Sachverhalt für Sie wider? Und die dritte Aussage leistet einer Situation oder einem Mikromoment Vorschub, in dem Sie wieder an den ventral-vagalen Zustand der Verbundenheit anknüpfen können. Wie drücken Sie diesen Vorgang mit Ihren eigenen Worten aus?

Führen Sie sich nun eine Stresssituation vor Augen, in der Sie entweder die Energie einer Kampf-oder-Flucht-Reaktion oder das Muster der Abkopplung und des Kollapses zu spüren beginnen. Lassen Sie einen Hauch der Überlebensenergie in Ihr System einfließen, und sagen Sie sich selbst die drei Sätze. Hilft Ihnen diese Affirmation, Ihren Weg in den Zustand der Regulation zurückzufinden, in dem Sie Zugang zum Selbstmitgefühl haben? Schreiben Sie die Sätze so lange um, bis Sie die Worte finden, die Ihnen helfen, sich mit dem Selbstmitgefühl zu verbinden.

Wenn Sie sich mithilfe dieser drei Aussagen eine Situation oder einen Mikromoment der autonomen Fehlsteuerung oder Dysregulation ins Gedächtnis rufen, in die Sie wenig Selbstmitgefühl einbringen, leiten Sie den Prozess des aufmerksamen Zuhörens ein. Die Journalistin und Schriftstellerin Brenda Ueland schrieb einmal: »Zuhören ist eine anziehende und merkwürdige Angelegenheit, eine schöpferische Kraft.«[2] Dem autonomen Nervensystem zuzuhören ist eine Erfahrung genau dieser Art. Sobald wir damit beginnen, verspüren wir den machtvollen Drang, weiterzumachen und herauszufinden, wohin das Zuhören führen wird. Dem Nervensystem Gehör zu schenken ist zweifellos eine Erfahrung, mit der wir nicht vertraut sind, doch fest verankert in der ventral-vagalen Regulation, nehmen wir das Unbekannte als interessant und nicht als potenzielle Gefahr wahr. Autonomes Zuhören hat eine Einladung zur Folge, kreativ zu werden und nach Praktiken Ausschau zu halten, die eine optimale prägende Wirkung auf unser Nervensystem haben.

> **Sich in Situationen einzubringen, in denen wir zugewandt sind und zuhören lernen, verändert die Sicht auf unsere eigenen Erfahrungen und auf die Welt.**

Unsere Biologie prägt jeden Augenblick unseres Lebens. Wir beginnen, uns selbst und andere auf neue Weise zu verstehen, wenn wir die Muster der autonomen Reaktionen verstehen.

Wir lassen uns einen Großteil unserer Zeit im Fahrwasser der autonomen Zustandsverlagerungen dahintreiben, ohne ihnen bewusst Aufmerksamkeit zu schenken. Das Nervensystem verrichtet seine Arbeit zuverlässig im Hintergrund, erhöht und senkt den Energiepegel, angepasst an den aktuellen Bedarf. Halten Sie nun einen Augenblick inne, und horchen Sie in sich hinein. Legen Sie eine Hand auf Ihr Herz, und verbinden Sie sich mit Ihrem Herzschlag. Legen Sie die andere Hand auf den Brustraum, den Bauchraum, die seitlichen Rippen, den unteren Rückenbereich oder unter die Nasenlöcher, um Ihren Atem wahrzunehmen. Stimmen Sie sich auf diese autonom gesteuerten Rhythmen ein. Nehmen Sie sich einen Augenblick Zeit, und achten Sie auf jeden Herzschlag, auf jedes Einatmen und Ausatmen. Spüren Sie, wie viel Energie und Aufmerksamkeit dafür nötig sind. Wenn wir über diese autonomen Funktionen nachdenken müssten, wäre unsere gesamte Aufmerksamkeit auf unsere biologischen Vorgänge konzentriert. Die automatischen Abläufe des autonomen Nervensystems bieten uns die Möglichkeit, unsere Aufmerksamkeit anderen Dingen zuzuwenden: schöpferisch tätig zu sein, unserer Fantasie freien Lauf zu lassen und uns mit anderen Menschen zu verbinden.

Obwohl das autonome Nervensystem arbeitet, ohne dass wir ständig in uns hineinhorchen und es überwachen müssen, ist die Fähigkeit, uns auf unsere autonomen Zustände einzustimmen, ungemein wichtig. Oft handeln wir infolge eines Gedankens oder Gefühls, ohne zu wissen, was zu dieser Reaktion geführt haben könnte. Vielleicht können Sie sich an eine Situation erinnern, in der Sie von etwas überzeugt waren, ohne zu wissen, woher diese Auffassung stammte. Vielleicht haben Sie sich eingeredet: »Ich bin ein Versager«, »Ich bin eine Außenseiterin« oder »Ich bin ein Glückspilz«. Denken Sie nun an eine Situation, in der Sie in einem Gefühl gefangen waren, ohne zu verstehen, warum. Vielleicht waren Sie als Einzige in einer Gruppe traurig, während alle anderen Spaß hatten, oder Sie sind eines Morgens aufgewacht, aufgeregt und voller Vorfreude, obwohl es ein ganz normaler Tag war. Halten Sie nach einem unerwarteten Gefühl Ausschau. Und zum Schluss denken Sie an eine Situation, in der Sie sich auf eine bestimmte Weise verhalten haben, ohne zu wissen, warum. Vielleicht stellen Sie im Nachhinein fest, dass es sich um eine intensive Reaktion auf Vorgänge handelte, auf die Sie sich keinen Reim machen konnten, oder Sie haben spontan gehandelt, ohne auch nur darüber nachzudenken.

Wir sind darauf angewiesen, dass unser autonomes Nervensystem uns leitet und schützt. Wir möchten, dass unsere Biologie unseren Atem- und Herzrhythmus steuert, Energie aktiviert und danach Ruhe einkehren lässt, dass sie Gedanken, Gefühle oder Verhaltensweisen mit sich bringt, die Zuwendung oder Abwendung von Menschen, Orten und Erfahrungen bewirken, je nachdem, was im jeweiligen Augenblick für uns richtig ist. Wir möchten außerdem in der Lage sein, uns darauf einzustimmen und zuzuhören. Zuhören ist ein Akt der autonomen Achtsamkeit, der Zuwendung und ein unverzichtbares Element, wenn wir lernen wollen, unsere inneren Systeme in eigener Regie zu regulieren. Mit der Achtsamkeit geht das Verständnis und mit dem Verständnis gehen Wahlmöglichkeiten einher.

Das *Merriam-Webster* Online-Wörterbuch definiert *zuhören* als »etwas mit bewusster Aufmerksamkeit hören«.[3] Wenn wir lernen, unseren autonomen Reaktionen zuzuhören und wahrzunehmen, wohin uns unsere Systeme führen, müssen wir dieses Element der bewussten Aufmerksamkeit einbringen. Im Zustand der erhöhten Aufmerksamkeit neigen wir oft zu Bewertungen und Selbstkritik. Wir bilden uns eine Meinung, vergessen, dass unsere Biologie weder Beweggründe noch moralische Bedeutungen zuordnet, sondern einfach nur reagiert. Statt unseren autonomen Aktivitäten bestimmte Absichten zu unterstellen, sollten wir uns daran erinnern, dass unsere Verhaltensweisen, Gefühle und Überzeugungen dem autonomen Zustand entspringen und unser autonomes Nervensystem seine Arbeit in den Dienst unseres Überlebens stellt.

Die Herausforderung besteht darin, die Aufmerksamkeit Ihrem Nervensystem zuzuwenden und sich darauf einzustimmen, dass Sie Neugierde und Empathie in die Erfahrung einbringen und Werturteile und Selbstkritik vermeiden, während Sie erkunden, wohin Ihr autonomes Nervensystem Sie führt. Hier sind einige der Aussagen, mit denen ich mich darauf einstelle und einstimme:

»Meine Biologie möchte mir eine Nachricht zukommen lassen.«

»Meine Aufgabe besteht darin zuzuhören.«

»Ich kann mich auf sie einstimmen und zuhören, ohne daraus eine Bedeutung ableiten zu müssen.«

Was können Sie sich selbst sagen, um Neugierde und Selbstmitgefühl in den Prozess des Zuhörens einzubringen? Sie haben Ihre passende Aussage gefunden, wenn Ihr autonomes Nervensystem – nicht Ihr Gehirn, sondern Ihre Biologie – *»Ja«* sagt. Das autonome Nervensystem spielt eine wichtige Rolle bei Erfahrungen der Zugewandtheit, Vermeidung und ambivalenten Gefühlen. Jeder autonome Zustand beeinflusst, wie wir »Ja«, »Nein« und »Vielleicht« sagen.

Die unterschiedlichen Leitungspfade zu kennen, die diese Erfahrungen herbeiführen, und den Zustand identifizieren zu können, der diese Botschaften übermittelt, ist eine wichtige Kompetenz.

Erkundungsübung: Die autonomen Erfahrungen, die mit einem Ja, Nein und Vielleicht verknüpft sind

Beginnen wir mit der Erkundung der unterschiedlichen Merkmale, die mit dem Neinsagen einhergehen. Wie sagen Sie »Nein«, wenn Sie von Ihrem sympathischen System und der mobilisierenden Energie getrieben werden, die im Muster der Kampf-oder-Flucht-Reaktion wurzelt? Welche Eigenschaften weist das Neinsagen auf, wenn Sie sich im Zustand des dorsalen Kollapses befinden und es Ihnen egal ist, was passiert? Und welche Erfahrungen machen Sie, wenn Sie in der ventralen Regulation verankert sind und aus dem Zustand der Sicherheit heraus Grenzen setzen?

Denken Sie nun an eine Situation, die Sie als unsicher empfinden. Wie führt Ihnen Ihr autonomes Nervensystem eine zwiespältige Reaktion vor Augen? Experimentieren Sie mit den Möglichkeiten der verschiedenen Zustände, Ihnen eine Botschaft zukommen zu lassen. Erkunden Sie, wie Sie »Vielleicht« sagen, wenn Sie sich energiegeladen fühlen oder wenn Sie von Angst und Nervosität getrieben und außerstande sind, eine Entscheidung zu treffen. Spüren Sie dem Gefühl nach, »Vielleicht« zu sagen, wenn Sie merken, dass Ihre Energie schwindet, wenn Sie jede Hoffnung aufgegeben haben und unfähig sind, die Frage auch nur zu verarbeiten. Spüren Sie der regulierten Erfahrung der Ambivalenz nach, wenn Sie sich sicher und in der Lage fühlen, »Vielleicht« in einem Kontext zu sagen, der vielfältige Möglichkeiten eröffnet.

Und schließlich nehmen Sie eine Situation unter die Lupe, in der Sie »Ja« sagen. Wie weist Ihr autonomes Nervensystem Sie auf das hin, was sich dahinter verbirgt? Wie klingt und fühlt sich das Jasagen an, wenn jemand etwas von Ihnen fordert und Sie das Gefühl haben, keine andere Wahl zu haben, als einzuwilligen? Was passiert, wenn Sie aus einem Zustand der Verzweiflung heraus »Ja« sagen, weil Ihnen alles egal ist und Ihnen die Energie fehlt, nach anderen Möglichkeiten Ausschau zu halten? Und wie sagen Sie »Ja«, wenn Sie sich in einem regulierten Zustand der Sicherheit befinden und das Gefühl haben, dass Ihnen auch andere Optionen zur Verfügung stehen? Üben Sie, »Ja« zu sagen, wenn Sie in der ventralen Regulation verankert sind, bereit, sich einzubringen, und daran interessiert, sich voranzubringen.

Erkundungsübung: In Neugierde verankert

Mit diesem neuen Verständnis, wie Ihr System Ihnen Informationen über Nein-, Vielleicht- und Ja-Entscheidungen zukommen lässt, besteht der nächste Schritt darin, Ihre Aufmerksamkeit auf die Suche nach einer Aussage zu richten, die dazu beiträgt, reguliert »Ja« zu sagen und mit Neugierde und Offenheit zuzuhören. Ich benutze dafür den Satz: »Ich werde mal sehen, was möglich ist.« Spielen Sie mit Worten, bis Sie eine Formulierung finden, die ein Ja zu einem Erkundungsprozess unterstützt, bei dem Sie sich auf Ihr autonomes Nervensystem einstimmen und ihm aufmerksam zuhören. Greifen Sie auf diese Aussage zurück, um sich im Zustand der Neugierde zu verankern, ohne Bewertungen vorzunehmen, wenn Sie sich mit einer neuen Art des Zuhörens vertraut machen.

Richten Sie Ihre Aufmerksamkeit auf den gegenwärtigen Augenblick. In welchem Zustand befinden Sie sich gerade? Vielleicht erinnern Sie sich an das zweite Kapitel, in dem Sie zum ersten Mal die Eigenschaften des ventralen, sympathischen und dorsalen Zustands erkundet haben: das ventrale Gefühle, sicher, verbunden, gut organisiert und mit zahlreichen Ressourcen ausgestattet zu sein; die sympathisch gesteuerte Flut der mobilisierenden Energie, die aus dem Gefühl der Verbundenheit herausführt und ein Kampf-oder-Flucht-Reaktionsmuster aktiviert; und der dorsale Zustand, der mit einem Kollaps, dem Gefühl der Betäubung und des Verschwindens einhergeht. Verwenden Sie diese charakteristischen Merkmale, um zu ermitteln, in welchem Zustand Sie sich aktuell befinden. Welcher Zustand hat sich manifestiert? Sie können die von Ihnen formulierte Aussage verwenden, um einen Anker in Neugierde und Offenheit zu setzen, sodass Sie sich sicher auf die innere Reise begeben und den Zustand wahrnehmen können.

Wenn Sie sich mit dieser neuen Form des Zuhörens wohlfühlen, erweitern Sie die Übung: Nehmen Sie nun schrittweise die Vergangenheit in den Blick. Denken Sie zunächst an die letzten fünf Minuten und daran, wohin Ihr autonomes Nervensystem Sie in dieser kurzen Zeitspanne geführt hat. Welche Zustände haben sich bemerkbar gemacht? Fokussieren Sie sich nur darauf, sich darauf einzustimmen und aufmerksam zuzuhören, ohne dass Sie sich zu einer Deutung verleiten lassen. Mit zunehmender Übung entscheiden Sie vielleicht, den Zeitraum der Reflexion auf die vergangene Viertelstunde auszudehnen. Und wenn Sie mit dieser Art des Nachdenkens vertraut geworden sind, möchten Sie es sich vielleicht zur Gewohnheit machen, hin und wieder im Verlauf des Tages innezuhalten und zuzuhören, oder nehmen sich am Ende des Tages die Zeit, Ihre Entdeckungen und Erkenntnisse zu verarbeiten. Es gibt bei dieser Übung kein Richtig oder Falsch; sie wird vielmehr von der Zeit bestimmt, zu der Ihr Nervensystem »Ja« sagt. Doch wann und wie Sie auch zuhören, mit dieser Übung lenken Sie Ihre Aufmerksamkeit auf die autonomen Zustände, die sich im Verlauf des Tages einstellen, machen Sie sie sich bewusst und verbinden sich mit ihnen.

Das ist das Fundament, auf dem Sie aufbauen, um zuhören zu lernen. Während Sie sich auf Ihre inneren Zustände einstimmen und Ihre Aufmerksamkeit darauf lenken, versuchen Sie nun, folgende Fragen zu ergründen: Sind Ihnen diese Zustände hinlänglich vertraut? Gibt es einen Zustand, in dem Sie sich selten befinden? Entdecken Sie ein Muster, das Sie gut kennen, oder ein interessantes neues Muster, das sich abzuzeichnen beginnt? Beachten Sie, dass es sich hier um einen Prozess handelt, in dem Sie Informationen sammeln sollen, ohne zu werten. Nehmen Sie sich Zeit zum Nachdenken, und halten Sie Ihre Entdeckungen und Erkenntnisse in Ihrem Reisetagebuch fest.

Erkundungsübung: Von außen nach innen und von innen nach außen

Da Sie nun erkundet haben, wie man mit Selbstmitgefühl und Neugierde zuhört, können wir zwei unterschiedliche Arten des Zuhörens durchleuchten: von außen nach innen und von innen nach außen. Für viele ist es anfangs einfacher, mit dem Zuhören von außen nach innen zu beginnen. Stellen Sie sich dazu folgende Fragen:

- »Wo befinde ich mich?« (Verorten Sie sich in Zeit und Raum.)
- »Was geschieht in meiner unmittelbaren Umgebung?«
- »Wer befindet sich in meinem Umfeld?«
- »Womit bin ich gerade beschäftigt?«
- »Welcher Zustand ist aktiviert?«

Die Fragen zielen darauf ab, Neugierde zu wecken, konkrete äußere Erfahrungen zu identifizieren und den jeweiligen autonomen Zustand zu erkennen. Üben Sie das Zuhören von außen nach innen anhand dieser fünf Fragen.

Von innen nach außen zuzuhören ist eine gleichermaßen wichtige Methode, sich zu verbinden. Und genau wie beim Zuhören von außen nach innen besteht das Ziel dieser Übung darin, sich in Neugierde zu verankern, ohne zu werten:

- »Welche Empfindungen machen sich in meinem Körper bemerkbar?«
- »Wo fließt Energie?«
- »Wo fließt sie nicht?«
- »Fühle ich mich energievoll?«
- »Fühle ich mich ausgelaugt?«
- »Welcher Zustand ist in diesem Augenblick aktiv?«

Wie bei der ersten Liste sind auch diese Fragen darauf ausgelegt, Neugierde hervorzurufen; dieses Mal sollen sie die Aufmerksamkeit jedoch auf die inneren Erfahrungen lenken, um die Verbindung mit Ihrem autonomen Zustand zu unterstützen.

Am Ende des Kapitels schärfen wir das Gehör noch einmal für die Botschaften des autonomen Nervensystems. Stellen Sie sich vor, Sie wären ein autonomer Forscher, der etwas darüber erfahren möchte. Halten Sie einen Augenblick inne. Klinken Sie sich aus dem geschäftigen Treiben aus, das Sie umgibt. Treten Sie in Kontakt mit Ihrer inneren Welt, der Welt der autonomen Aktivität. Sie können sich diesen Schritt bildlich vorstellen oder sich physisch in einen Raum begeben, in dem die Ruhe herrscht, die Sie brauchen, um Ihre Aufmerksamkeit nach innen zu lenken und zuzuhören. Lassen Sie jedwedes Bedürfnis los zu werten, und lassen Sie sich auf einen Ort ein, an dem Sie offen und neugierig auf die Funktionsweise Ihres autonomen Nervensystems sein können.

Machen Sie sich einen Moment lang mit diesem Ort vertraut. Denken Sie daran, Sie hören einfach nur mit bewusster Aufmerksamkeit zu. Welche autonomen Energien beginnen sich spürbar zu regen? Welche Botschaft sendet Ihnen Ihr autonomes Nervensystem? Stimmen Sie sich ein, und wenden Sie Ihre Aufmerksamkeit neugierig und ohne zu werten diesen Botschaften zu. Wenn Sie gehört haben, was Ihnen Ihr Nervensystem begreiflich machen will, kehren Sie mit Ihrer Aufmerksamkeit in den gegenwärtigen Augenblick und die nach außen gerichtete Achtsamkeit zurück. Nehmen Sie das Gefühl der Verbundenheit mit Ihrem autonomen Nervensystem mit. Denken Sie daran, dass Ihnen diese innere Verbindung immer zugänglich ist. Fassen Sie den Beschluss, sich auch weiterhin darauf einzustimmen und aufmerksam zuzuhören.

Das Nervensystem hat seine eigene Sprache, die wir verstehen müssen, um zu begreifen, was es uns zu sagen hat. Eine Sprache fließend zu beherrschen erfordert Zeit und Übung. Wenn wir uns mit Offenheit und Neugierde auf einen Dialog mit ihm einlassen, beginnen wir uns mit der Energie zu verbinden, die sich unmittelbar unterhalb der Schwelle des Bewusstseins verbirgt, und bekommen die autonomen Geschichten zu hören, die unseren Tag nachhaltig beeinflussen.

4.

DIE SEHNSUCHT NACH VERBUNDENHEIT

Wenn wir das Licht der Welt erblicken, ist das Bindungsbedürfnis bereits vorprogrammiert. Mit dem ersten Atemzug lassen wir uns auf eine lebenslange Suche nach dem Gefühl ein, uns in unserem Körper, in unserer Umgebung und in unseren Beziehungen zu anderen sicher zu fühlen. Wie mein Kollege Stephen Porges oft erklärte, beschränkt sich dieses Bedürfnis nicht nur darauf, uns sicher zu fühlen, sondern darauf, uns in *den Armen anderer* Menschen sicher zu fühlen. Die Co-Regulation ist ein biologischer Imperativ, was bedeutet: Ohne sie können wir nicht überleben. Wir werden mit dem Bedürfnis geboren, von einem anderen Menschen willkommen geheißen zu werden, und dieses unabdingbare Bedürfnis dauert ein Leben lang an. Der Evolutionsbiologe Theodosius Dobzhansky nahm in seinem Buch *Mankind Evolving* darauf Bezug, als er schrieb: »Die am besten angepassten sind möglicherweise auch die freundlichsten Menschen, denn Überleben erfordert oft wechselseitige Hilfe und Kooperation.«[4]

Die Geschichten von Kindern, die im Waisenhaus oder in einem Elternhaus ohne erwachsene Bezugspersonen und ohne vorhersehbares, verlässliches Fürsorgeverhalten aufwachsen, haben gezeigt und zeigen leider immer noch, was geschieht, wenn grundlegende Bedürfnisse erfüllt werden, ohne das Gefühl einer sicheren und verlässlichen Bindung zu vermitteln. Ohne diese Beziehungen ist die Herausforderung größer, Emotionen zu regulieren, die Selbstachtung gering und der Aufbau dauerhafter gesunder Beziehungen ein fortwährender Kampf. Auch wenn wir die aktive Suche nach Menschen aufgeben, mit denen wir diese Form der Verbindung erleben könnten, hört unser Nervensystem nie auf, danach Ausschau zu halten, darauf zu warten und sich danach zu sehnen.

> **Bis zum letzten Atemzug haben wir das Bedürfnis nach Sicherheit und Verbundenheit. Die Co-Regulation – die besagt, dass sich die Nervensysteme verschiedener Menschen gegenseitig beeinflussen und regulieren können – ist dabei von zentraler Bedeutung, zuerst für das Überleben unserer Art und danach für ein Leben, das unser Wohlbefinden fördert.**

Um unser Bedürfnis nach Verbundenheit zu befriedigen, müssen sich die Beziehungen, die wir eingehen, nicht immer im Gleichgewicht befinden. Was wir brauchen, ist eine reziproke, sprich gegenseitige Beziehung. Tatsächlich entwickeln wir Resilienz, wenn sich Brüche in einer solchen Beziehung einstellen und wir eine Möglichkeit finden, sie wieder zu kitten. Nur wenn der Bruch zu tief und der Schaden nicht mehr zu reparieren ist, hat unsere Sehnsucht nach Verbundenheit zur Folge, dass wir unter der Situation leiden. Der Kreislauf von Gegenseitigkeit, Brüchen und Wiederherstellung der Verbindung ist in gesunden Beziehungen völlig natürlich.[5]

Die Sehnsucht nach Verbundenheit ist in unsere DNA eingeschrieben, wir wünschen sie uns und warten darauf, doch oft fühlen wir uns in unseren Beziehungen nicht wahrgenommen, nicht verstanden, nicht willkommen und nicht sicher. Sebern Fisher, eine führende Expertin auf dem Gebiet des Neurofeedback, vertritt die Meinung, dass unser Nervensystem überfordert ist, wenn uns die Erfahrung im Umgang mit Menschen fehlt, in deren Gegenwart wir uns sicher und vorhersehbar co-reguliert fühlen, was sie als »ordnenden Einfluss« durch andere Personen bezeichnet.[6] Auf der verkörperten Ebene fühlen wir uns unterstützt in Situationen mit Menschen, die reguliert, sicher und zugewandt sind. Machen wir diese Erfahrungen zu selten, geraten unsere Grundfesten ins Wanken.

Der Mangel an Verbundenheit hat gesundheitliche Konsequenzen und schafft Leid, das sich täglich bemerkbar macht. Studien belegen, dass ein größeres Risiko besteht, physische Erkrankungen und psychische Störungen zu entwickeln, wenn wir uns einsam fühlen und keine sicheren sozialen Bindungen bestehen. Unsere Immunfunktion ist beeinträchtigt, und wir sind anfälliger für Entzündungen, Krebserkrankungen, Herzleiden und Diabetes. Wir entwickeln anhaltende Ängste oder Depressionen, und mit dem Alter erhöhen sich diese Risiken.[7] Studien weisen interessanterweise darauf hin, dass die Risiken nicht aufgrund unserer tatsächlichen Lebensumstände entstehen, sondern der Wahrnehmung geschuldet sind, einsam zu sein.[8] Auch in Gegenwart zahlreicher Menschen können wir uns entweder verbunden oder zutiefst einsam fühlen.

Denken Sie an eine Situation, in der Sie sich in Gesellschaft anderer nicht zugehörig fühlten, und an eine weitere, in der Sie sich als mit anderen verbunden empfanden: zwei ganz unterschiedliche Erfahrungen, die gang und gäbe sind. Die erste Situation hatte vermutlich eine Kampf-oder-Flucht-Reaktion oder, schlimmer noch, einen dorsalen Shutdown oder Kollaps zur Folge, während die zweite das ventral gesteuerte Gefühl weckte, in Sicherheit und Verbundenheit verankert zu sein.

Das System der sozialen Verbundenheit

Unsere Biologie hat im Verlauf der Evolution das sogenannte Social Engagement System (SES) oder System der sozialen Verbundenheit entwickelt. Es entstand, als der ventral-vagale Baustein hinzugefügt wurde und sich fünf Regelkreise im Stammhirn miteinander verknüpften: Der ventral-vagale Pfad zum Herzen vernetzte sich mit den Nerven, die Augen, Ohren, Stimme und Kopfbewegungen steuern, sodass das System der sozialen Verbundenheit tatsächlich eine biologische Gesicht-Herz-Verbindung schuf.

Um ein Gespür für das System der sozialen Verbundenheit zu entwickeln, legen Sie beide Hände an Ihre Schädelbasis, die Schnittstelle zwischen Hirnstamm und Rückenmark. Hier befindet sich der wichtigste Knotenpunkt im System der sozialen Verbundenheit. Nun legen Sie eine Hand an die Seite Ihres Gesichts und die andere auf Ihr Herz. Stellen Sie sich bildlich vor, wie die Energie zwischen Ihren Händen fließt, vom Gesicht zum Herzen und vom Herzen zum Gesicht. Folgen Sie dem Leitungspfad in beide Richtungen. Über diese Gesicht-Herz-Verbindung hören wir, ob wir willkommen sind, halten wir nach freundlichen Mienen Ausschau und drehen und wenden den Kopf auf der Suche nach Sicherheit. Von einem Mikromoment zum anderen übermittelt das System der sozialen Verbundenheit jemandem über unsere Augen, Ohren, Stimme und Kopfbewegungen die Einladung zu sozialen Interaktionen oder lässt ihm die Warnung zukommen, sich von uns fernzuhalten. Zusätzlich zu den Willkommens- oder Warnsignalen hält unser System der sozialen Verbundenheit nach Anzeichen bei anderen Menschen Ausschau, um uns wissen zu lassen, ob es sicher ist, in näheren Kontakt mit ihnen zu treten.

Erkundungsübung: Elemente des Systems der sozialen Verbundenheit

Signale der Augen

Wir können die einzelnen Elemente des Social Engagement Systems erkunden, mit den Augen beginnend. Rund um die Augen befindet sich der Augenringmuskel, der Orbicularis culi. Er öffnet und schließt das Augenlid und trägt zur Entstehung der »Krähenfüße« bei, den kleinen Fältchen im Augenbereich, die Teil unserer »autonom gesteuerten« Geschichte sind. Das autonome Nervensystem richtet seine Aufmerksamkeit zuerst auf das obere Drittel des Gesichts, um herauszufinden, ob jemand ein Freund oder Feind ist.

Unsere Augen bewegen sich unzählige Male am Tag hin und her – manchmal mit abwehrend starrem oder funkelndem Blick, manchmal haben sie einen neutralen Ausdruck, und in wieder anderen Situationen wirken sie herzlich und einladend.

Experimentieren Sie mit diesen drei Arten des Blickkontakts. Beginnen Sie mit einem intensiven, fokussierten, ein wenig starren Blick. Sie haben vielleicht das Gefühl, dass Ihre Augen aus den Augenhöhlen hervorquellen, wenn Sie eine Botschaft mit einer unmissverständlichen Zielsetzung übermitteln. Und nun gehen Sie zu einem neutraleren Blick über. Er ist nicht ganz so stark fokussiert, sodass Sie vielleicht das Gefühl haben, Ihre Augen zögen sich dabei ein wenig in die Augenhöhlen zurück. Dieser Blickkontakt übermittelt nur wenig Informationen und kann für andere verwirrend sein, die auszuloten versuchen, ob Gefahr droht oder sie sich sicher fühlen können. Und zum Schluss setzen Sie einen Blick auf, der sanft und herzlich ist. Spüren Sie, wie Ihre Augen entspannt in den Augenhöhlen ruhen, wenn Sie eine Einladung zu sozialer Interaktion und Sicherheitssignale übermitteln.

Wir bewegen uns tagsüber auf ganz natürliche Weise durch diese Arten des Blickkontakts mit ihren spezifischen Eigenschaften. Ohne das wichtige Element des Kontexts (siehe erstes Kapitel) erfolgt entweder eine Hinwendung oder eine Abwendung von sozialen Interaktionen, je nachdem, wie der empfangene Blick durch die Erfahrungen aus unserer Vergangenheit gefiltert wird.

Akustische Signale der Sicherheit und Gefahr

Die Ohren sind ebenfalls ein wichtiger Bestandteil des Systems der sozialen Verbundenheit. Wenn wir uns sicher und reguliert fühlen, ist unser Gehör auf die Frequenz der menschlichen Stimme eingestimmt und die Aufmerksamkeit auf freundschaftliche Signale fokussiert. Verspüren wir hingegen Angst oder Unbehagen, ist das Gehör auf akustische Signale ausgerichtet, die auf eine potenzielle Gefahr oder die Anwesenheit von »Beutegreifern«, sprich feindlich gesinnten Lebewesen, hinweisen und einen Beitrag zum Überleben unserer Art leisten. Akustische Signale im unteren Frequenzbereich lösen entweder eine Fluchtreaktion oder einen Kollaps aus, während hochfrequente akustische Signale unsere Aufmerksamkeit auf sich ziehen und uns veranlassen, unsere Umgebung zu »scannen«, um herauszufinden, was nicht stimmt.

Sie können Ihre autonome Reaktion erkunden, indem Sie Ihre Aufmerksamkeit auf verschiedene akustische Signale richten und herausfinden, ob Sie den Wunsch nach sozialem Kontakt und mehr Nähe verspüren oder lieber auf Distanz gehen und soziale Interaktionen vermeiden möchten.

Unsere Umgebung ist angefüllt mit Klängen und Geräuschen, die eine sogenannte Klanglandschaft bilden.[9] Nehmen Sie sich Zeit, um sich auf Ihre Klanglandschaft einzustimmen. Welche Klänge und Geräusche können Sie identifizieren? Während Sie zuhören, richten Sie Ihre Aufmerksamkeit über die erste Ebene hinaus auf die Vielfalt der Klänge und Geräusche, aus denen sich Ihre Klanglandschaft zusammensetzt. Achten Sie auf die verschiedenen Klanglandschaften, die Sie im Verlauf des Tages umgeben, und auf die Reaktionen Ihres autonomen Nervensystems. Ich fühle mich beispielsweise willkommen in der Klanglandschaft, die am Meer vorherrscht. Welche Klanglandschaften empfinden Sie als einladend?

Unsere Klanglandschaften sind außerdem mit sogenannten Klangmarkern angefüllt.[10] Einige dieser Klangmarker tragen dazu bei, uns im Zustand der Regulation zu verankern, während andere uns auf Anhieb in den Mobilisierungs- oder Shutdown-Modus versetzen. Mir hilft das Geräusch der Wellen und das Meeresrauschen, mich ventral zu verankern, während derselbe Klangmarker bei anderen einen sympathisch gesteuerten Kampf-oder-Flucht-Impuls oder einen dorsalen Shutdown auslöst.

Stimmen Sie sich auf die Klangmarker in den unterschiedlichen Umgebungen ein, mit denen Sie im Verlauf des Tages in Kontakt kommen. Welche heißen Sie willkommen, und welche übermitteln Warnsignale? Stellen Sie sich eine Klanglandschaft vor, die Ihnen hilft, sich im ventralen Zustand zu verankern, und achten Sie auf die Klänge und Geräusche, die dabei für Sie wichtig sind. Wenn wir Klangmarker identifizieren, die dazu beitragen, uns in Sicherheit und Regulation zu verankern, können wir damit beginnen, unsere Klanglandschaften so zu verändern, dass sie uns autonom aufbauen.

Das Wort *Prosodie* beschreibt lautliche Eigenschaften der Sprache, zum Beispiel den Tonfall und den Sprechrhythmus. Man könnte sie sich als Wort- oder Satzmelodie vorstellen. Durch unseren Tonfall und das Heben und Senken der Stimme beim Sprechen geben wir etwas über die Absicht preis, die sich hinter unseren Worten verbirgt. Das Nervensystem richtet seine Aufmerksamkeit auf die Tonhöhe und den Tonverlauf, bevor es Informationen daraus ableitet. Wenn wir einen Ton heraushören, der uns willkommen heißt, stimmen wir uns auf eine Unterhaltung ein; wenn wir dagegen ein Warnsignal empfangen, achten wir verstärkt auf Gefahrenhinweise, wobei uns der Sinngehalt der Worte oft entgeht. Wir lauschen dem Klang der Worte, bevor wir nach deren Bedeutung Ausschau halten.

Darüber hinaus kommunizieren wir oft durch nichtsprachliche akustische Signale. Zu ihnen gehören Lautäußerungen wie »Mmm«, »Ha« oder »Aha«, die wir in unsere alltäglichen Unterhaltungen einstreuen. Lautäußerungen sind eine universelle Sprache. Sie werden nicht nur in allen Kulturen, sondern auch in der artenübergreifenden Kommunikation verstanden (beispielsweise im Umgang mit Haustieren). Wir kommunizieren klar und deutlich, auch ohne Worte. Wenn wir nach Worten ringen oder nicht wissen, was wir sagen sollen, ist es beruhigend, sich daran zu erinnern, dass wir auf Lautäußerungen zurückgreifen können, um anderen unmissverständlich zu übermitteln, was wir zum Ausdruck bringen wollen.[11]

Die Botschaften der Kopfbewegungen

Und zum Schluss richten wir unsere Aufmerksamkeit auf die Kopfbewegungen. Sie folgen einem natürlichen Bewegungsmuster, einer leichten Drehung und Neigung, die ein Gefühl der Sicherheit vermitteln. Sie können ein Gespür dafür entwickeln, indem Sie vergleichen, wie andere reagieren, wenn Sie in einer Unterhaltung den Kopf starr nach vorn ausrichten, und was passiert, wenn Sie natürliche Bewegungen zulassen. Sie mögen kaum merklich erfolgen und unwichtig erscheinen, doch mit der Drehung und Neigung des Kopfes übermitteln wir vielsagende Signale der Sicherheit.

Die Leitungspfade der Verbundenheit

Die tiefgreifenden Verbindungen zu unserem Selbst, zu anderen Menschen, zur Welt und zur spirituellen Ebene haben eine aufbauende Wirkung. Diese Verbindungen sind im Nervensystem verortet. Verankert im Zustand der ventralen Sicherheit und Regulation, sind wir bereit, Beziehungen einzugehen. Verlieren wir diesen Anker, büßen wir auch unsere Beziehungsfähigkeit ein. Jede der vier Verbindungsebenen – mit dem Selbst, mit anderen, mit der Welt und mit der spirituellen Ebene – ist für das physische und psychische Wohlbefinden von elementarer Bedeutung. Wir haben unsere ureigenen Bedürfnisse, was die Kombination dieser Verbindungen betrifft, die uns unterstützen und dabei helfen sollen, unseren eigenen, individuellen Weg zur Nutzung dieser Leitungspfade zu finden.

Im Gegensatz zu einer Gleichung mit einer gegebenen Grundmenge, die wir nur einmal lösen, sind die einzelnen Faktoren einem stetigen Wandel unterworfen. Unsere Aufgabe besteht darin, ihn wahrzunehmen und uns darauf einzustimmen, was wir heute, in dieser Woche oder in ebendiesem Augenblick brauchen. Wir müssen zuhören, jedoch nicht dem Gehirn, das uns Geschichten über unsere vermeintlichen Bedürfnisse erzählt, sondern unserem Nervensystem, das uns auf unsere echten Bedürfnisse aufmerksam macht. Wenn wir im Zustand der ventralen Sicherheit und Regulation verankert sind, können wir Neugierde in die Entscheidung einbringen, welche Verbindungen und Kombinationsmöglichkeiten ein gedeihliches Wachstum unterstützen.

Erkundungsübung: Die vier Verbindungsebenen

Die Verbindung mit dem Selbst

Was passiert, wenn wir unsere Aufmerksamkeit nach innen richten und den Kontakt zu unserem Selbst suchen? Rumi, ein Dichter, der im Mittelalter in Persien lebte, schrieb in seinem Gedicht *Das Gasthaus*: »Das menschliche Dasein ist ein Gasthaus«. Und der US-amerikanische Lyriker Walt Whitman erklärte in seinem Poem *Gesang von mir selbst*, Abschnitt 51: »Ich bin groß, ich enthalte Menschenmengen.« Das »System der Inneren Familie (IFS)«, ein Modell, das von dem Psychotherapeuten Dr. Richard C. Schwartz entwickelt wurde, erinnert uns daran, dass wir alle verschiedene Persönlichkeitsanteile haben. Wir repräsentieren ein integriertes System, das ein Einziges und ein Vielfaches zugleich ist.

Fakt ist, dass wir in ganz alltäglichen Unterhaltungen häufig über unsere verschiedenen Persönlichkeitsanteile sprechen: »Ein Teil von mir würde gern ausgehen und Freunde treffen, aber ein anderer Teil sagt mir, dass es zu Hause genauso schön ist.« – »Ein Teil von mir macht sich Sorgen, weil ich dieses Buch geschrieben habe, aber ein anderer Teil freut sich unbändig, meine Leidenschaft für die Polyvagal-Theorie zu teilen.«

Wenn wir in der regulierenden Energie unseres ventral-vagalen Systems verankert sind, können uns die folgenden Aussagen helfen, das innere Gefühl der Verbundenheit zu entdecken. Ergänzen Sie dazu folgenden Satz: »Ein Teil von mir …, und ein anderer Teil von mir …«

Diese Reflexionsübungen stärken die Verbindung zu unserem Selbst. Die Erkundungsübungen, bei denen Sie Ihre Aufmerksamkeit nach innen richten und ein Gespür für die vielfältigen Facetten autonomer Erfahrungen entwickeln, stellen eine Möglichkeit dar, mit ihnen in Kontakt zu kommen. Wenn Sie zusätzlich zu den gezielten Übungen tagsüber hin und wieder einen Augenblick innehalten, um ganz bei sich zu sein, die Aufmerksamkeit nach innen zu richten und zuzuhören, bauen Sie diese Kommunikations- und Verbindungspfade auf.

Die Verbindung mit anderen

Sie können spüren, wie Ihr System der sozialen Verbundenheit aufscheint. Wenn Sie möchten, legen Sie eine Hand auf Ihr Herz und die andere an die Seite Ihres Gesichts, um die Leitungspfade dieser Gesicht-Herz-Verbindung zu lokalisieren. Richten Sie Ihren Blick in die Welt hinaus, und spüren Sie, dass Sie mit anderen Menschen verbunden sind. Sie können die Verbindung auch per Textnachricht, E-Mail, Telefon oder Videokonferenz herstellen. Oder Sie halten die Verbindung durch regelmäßig anberaumte Aktivitäten oder spontane Einladungen. Machen Sie eine Bestandsaufnahme von Ihren Optionen, soziale Kontakte und Beziehungen am Arbeitsplatz, bei der Freizeitgestaltung, zu Hause, in der Familie oder im Freundeskreis zu knüpfen.

Wenn Sie Kontaktmöglichkeiten in Betracht ziehen, sollten Sie zuerst an diejenigen denken, die sich bereits bewährt haben. Wer sind die Leute, denen Sie sich verbunden fühlen? Welche gemeinsamen Aktivitäten festigen die Beziehung? Danach überlegen Sie, was Sie ausprobieren möchten. Würden Sie gern eine bestimmte Person in Ihr Beziehungsnetzwerk aufnehmen? Was könnten Sie tun, um herauszufinden, welche Optionen Ihnen zur Verfügung stehen, wenn Sie neue Kontakte herstellen möchten?

Die Verbindung mit der Welt

Wir verbinden uns mit der Welt durch die Art und Weise, wie wir unseren Platz in ihr ausfüllen und uns dort zu Hause fühlen.

Wir wissen erst dann, dass wir zu Hause sind, wenn wir auch das Gefühl kennen, *nicht* zu Hause zu sein. Unser Nervensystem ermöglicht uns die verkörperte Erfahrung, zwischen beidem zu unterscheiden. Nur wenn wir beide Seiten dieser Erfahrung kennen, können wir vergleichen, abwägen und ergründen, wo wir uns gerade befinden.

Indem wir die Aufmerksamkeit auf unser Nervensystem richten, können wir uns auf drei Geschichten einstimmen. Wir können eine Geschichte hören, in der wir uns in der ventralen Sicherheit und Verbundenheit zu Hause fühlen, oder zwei andere Geschichten, die nicht mit dem Gefühl einhergehen, zu Hause zu sein. Die erste der beiden Geschichten, weit von zu Hause entfernt zu sein, ist im Zustand des dorsalen Kollapses verwurzelt, der das Gefühl des Heimatverlusts mit sich bringt, bis in alle Ewigkeit dazu verdammt, auf unbekanntem Terrain umherzuirren. Die zweite Geschichte ist auf eine hochgradige Mobilisierung des sympathischen Nervensystems zurückzuführen, die eine verzweifelte Suche nach dem Heimweg auslöst. Die Geschichte, die sich um das Gefühl rankt, zu Hause zu sein, hat ihren Ursprung im Gefühl der Sicherheit und Verbundenheit, das ein fließendes, reguliertes Nervensystem vermittelt. In dieser Geschichte geht es um Zugehörigkeit. Das Gedicht meines Freundes Gary Whited »This Urge for Here«[12], repräsentiert für mich das Gefühl, zu Hause zu sein und den Wunsch danach, angekommen zu sein:

»Der schlafende Hund neben dem Ofen,
der Ruf des Rotkardinals,
in den Ahornbäumen hinter dem Haus,
das Gefühl des Holzfußbodens
unter den bloßen Füßen,
der Geschmack von Tee …

möge sich das Verlangen danach vertiefen
und mir helfen, hier zu verweilen.«

Nehmen Sie sich die Zeit, um Ihre Aufmerksamkeit nach innen zu richten und den drei Geschichten zu lauschen. Wie übermittelt Ihnen Ihr Nervensystem die Botschaft, dass Sie sich verirrt haben, unfähig sind, den Weg nach Hause zu finden? Was passiert, wenn Sie hektisch nach dem Weg Ausschau halten, der nach Hause zurückführt? Und wie ist das verkörperte Gefühl, zu Hause angekommen zu sein? Nehmen Sie sich die Zeit, sich mit beiden Seiten der Erfahrung vertraut zu machen – zu Hause und nicht zu Hause zu sein. Erkunden Sie Ihre Körperempfindungen, die Worte, die Ihre Gefühle begleiten, und die Aktivitäten, zu denen Sie sich nach jeder dieser Erfahrungen hingezogen fühlen.

Ungeachtet dessen, an welchem Ort wir uns auf der Welt auch befinden, wir können das Gefühl, zu Hause zu sein, überallhin mitnehmen. Eine der Geschichten, die mich in meinem Zuhause-Gefühl verwurzeln, ist die morgendliche Gewohnheit, Kaffee zu trinken und über Textnachrichten mit einer Freundin Verbindung aufzunehmen. Es spielt keine Rolle, dass wir in unterschiedlichen Teilen des Landes leben oder in verschiedenen Zeitzonen unterwegs sind. Ich weiß, dass sie meine SMS liest, während sie ihren Morgenkaffee trinkt, genau wie ich ihre. Diese einfache Morgenroutine gibt mir das Gefühl, über Raum und Zeit hinweg vorhersehbar und verlässlich co-reguliert zu sein, und damit geht das verkörperte Gefühl einher, zu Hause zu sein. Welche Möglichkeiten können Sie nutzen, um dieses Zuhause-Gefühl erfahrbar zu machen? Gibt es in Ihrem Leben eine vertraute Routine, die Ihre Zuhause-Geschichte mit sich bringt?

Zusätzlich können wir auch eine weiter gefasste Erfahrung machen, wann sich unsere Seele zu Hause fühlt. Wenn ich zu lange vom Meer entfernt war, empfinde ich unwillkürlich Heimweh, eine tiefe und anhaltende Sehnsucht. Dann weiß ich, dass ich mich auf den Heimweg begeben muss. Bei anderen Leuten fühlt sich die Seele im Wald, in den Bergen, in der Wüste oder in der Grassteppe heimisch. Es gibt alle nur erdenklichen Umgebungen, die wir als *unser Zuhause* bezeichnen. Welche Umgebung braucht Ihre Seele, um sich vertraut zu fühlen? Wie fühlt sich die Erfahrung an, zu Hause angekommen zu sein?

Die Verbindung mit der spirituellen Ebene

Während meine Verbindungen mit dem Selbst, mit anderen Menschen und mit der Welt ziemlich stabil sind, ist meine Verbindung zur spirituellen Ebene noch in der Entwicklung begriffen. Vor ein paar Jahren war ich in einer verzweifelten Lage. Ich hatte das Gefühl, keine Wahlmöglichkeiten mehr zu haben. Ich benötigte Hilfe, und in dieser Situation bat ich das Universum um Führung. Ich bin kein religiöser Mensch, deshalb fand ich das, was daraufhin geschah, unerklärlich. Das Bild der Gottesmutter tauchte hinter meiner rechten Schulter auf. Ich konnte sie sehen und ihre Anwesenheit spüren, war von Ehrfurcht ergriffen. Obwohl dieses Gefühl ihrer tatsächlichen Präsenz mehr oder weniger ausgeprägt ist, es kommt und geht wie Ebbe und Flut, hat mich seine Energie stets begleitet und mir das verkörperte Wissen übermittelt, dass ich nicht allein bin.

Wie fühlt sich eine Verbindung zur spirituellen Ebene für Sie an? Wir können auf verschiedene Weise mit ihr in Kontakt treten, beispielsweise über spirituelle Wesen, Krafttiere, lichtbringende Wesen oder Rituale, mit denen die Geister der Ahnen verehrt werden. Fördern Sie eine Verbindung zur spirituellen Ebene, in welcher Form auch immer sie sich anbietet.

Die Verbindung über jeden der vier Leitungspfade herzustellen, die wir erkundet haben, bietet uns eine Möglichkeit, das Nervensystem bei seiner Arbeit zu unterstützen. Wir können uns dabei vorstellen, dass wir unseren autonomen Tank auffüllen. Wir müssen wissen, wie voll unser Tank ist. Finden Sie deshalb ein Bild für die Kraftstoffanzeige. Markieren Sie den Pegel bei »voll«, »drei viertel voll«, »halbvoll«, »ein viertel voll« und »leer«. Dann geben Sie jeder Maßeinheit einen Namen, der zu Ihrer Erfahrung passt. Ich nehme die Tankanzeige in meinem Auto und bezeichne den Füllstand als »voll«, »gut gefüllt«, »einigermaßen gefüllt«, »kaum gefüllt« und »leer«.

Erkundungsübung: Den autonomen Tank füllen

Wenn Sie die entsprechenden Vorstellungsbilder und die dazugehörigen Begriffe gefunden haben, nutzen Sie Ihre Anzeige, um den Füllstand Ihres Tanks zu messen. Werfen Sie einen Blick auf die vier Leitungspfade: zum Selbst, zu anderen, zur Welt und zur spirituellen Ebene. Finden Sie heraus, wo ein Gefühl der Fülle und wo ein Gefühl des Mangels vorherrscht, dem sie abhelfen möchten. Nehmen Sie als Erstes die spezifischen Möglichkeiten der bestehenden Verbindung unter die Lupe, um den aktuellen Füllstand für jede einzelne Option einzuschätzen. Auf welchen Pfaden ist der Tank voll oder gut gefüllt, und wo ist er bald leer? Überlegen Sie nun, wie es wäre, wenn jede der Verbindungen – zum Selbst, zu anderen, zur Welt und zur spirituellen Ebene – ihren Teil dazu beitragen würden, den autonomen Tank zu füllen. Wie hoch wäre der Füllstand, wenn Sie diese Leitungspfade zusammenfügen? Welche Kombinationen würden funktionieren und welche Verbindungen würde sich Ihr System in diesem Augenblick wünschen? Nehmen Sie sich die Zeit, um zu dokumentieren, was Ihnen wichtig und erinnerungswürdig erscheint.

Von der Einsamkeit zum Gefühl der Verbundenheit

Der chilenische Dichter und Schriftsteller Pablo Neruda schrieb in seiner *Ode an die Hoffnung*: »Und die Nächte zwischen unseren getrennten Städten werden nacheinander mit der Nacht verbunden, die uns verbindet.« In der heutigen Welt scheinen wir mehr Wert auf Individualität zu legen und dem, was uns trennt, größere Bedeutung beizumessen als dem, was uns verbindet. Wir müssen uns daran erinnern, dass die Fähigkeit, ein eigenständiges erfülltes Leben zu führen, auf dem Fundament sicherer Bindungen aufbaut. Auch wenn die Co-Regulation zur Selbstregulation führt, verlieren wir nie das Bedürfnis, sicher mit anderen verbunden zu sein.

> **Solange wir leben, ist das Wechselspiel zwischen Co-Regulation und Selbstregulation für das körperliche und seelische Wohlbefinden unerlässlich.**

Wenn wir geboren werden, sind wir auf Co-Regulation angewiesen, um zu überleben, und nach einiger Erfahrung mit einer Sicherheit vermittelnden Co-Regulation lernen wir, uns selbst zu regulieren. Ohne diese frühkindlichen Erfahrungen werden Strategien der Co-Regulation und Selbstregulation als Überlebensreaktion entwickelt. Obwohl es rein äußerlich den Anschein hat, als ginge es uns gut, wird unsere innere Erfahrung von Angst getrieben, befeuert vom sympathischen System. Wenn der Überlebensmodus zum primären Handlungsmuster wird, leiden wir körperlich und seelisch. Wie erfolgreich wir in den Augen der Welt auch sein mögen, wir haben weder das Gefühl, ein erfülltes Leben zu führen, noch Freude an unseren Erfahrungen.

Überlegen Sie, wie Sie die Selbst- und Co-Regulation nutzen. Wenn es in Ihrer frühen Kindheit Menschen gab, die vorhersehbar für Sie da waren und ihnen sichere Co-Regulations-Erfahrungen geboten haben, baut Ihre Fähigkeit zur Selbstregulation höchstwahrscheinlich auf diesem Fundament auf. Auf Ihrem Weg durchs Leben werden Sie von einer positiven Grundeinstellung begleitet und immer wieder daran erinnert, dass die Welt ein sicherer Ort ist, dass es Menschen gibt, auf die Sie sich verlassen können, Menschen, die Ihnen am Herzen liegen, und Menschen, denen Sie sich verbunden fühlen. Wenn diese frühkindlichen sicheren, vorhersehbaren, co-regulierenden Erfahrungen bei Ihnen fehlten und auch später selten waren, ist die Selbstregulation eher in einem autonomen Überlebenszustand verwurzelt. Aus dieser Position heraus herrscht auf Ihrem Weg durchs Leben der Gedanke vor, dass Sie vollkommen auf sich gestellt sind, sich nicht auf andere verlassen können und alles allein bewältigen müssen.

Stephen Porges beschreibt das Trauma als eine chronische Bindungsstörung. Forschungen belegen, dass Bindungserfahrungen und Einsamkeitserfahrungen Voraussagen bezüglich Wohlbefinden, Krankheit und Mortalität zulassen. Studien zeigen, dass dieses Gefühl der Verbundenheit oder Einsamkeit die Reaktion des Körpers auf Krankheitserreger, die Herzgesundheit, die kognitiven Fähigkeiten, sogar die individuelle Lebensspanne beeinflusst.[13] John T. Cacioppo, ein Pionier, der zum Thema *Einsamkeit* forscht, erinnert uns daran, dass Menschen soziale Wesen sind und es ein menschliches Grundbedürfnis ist, wahrgenommen zu werden, interaktiv zu sein und soziale Beziehungen einzugehen.[14] Zwei wesentliche Elemente der Verbundenheit mit anderen sind das Gefühl der Zugehörigkeit und das wechselseitige Sicherheitsempfinden. Zugehörigkeit ist mehr als ein psychologischer Zustand, es ist eine biologische Notwendigkeit. Soziale Beziehungen sind unerlässlich für ein Leben, das physisches und psychisches Wohlbefinden fördert.

Eine Möglichkeit, unsere Bindungserfahrungen zu erforschen, bietet eine Kurzform der UCLA-Einsamkeitsskala.[15] Sie misst den

Schweregrad der eigenen Einsamkeit. Dazu beantworten Sie auf einer Skala – »selten«, »manchmal« und »oft« – die folgenden drei Fragen:

1. Wie oft haben Sie das Gefühl, dass Ihnen menschliche Gesellschaft fehlt?
2. Wie oft fühlen Sie sich übergangen?
3. Wie oft fühlen Sie sich von anderen isoliert?

Werten Sie nun Ihre Antworten aus: »selten« = 1, »manchmal« = 2, »oft« = 3. Die Gesamtpunktzahl rangiert zwischen 3 und 9, von »geringfügig einsam« bis »hochgradig einsam«. Wir brauchen keine Skala, die uns sagt, was unser Nervensystem bereits weiß; die Zahlen stellen lediglich eine äußere Bestätigung und häufig eine wichtige Anerkennung unserer Erfahrungen dar.

Sowohl die soziale Unterstützung als auch die soziale Verbundenheit sind unerlässlich, um die Anforderungen unseres Alltags zu bewältigen. Soziale Unterstützung erhalten wir von Menschen, die zuverlässig für uns da sind, konkrete Problemlösungen bieten und es uns ermöglichen, unser Leben in den Griff zu bekommen. Diese wichtigen Beziehungen entstehen über den Austausch von Dienstleistungen. Als mein Mann vor einigen Jahren einen Schlaganfall erlitt, wussten wir beide das soziale Netz zu schätzen, das uns den Alltag merklich erleichterte. Auf wen können Sie sich verlassen, wenn Sie in Ihrem Leben soziale Unterstützung benötigen?

Soziale Verbundenheit entsteht in Beziehungen zwischen Menschen, die sich nahestehen und auf einer tiefgründigen Ebene kennen. Es sind die Menschen, die wir anrufen, wenn wir gestresst sind und jemanden brauchen, der uns ein Gefühl der Ruhe vermittelt und zuhört, ohne ungebetene Ratschläge zu erteilen. Sie verstehen das Bedürfnis, gelegentlich Dampf abzulassen oder mit uns zu feiern, wenn es im Leben gut läuft. Soziale Beziehungen basieren auf Wechselseitigkeit. Sie sind durch Geben und Nehmen, Anbieten und Annehmen gekennzeichnet. Diese Beziehungen folgen einem bestimmten Rhythmus. Denken Sie an Ihre Beziehungen: Welche gehören für Sie in die Kategorie der sozialen Verbundenheit? Bei welchen Personen haben Sie das Gefühl, dass es sich um eine co-regulierende, sichere, vorhersehbare Verbindung handelt?

Mit ausreichenden Erfahrungen der sozialen Verbundenheit und fortlaufenden verlässlichen Gelegenheiten für wechselseitige Beziehungen und Co-Regulation sind wir imstande, ein Fundament für unsere Selbstregulation zu errichten, das auch dann tragfähig ist, wenn co-regulierende Erfahrungen gerade nicht verfügbar sind.

Abgeschiedenheit

Im Gegensatz zur Einsamkeit ist Abgeschiedenheit eine regulierende und aufbauende Erfahrung. Sie setzt die bewusste Entscheidung voraus, allein zu sein, und das Gefühl des inneren Friedens, wenn wir uns in die Stille zurückziehen. Der österreichisch-amerikanische Benediktinermönch Bruder David Steindl-Rast, der unter anderem den spirituellen Weg der Dankbarkeit lehrt, erinnert uns daran, dass wir mit starken Wurzeln im Gefühl der Verbundenheit eher solitär statt einsam sein können, wenn wir allein sind. Es sei ein Paradox, dass, wenn man »am wahrhaftigsten allein« ist, »mit allem eins« ist; dass wir uns gerade weil wir in einem Augenblick wirklich und wahrhaftig alleine sind (in einem Zimmer oder in der Natur), uns mit allem und jedem verbunden fühlen können. Man habe dann das Gefühl, dass Schranken sich auflösen und das Herz sich weite, um eins mit allem zu werden, was ist.[16]

Ohne Co-Regulationserfahrungen kann uns die Abgeschiedenheit keine Unterstützung bieten. Unsere unerfüllte Sehnsucht nach Verbindung leistet entweder der verzweifelten Suche nach Verbundenheit Vorschub oder führt einen innersystemischen Kollaps herbei, der mit Verzweiflung und Abkopplung einhergeht. Gibt es in Ihrem Alltag genug Co-Regulations-Erfahrungen, um auch die aufbauenden Erfahrungen der Abgeschiedenheit genießen zu können?

Erkundungsübung: Abgeschiedenheit oder Einsamkeit

Es ist wichtig zu erkennen, wann Sie die Abgeschiedenheit genießen und wann Sie in die Einsamkeit abdriften. Welche Anzeichen weisen darauf hin, dass Sie nicht mehr den Frieden der Abgeschiedenheit spüren, sondern beginnen, sich einsam und verlassen zu fühlen? Ich erkenne den Wechsel daran, dass ich das Gefühl habe, ein wenig neben mir zu stehen, den Kontakt zu meiner Umgebung zu verlieren, und dass meine Gedanken nicht mehr von Ruhe und Gelassenheit zeugen, sondern von Sorgen beherrscht werden.

Nehmen Sie sich einen Augenblick Zeit, um zu erkunden, was mit Ihnen geschieht, wenn Sie das Gefühl der Sicherheit verlieren, das Ihnen die Erfahrung der Abgeschiedenheit vermittelt. Spüren Sie den Körperempfindungen nach, die den beginnenden Wechsel anzeigen. Horchen Sie in sich hinein, nehmen Sie Ihre Gedanken wahr, und identifizieren Sie diejenigen, die darauf hindeuten, dass Sie sich vom Gefühl des Wohlbehagens entfernen und dem Gefühl der Einsamkeit nähern. Richten Sie Ihre Aufmerksamkeit auf Ihre Gefühle und Empfindungen, wenn Sie merken, dass Sie vom ventralen Zustand der

Sicherheit und Verbundenheit in den sympathisch gesteuerten Zustand der Angst oder der dorsalen Verzweiflung abgleiten.

Machen Sie sich mit Ihrem Weg zwischen Abgeschiedenheit und Einsamkeit vertraut. Schaffen Sie ein Gleichgewicht zwischen den Erfahrungen, die das Bedürfnis nach menschlicher Gesellschaft befriedigen, und den Erfahrungen, die Ihre Fähigkeit unterstützen, die Augenblicke der Abgeschiedenheit zu genießen.

Von unserem ersten bis zum letzten Atemzug befinden wir uns auf einer lebenslangen Suche nach Verbundenheit. Wir sind soziale Wesen mit dem biologischen Bedürfnis nach Bindung und Co-Regulation mit anderen. Wenn dieses Bedürfnis erfüllt wird, können wir unsere Aufmerksamkeit nach innen richten, uns mit unseren eigenen Erfahrungen verbinden und uns selbst regulieren. Und von dieser sicheren Plattform der Selbstregulation und Co-Regulation ausgehend, können wir uns verbinden mit der Welt, die uns umgibt, und mit der spirituellen Ebene, die uns auf unserem Weg durchs Leben leitet.

5.

NEUROZEPTION: DAS INNERE ÜBERWACHUNGS-PROGRAMM DES NERVEN-SYSTEMS

Im ersten Kapitel haben wir die Neurozeption als eines der Organisationsprinzipien der Polyvagal-Theorie beschrieben. Auf dieser kurzen Einleitung aufbauend, erkunden wir nun genauer, was man unter Neurozeption versteht und wie dieser Prozess abläuft.

Intuition ist die Fähigkeit, Einsichten zu erlangen, ohne bewusst darüber nachzudenken oder Sachverhalte heranzuziehen, um Zusammenhänge zu verstehen, also ohne dass die kognitiven Areale unseres Gehirns im Spiel sind (das sogenannte *Bauchgefühl*). Man könnte die Neurozeption auch als *unsere autonome Intuition* bezeichnen. Da das autonome Nervensystem weitgehend ohne Beteiligung des Bewusstseins und unterhalb der Schwelle unseres denkenden Gehirns arbeitet, vermittelt die Neurozeption also ein Wissen, das sich von unserem kognitiven Verständnis beträchtlich unterscheidet. Mithilfe dieses neurozeptiven Prozesses nimmt das Nervensystem wahr, was auf der Ebene unserer Körper-, Umwelt- und Beziehungserfahrungen geschieht, hält ständig nach Hinweisen auf Sicherheit oder Gefahren Ausschau und reagiert darauf mit einem Shutdown, mit einer Mobilisierung als Handlungsvorbereitung oder mit einer Verankerung im Zustand der Regulation. Auch wenn uns der Gedanke gefällt, dass wir unser weises und wundervolles Gehirn nutzen, um Entscheidungen zu treffen, wird das autonome Nervensystem bereits aktiv, lange bevor die Informationen unsere »grauen Zellen« erreichen.

Ohne Mitwirkung des Bewusstseins ist dieses neurozeptive Überwachungsprogramm im Hintergrund darauf fokussiert, dem Erhalt unseres Lebens zu dienen und unseren Tagesablauf nachhaltig zu beeinflussen. Erst wenn wir es *perzeptiv* wahrnehmen – sprich die Informationen, die es liefert, sinnlich wahrnehmen, ohne sie bewusst zu erfassen –, haben wir Zugang zu einer anderen Perspektive. Sobald wir den autonomen Prozess der neurozeptiven Überwachung durch perzeptive Wahrnehmung ergänzen, befinden wir uns nicht einfach nur in einem bestimmten Zustand, sondern sind in der Lage, uns mit ihm zu verbinden, ihn zu beobachten und über unsere Erfahrung nachzudenken. 80 Prozent der Informationen werden über unsere Vagus-Pfade über die sogenannten afferenten Nervenbahnen vom Körper an das Gehirn übermittelt; 20 Prozent werden über die sogenannten efferenten Nervenbahnen vom Gehirn an den Körper zurückgeleitet. (Die beiden Begriffe kann man sich leicht wie folgt merken: *afferent* = Ankunft/*efferent* = Exit.) Das Gehirn nimmt die vom Körper erhaltenen Informationen und verwandelt sie in eine Geschichte, um den Geschehnissen im Körper einen Sinn zu verleihen. Wenn wir das neurozeptive Überwachungsprogramm durch perzeptive Wahrnehmung ergänzen und unsere Aufmerksamkeit auf die drei autonomen Informationsströme richten (Körper-, Umwelt- und Beziehungserfahrungen), laden wir Körper und Gehirn zu einer konstruktiven Zusammenarbeit ein. Dann beschränken wir uns nicht mehr darauf, die vom Gehirn gelieferten Geschichten anzuhören: Wir geben Geschichten heraus, schreiben Geschichten.

Mithilfe des neurozeptiven Überwachungsprogramms fokussiert das Nervensystem seine Aufmerksamkeit auf unseren Tagesablauf, schätzt fortwährend Risiken ein und reagiert darauf im Dienst des Überlebens. Wir nehmen unsere Reaktionen zuerst auf der physischen Ebene und im Anschluss durch die Verbindung mit der Geschichte wahr, die dabei auftaucht. Manchmal bleiben die Auswirkungen verborgen, sind in unserem Inneren abgespeichert und nur uns bekannt. Wir spüren, dass sich etwas verändert, beispielsweise in der Atem- und Herzfrequenz, in der Verdauung oder in der Kehle, in der sich verschiedene Erfahrungen verkörpern. Unsere Gedanken beginnen daraufhin, eine Geschichte zu entwickeln. Diese innere Erfahrung wird oft von dem Impuls zu handeln begleitet. Zu anderen Zeiten sind unsere Reaktionen für jedermann sichtbar. Mimik, Tonfall, Gestik und Körperhaltung zeigen anderen, was wir empfinden. Wir sprechen aus, was wir denken, und damit wird der Impuls, der in unserem Inneren verborgen war, aktiviert und in unserem Verhalten erkennbar.

Unser autonomes Nervensystem passt sich oft in einer Weise an, die es uns ermöglicht, herausfordernde Erfahrungen zu meistern. Ein Beispiel: Ich bin im Zustand der Regulation verankert und genieße einen Spaziergang im Wald; ich schrecke auf, bereit zu handeln, wenn ich eine Schlange auf dem Weg vor mit entdecke. Der Prozess der Neurozeption ist eine kontinuierliche Anpassung an das Geschehen im Hier und Jetzt und beantwortet präzise die Frage: »Bin ich sicher?« Wir können uns aber auch ständig alarmiert fühlen und hyperwachsam sein, obwohl kein echtes Risiko besteht. Dann geraten wir vielleicht bei jedem Anruf, den wir erhalten, in Panik oder schrecken bei jedem Geräusch zusammen, das wir nicht gleich zuordnen können. Oder wir nehmen die Welt aus einem gedämpften, achtlosen Zustand wahr. Wir sind unaufmerksam beim Gehen und stoßen dauernd mit irgendetwas zusammen. Oder wir erkennen nicht, dass jemand uns gern näher kennenlernen würde. Bei Erfahrungen, die mit einem Alarmzustand oder einem Zustand der Achtlosigkeit einhergehen, könnte man sagen, dass unser Nervensystem der Sicherheitsfrage nicht die gebührende Aufmerksamkeit widmet und seine Reaktion fehlangepasst ist.

Manchmal ignorieren wir unser neurozeptives Überwachungsprogramm oder setzen uns darüber hinweg. Sicher erinnern Sie sich an eine Situation, in der es Ihnen eine Botschaft zukommen ließ, der Sie keine Beachtung schenkten: Vielleicht haben Sie instinktiv gezögert, einer Einladung zu entsprechen, aber dann entschieden, sie doch anzunehmen. Oder Sie haben die unterschwelligen Hinweise zwar wahrgenommen, sich aber nicht daran gehalten. Vielleicht wissen Sie tief in Ihrem Inneren, dass es besser gewesen wäre, die Arbeit an einem Projekt abzulehnen, haben die Eingebung aber als Unfug abgetan und zugesagt. Wenn wir nicht zuhören, was uns das neurozeptive Überwachungsprogramm mitzuteilen hat, oder die Informationen abwerten, die es liefert, bedauern wir es später oft. Rückblickend wird uns klar, dass unser autonomes Nervensystem uns eine wichtige Botschaft übermittelte und wir in diesem Augenblick nicht in der Lage oder nicht bereit waren, sie zu verinnerlichen und für unser Wohlbefinden zu nutzen.

Wir lernen bereits in der Kindheit, zuzuhören oder wegzuhören. Wir lernen, uns von dem, was wir hören, leiten zu lassen, die Botschaften des neurozeptiven Überwachungsprogramms zu ignorieren oder uns über sie hinwegzusetzen. Vielleicht sind wir in einem Elternhaus aufgewachsen, in dem man uns einredete, unsere Gefühle und Empfindungen seien nicht okay, nicht richtig, dass wir nicht auf unser Bauchgefühl hören, sprich unsere intuitiven Wahrnehmungen ignorieren sollten. In einer solchen Umgebung wurden wir darauf trainiert, wegzuhören, unaufmerksam zu sein. Vielleicht hat man uns aber auch schon in frühester Kindheit beigebracht, unsere Gefühle und Empfindungen wahrzunehmen und sie in unsere Entscheidungen einfließen zu lassen. Unsere Bezugspersonen lehrten uns, dass es sicher ist, den Blick in die Welt zu richten und über das zu sprechen, was wir sehen. In einem solchen Umfeld lernten wir, dass unsere inneren Erfahrungen wichtige Informationen enthalten.

Erkundungsübung: Die neurozeptive Wahrnehmung beeinflussen

Nehmen Sie sich einen Augenblick Zeit, um über Ihre Erfahrungen nachzudenken. Hat man Ihnen beigebracht, Ihre neurozeptiven Wahrnehmungen zu beachten oder zu ignorieren? Um das herauszufinden, vervollständigen Sie den Satz: »In meiner Familie …« Überlegen Sie, was Sie in der Familie, in der Sie aufgewachsen sind, diesbezüglich gelernt haben, und ergänzen Sie die Aussage. Wenn Sie gelernt haben, ihnen Beachtung zu schenken, könnten Sie zum Beispiel sagen: »In meiner Familie war es völlig in Ordnung, über Gefühle zu sprechen.« Und wenn Sie gelernt haben, sie zu ignorieren, könnte es heißen: »In meiner Familie taten alle so, als wäre nichts passiert, und es war besser, auf Gefühlsäußerungen zu verzichten.« Schreiben Sie mehrere Sätze nieder, um sich klarzumachen, wie Ihre Herkunftsfamilie die Fähigkeit beeinflusst hat, die Informationen des neurozeptiven Überwachungsprogramms als Leitlinien für die Bewältigung Ihres Alltags zu nutzen.

Dass wir die Macht zurückgewinnen, aufmerksam zuzuhören, und lernen, uns auf die Weisheiten des Nervensystems einzustimmen, ist ein unerlässlicher Bestandteil eines Lebens, in dem wir uns wohlfühlen und Erfüllung finden.

Dazu müssen wir den Blick von der Vergangenheit lösen und auf die Gegenwart verlagern. Formulieren Sie den ersten Satz einfach um: »In *dieser* Familie ist es völlig in Ordnung, über

Gefühle zu sprechen.« Damit haben wir die Chance, zu überprüfen, ob die Verbindung mit unserer inneren Weisheit von den Menschen, mit denen wir aktuell zusammenleben, unterstützt wird oder nicht.

Wenn die Menschen, die zu Ihrer Familie gehören, den Wert der Verbindung zum neurozeptiven Überwachungsprogramm und die Informationen über Körper-, Umwelt- und Beziehungserfahrungen zu schätzen wissen, die es übermittelt, schreiben Sie Sätze, die mit »In dieser Familie …« beginnen und klar beschreiben, wie sich diese Erfahrung in der Praxis äußert. Sie bringen damit zu Bewusstsein, wie Sie bei dieser Form des Zuhörens unterstützt werden, und halten sich vor Augen, wie wichtig diese Einstimmung auf die inneren Botschaften ist. Wenn die Achtsamkeit gegenüber dem neurozeptiven Überwachungsprogramm von den Menschen in Ihrem Umfeld ermutigt wird, notieren Sie Sätze, mit denen Sie die Werte beschreiben, die Sie damit fördern wollen. Diese Sätze tragen dazu bei, sich an die Lebensumstände zu erinnern, die anzustreben Sie als innere Verpflichtung betrachten, und an die Weisheit Ihres Nervensystems, das als Orientierungshilfe dient.

Es besteht ein Unterschied zwischen mangelnder Aufmerksamkeit gegenüber den Orientierungshilfen des Nervensystems und der Entscheidung, sich über seine richtungsweisenden Botschaften hinwegzusetzen. Manchmal müssen wir uns auf eine Erfahrung einlassen, auch wenn uns unser neurozeptives Überwachungsprogramm Hinweise auf Gefahren übermittelt. Wir sind gezwungen, ein medizinisches Problem im Auge zu behalten, einen Kollegen mit einer Unregelmäßigkeit am Arbeitsplatz zu konfrontieren oder in einer Freundschaft Grenzen zu setzen. Wenn wir hinhören, statt wegzuhören, können wir die Gefahrensignale zur Kenntnis nehmen, nach Möglichkeiten Ausschau halten, sie zu reduzieren, und die bewusste Entscheidung treffen, sie in Kauf zu nehmen, und den Weg einschlagen, der zwar nach wie vor beängstigend, aber unerlässlich ist.

Unlängst wurden meine verlässlichen ventralen Verankerungspraktiken durch eine Veränderung meiner neurozeptiven Wahrnehmung beeinträchtigt. Ich habe ein medizinisches Problem, das mein Herz betrifft und überwacht werden muss; und wie bei den meisten Menschen, die sich einer gesundheitlichen Herausforderung gegenübersehen, empfindet mein neurozeptives Überwachungsprogramm meine Situation alles andere als sicher. Da ich bei vielen Übungen, mit denen ich mich im Zustand der Regulation verankere, eine Hand auf mein Herz legen muss, werde ich oft unsanft mit meiner Erkrankung konfrontiert. Doch statt eines beruhigenden Sicherheitssignals aktiviert mein neurozeptives Überwachungsprogramm ein Gefahrensignal, sodass mich Angst überkommt. Eine an sich beruhigende Übung hat sich dadurch in eine komplizierte Erfahrung verwandelt. Wenn ich meinen Herzbereich berühre, mache ich mir Sorgen, ob es zu schnell, zu langsam oder zu unregelmäßig schlägt. Ich habe aber herausgefunden, dass ich die neurozeptive Wahrnehmung einer Gefahr abschwächen kann, indem ich meinen Herzschlag spüre und mir bildlich vorstelle, wie die Herzklappen arbeiten. Wenn ich dann meine vertraute Hand-aufs-Herz-Übung mache, kann ich mich wieder im Zustand der ventralen Sicherheit verankern.

Die neurozeptive Wahrnehmung von Gefahren rund um meine Gesundheit stellen auch eine Herausforderung für meine Bereitschaft dar, Tests und Therapiemöglichkeiten anzugehen. Schon der Gedanke daran, einen Termin auszumachen, löst Warnsignale aus. Ich gerate blitzschnell in den sympathisch gesteuerten Fluchtmodus, und die Intensität meiner Überlebensreaktion lähmt meine Handlungsfähigkeit. Zur Kenntnis zu nehmen, dass die medizinische Herausforderung real ist und die Behandlung Risiken birgt, ermöglicht mir, hinzuhören und mir klarzumachen, was die Warnzeichen zu bedeuten haben. Ich empfinde es als hilfreich, die Schritte aufzulisten, die ich einleiten kann, und mir die Erlaubnis zu erteilen, einen Schritt nach dem anderen zu gehen. Der Austausch mit Menschen, die diese Tests und Therapien aus eigener Anschauung kennen, gibt mir das Gefühl, in einem beängstigenden Prozess nicht allein zu sein. Ich kann das Problem der neurozeptiven Warnsignale nicht vollständig lösen, aber ich finde immer einen Weg, mit meinem Nervensystem zusammenzuarbeiten.

Erkundungsübung: Sicher genug

Es ist ganz natürlich, dass es in unserem Leben Dinge gibt, die uns Angst machen, auf die wir uns aber dennoch einlassen wollen oder müssen. Es kann sich dabei um eine Ressource handeln, die zu nutzen inzwischen kompliziert geworden ist, oder um eine schwierige Situation, die keinen Aufschub duldet.

Beginnen Sie damit, sich eine Erfahrung ins Gedächtnis zu rufen, der Sie auf den Grund gehen wollen. Sammeln Sie die Informationen, die Sie brauchen, um mit Ihrer Recherche voranzukommen. Wenden Sie Ihre ungeteilte Aufmerksamkeit dieser Erfahrung zu, und achten Sie auf potenzielle Gefahrensignale. Nehmen Sie sich die Zeit, genau hinzuhören und herauszufinden, was Ihr Nervensystem Ihnen mitteilen möchte.

Im Anschluss überlegen Sie, wie Sie die gewonnenen Erkenntnisse auf eine Weise in die Praxis umsetzen können, die sich für Sie sicher anfühlt. Falls Sie mit einer Ressource arbeiten, experimentieren Sie mit den Schritten, die Sie einleiten können, um die Gefahrensignale zu reduzieren und sich wieder mit dem regulierenden Einfluss zu verbinden, der von dem Gefühl ausgeht, dass Sie alles im Griff haben. Wenn Sie sich mit einer schwierigen Situation auseinandersetzen, beginnen die Gefahrensignale ein wenig aufzuweichen, wenn Sie diese bewusst zur Kenntnis nehmen und benennen, sodass Sie einen Plan entwickeln können, um mit ihnen zu arbeiten.

Halten Sie nach Sicherheitshinweisen Ausschau, die möglicherweise schon vorhanden sind oder die Sie einbringen könnten. Finden Sie heraus, wie Sie Ihre Überlebensreaktion als solche würdigen und zusammen mit Ihrem Nervensystem die nächsten Schritte einleiten können.

Sich auf das neurozeptive Überwachungsprogramm einstimmen

Wir können uns die Neurozeption als verkörpertes Überwachungsprogramm vorstellen, das fortwährend wichtige Nachrichten von seinem Standort unterhalb der Bewusstseinsschwelle überträgt. Wenn wir uns mit diesem Informationssystem verbinden, können wir seine Botschaften als Entscheidungsgrundlage nutzen. An welcher Stelle Ihres Körpers macht es sich bemerkbar? Oft stellen wir uns darunter eine diffuse Empfindung vor, ein instinktives Gespür oder Bauchgefühl, das ich als *autonome Intuition* bezeichne, aber es kann überall verortet sein. Legen Sie eine Hand auf die Stelle, oder lenken Sie Ihre Aufmerksamkeit darauf. Beobachten Sie, was sich ändert, wenn Sie eine unbewusste Erfahrung ins Bewusstsein rufen, ohne sie gedanklich zu verarbeiten.

Da Sie nun den Kontakt zu Ihrem verkörperten Überwachungsprogramm hergestellt haben, überlegen Sie, ob es ein Vorstellungsbild gibt, das es repräsentiert. Das könnte beispielsweise ein Leuchtturm mit einem rotierenden Leuchtfeuer sein, ein Wächter, der auf einem Beobachtungsturm Ausschau hält, ein gutmütiger Wachhund, der ständig auf der Hut ist, oder eine Lichtkugel, die laufend ihre Farbe wechselt. Um zu erkennen, wie Ihr inneres Überwachungssystem aussieht, fokussieren Sie Ihre Aufmerksamkeit auf die Stelle Ihres Körpers, an der Sie es gespürt haben. Laden Sie das Vorstellungsbild ein, und warten Sie ab, was auftaucht. Seien Sie offen für alles, was kommt. Sie werden vielleicht überrascht sein von der Kreativität, mit der unsere Innenwelt autonome Erfahrungen zum Leben erweckt. Sobald Sie das Bild vor Augen haben, nehmen Sie sich Zeit, um herauszufinden, wie das Überwachungssystem funktioniert. Wie verfolgt es von einem Augenblick zum anderen Hinweise auf Sicherheit und Gefahr?

Während Sie die Funktionsweise Ihres neurozeptiven Überwachungsprogramms besser kennenlernen, ist es vermutlich interessant und anfangs vielleicht auch ein wenig beunruhigend, sich auf den fortwährenden Informationsfluss einzustimmen, der unterhalb der Bewusstseinsschwelle aktiv ist. Zwar sind wir daran gewöhnt, unseren Gedanken, Gefühlen und Verhaltensweisen Aufmerksamkeit zu schenken, doch unsere Neugierde, festzustellen, was sich dahinter verbergen könnte oder was unser autonomes Nervensystem in Erfahrung gebracht hat, hält sich normalerweise in Grenzen. Um diese neue Form des Zuhörens zu unterstützen, müssen wir zuerst einen Weg ebnen, der die Kommunikation erleichtert, und uns mit dem ursprünglichen Hinweis verbinden, der eine Erfahrung einleitete.

Erkundungsübung: Der Aufbau eines Informationspfads

Das neurozeptive Überwachungsprogramm setzt unser Verhalten, unsere Gefühle und unsere Geschichten in Gang. Indem wir uns gezielt den Weg zu diesem Ausgangspunkt bahnen, bringen wir Erfahrungen zu Bewusstsein, die anderenfalls verborgen geblieben wären. Wenn wir diesen Weg ebnen, der neurozeptive und perzeptive Wahrnehmungen zusammenbringt, besteht der erste Schritt darin, von der äußeren Achtsamkeit zur inneren Verbindung zu gelangen.

Wenden Sie sich Ihrer Innenwelt zu, und fokussieren Sie sich auf die zuvor ermittelte Stelle Ihres Körpers, an der das neurozeptive System Ihre perzeptive Aufmerksamkeit weckt. Richten Sie Ihre Aufmerksamkeit nun auf diese Stelle. Da hier der Cortex und die denkenden Teile des Gehirns einbezogen sind, verorten viele sie irgendwo im Kopf. Nehmen Sie sich abermals Zeit, um Aufschluss über den Sitz Ihrer perzeptiven Wahrnehmung zu gewinnen.

Nachdem Sie die zwei unterschiedlichen Stellen identifiziert haben, die Sie der neurozeptiven und der perzeptiven Wahrnehmung zuordnen, gilt es nun, beide zusammenzuführen. Mit einem Verbindungspfad zwischen neurozeptiver und perzeptiver Wahrnehmung können die auftauchenden Sicherheits- und Gefahrensignale leichter dem Bewusstsein zugeführt werden, und Sie sind außerdem in der Lage, Verhaltensweisen, Gefühle und Geschichten problemlos zu ihrer autonomen Quelle zurückzuverfolgen.

Vielleicht ist es hilfreich, die Hände auf beide Stellen zu legen, wenn Sie sich den Weg von der neurozeptiven zur perzeptiven Wahrnehmung bildlich vorstellen. Er kann als gerade Linie zwischen zwei Punkten oder kreisförmig angelegt sein. Welche Form der Verbindungspfad auch annehmen mag, seine wichtigste Eigenschaft ist die nahtlose und verlässliche Übermittlung von Informationen. Mein Verbindungspfad, der von der Mitte meines Brustraums bis zur Stirn verläuft, ist durch Kurven und Spiralen gekennzeichnet. Lassen Sie sich Zeit, bis Ihr Weg Gestalt annimmt.

Um sich mit dem Vorgang vertraut zu machen, denken Sie als Erstes an ein Verhalten, das Ihre Neugierde weckt, und stellen Sie sich vor, dass Sie es in die Praxis umsetzen. Wechseln Sie von der perzeptiven zur neurozeptiven Wahrnehmung über, die sich unterhalb der Bewusstseinsschwelle verbirgt. Folgen Sie dabei dem ermittelten Verbindungspfad, der zwischen den beiden verkörperten Punkten oder kreisförmig verläuft. Auf meinem kreisförmigen Weg von der Stirn zum Brustraum spüre ich jeder Richtungsänderung nach. Wenn Sie den Ort der neurozeptiven Wahrnehmung erreicht haben, halten Sie einen Augenblick inne, um Signale aufzuspüren, die auf Sicherheit oder Gefahren hindeuten. Wiederholen Sie die Übung nun mit einem Gefühl, das Sie interessiert. Und schließlich rufen Sie sich eine Geschichte über Sie oder die Welt ins Gedächtnis, über die Sie mehr erfahren möchten, und aktivieren Ihre Verbindung zur perzeptiven Wahrnehmung. Was verbirgt sich hinter der Geschichte?

Schlagen Sie jetzt die umgekehrte Richtung auf dem Kommunikationspfad ein. Nehmen Sie Kontakt mit den ersten Wahrnehmungen von Sicherheit oder Gefahr auf, um zu sehen, wohin sie führen. Folgen Sie den Anfängen Ihrer verkörperten Hinweise auf ein Gefühl, einen Gedanken, ein Verhalten und schließlich auf eine Geschichte.

Während Sie diese neue Methode nutzen, zwischen den beiden Informationssystemen hin- und herzuwechseln, wird der Kommunikationspfad gefestigt. Um die Verbindung zu stärken, halten Sie nach Möglichkeiten Ausschau, sich auf sie einzustimmen und sich gezielt darauf einzulassen. Experimentieren Sie mit verschiedenen Optionen, um festzustellen, was für Sie passt. Fertigen Sie eine Skizze von Ihrem Kommunikationspfad, und zeichnen Sie ihn mit dem Finger nach, wenn Sie sich zwischen diesen beiden Informationsquellen hin- und herbewegen.

Legen Sie die andere Hand als physische Erinnerungshilfe an Ihren inneren Kommunikationspfad auf den Körper. Fassen Sie den Entschluss, diesen Pfad im Lauf des Tages immer wieder einmal in beide Richtungen zu aktivieren. Planen Sie fest ein, am Ende des Tages Bilanz zu ziehen, um zu erkennen, wie das neurozeptive Überwachungsprogramm bestimmten Verhaltensweisen, Gefühlen oder Geschichten Vorschub geleistet hat. Halten Sie kurz inne, sobald Sie das Auftauchen eines Verhaltens, Gefühls oder einer Geschichte bemerken, und folgen Sie dem Pfad, der von der perzeptiven in die neurozeptive Wahrnehmung führt. Mit welchen Möglichkeiten des Erkenntnisgewinns, die Ihr neuer Verbindungspfad bietet, möchten Sie sich eingehender befassen?

Manche Reaktionen lassen sich einer Kategorie zuordnen, die ich als *vorinstallierte Konfiguration* bezeichne. Die Reaktionen auf bestimmte akustische Reize sind im Allgemeinen bei allen Menschen gleich. Bei Geräuschen mit hohen Frequenzen halten wir unwillkürlich nach der Geräuschquelle Ausschau, sie gelten als Stressauslöser. Niedrige Frequenzen erinnern uns an die urzeitlichen Beutegreifer, sie leisten dem Fluchttrieb Vorschub, der in unsere DNA eingeschrieben ist. Und Geräusche, die im Frequenzbereich der menschlichen Stimme verortet sind, wirken einladend, deuten auf Sicherheit und Verbundenheit hin. Mein Vater liebte klassische Musik, und von lauter Musik umgeben zu sein empfinde ich noch heute als regulierend und verbindend. Bei anderen kann laute Musik die neurozeptive Wahrnehmung einer potenziellen Gefahr auf den Plan rufen. Vermutlich kennen auch Sie den einen oder anderen Hinweis, auf den Sie völlig anders als Ihre Freunde reagieren. Nehmen Sie sich einen Augenblick Zeit, um einem neurozeptiven Hinweis nachzugehen, der in Ihren Augen auf Sicherheit hindeutet, von Ihren Freunden aber völlig anders wahrgenommen wird.

Und nun umgekehrt: Sie wittern Gefahr, während andere die Situation als sicher empfinden. Obwohl wir Menschen die autonomen Leitungspfade zwischen der Wahrnehmung von Sicherheit und Gefahr teilen, entwickeln wir unsere eigenen individuellen Reaktionsmuster.

Erkundungsübung: Die Aufmerksamkeit auf die Neurozeption richten

Der Moment der Veränderung

Manchmal führt Neurozeption zu dramatischen Zustandsveränderungen, deren Intensität wir sowohl im Körper als auch in den Geschichten erleben, die damit verbunden sind. Gehen Sie dem Geschehen auf den Grund: Denken Sie an eine Situation, in der Sie plötzlich das Gefühl hatten, nicht länger sicher, sondern in Gefahr zu sein. Vielleicht wurden Sie von einem Geräusch aufgeschreckt und auf die Angstreaktion Ihres Körpers aufmerksam, oder jemand, der Ihnen viel bedeutete, hat sich von Ihnen abgewandt, und Sie spüren, dass Sie sich abschotten, »dichtmachen«, um nie wieder so verletzt zu werden. Wenn Sie nun über den Wechsel vom Sicherheits- in den Gefahrenmodus nachdenken, versuchen Sie, den Moment auszumachen, in dem Sie den Übergang in Ihrem Körper gespürt haben. Und dann überlegen Sie, wie sich Ihre Geschichte dadurch veränderte.

Rufen Sie sich jetzt eine Situation in Erinnerung, in der ein Wechsel vom Gefahren- in den Sicherheitsmodus stattfand. Vielleicht haben Sie ein freundliches Gesicht in der Menschenmenge entdeckt oder ein vertrautes Geräusch gehört, die dazu führten, dass Sie erleichtert aufatmen konnten. Auch hier halten Sie wieder nach dem Moment Ausschau, in dem dieser Übergang spürbar wurde, und machen sich bewusst, wie sich die Geschichte, die damit einherging, zu verändern begann.

In anderen Situationen nehmen wir die Erfahrung einer Veränderung nuancierter wahr. Wir verspüren eine subtile Veränderung in der Intensität eines Zustands. Vielleicht merken Sie, wie die Sorge in Angst übergeht, wie Frustration in Wut umschlägt oder mangelnde Konzentrationsfähigkeit zur Folge hat, dass Sie sich innerlich abmelden. Wenn wir auf diese Mikroveränderungen achten, können wir die Fähigkeit feinschleifen, unsere Aufmerksamkeit auch auf die subtilen Veränderungen innerhalb der verschiedenen Zustände zu richten und sie nachzuverfolgen. Diese »Einstimmung« trägt zu einem besseren Verständnis bei, wie selbst die kleinsten Veränderungen innerhalb eines Zustands schlussendlich zu einem Wechsel zwischen den Zuständen führen können.

Hinweise erkennen

Mit dieser beginnenden Achtsamkeit forschen wir nun tiefer nach, wie wir perzeptive Wahrnehmungen in neurozeptive Wahrnehmungen einbringen. Halten Sie einen Augenblick inne, um Ihre Aufmerksamkeit auf die drei Ströme der Neurozeption – Körper-, Umwelt- und Beziehungsebene – zu richten, die in diesem Moment präsent sind. Beantworten Sie folgende Fragen, um die Informationen in Betracht zu ziehen, die das neurozeptive Überwachungsprogramm zur Verfügung stellt:

- Welche Gefahrenhinweise machen sich derzeit in Ihrem Körper bemerkbar? Beginnen Sie mit einem einfachen Body-Scan. Entdecken Sie irgendwo Beschwerden, Verspannungen, wunde oder taube Stellen? Richten Sie Ihre Aufmerksamkeit auf die Verdauung, die Herzfrequenz und die

Atmung. Lassen Sie sich von Ihrem Körper die Gefahrenhinweise zeigen.

- Welche Sicherheitshinweise machen sich derzeit in Ihrem Körper bemerkbar? Hören Sie auf Ihren Körper. Ermitteln Sie die Stellen, an denen Sie Leichtigkeit, Wärme und Flexibilität empfinden. Spüren Sie Ihrem Herz- und Atemrhythmus nach. Lassen Sie sich von Ihrem Körper die Sicherheitshinweise zeigen.
- Welche Gefahrenhinweise entdecken Sie derzeit in Ihrer unmittelbaren Umgebung? Richten Sie Ihre Aufmerksamkeit auf den Raum, der Sie umgibt. Schauen Sie sich um, nehmen Sie alles wahr, was Stress auslösen könnte.
- Richten Sie Ihre Aufmerksamkeit auf die weitere Umgebung. Was könnte Stress verursachen, wenn Sie aus Ihrem Raum in die Welt hinausblicken?
- Und welche Sicherheitshinweise entdecken Sie derzeit in Ihrer unmittelbaren Umgebung? Richten Sie Ihre Aufmerksamkeit wieder auf den Raum, in dem Sie sich befinden. Blicken Sie sich um, halten Sie nach etwas Ausschau, das Ihnen Freude macht. Finden Sie etwas, das dazu beiträgt, Sie im Zustand der Regulation zu verankern.
- Richten Sie Ihre Aufmerksamkeit nun auf die weitere Umgebung. Was empfinden Sie als positiv und aufbauend, wenn Sie aus Ihrem Raum in die Welt hinausblicken?
- Welche Gefahrenhinweise entdecken Sie derzeit in Ihren Beziehungen zu anderen Menschen? Halten Sie nach Warnsignalen Ausschau, die Ihnen von Ihrem verkörperten System der sozialen Verbundenheit oder den Augen, der Mimik, dem Tonfall, der Haltung und den Bewegungen der betreffenden Personen übermittelt werden.
- Welche Sicherheitshinweise entdecken Sie derzeit in Ihren Beziehungen zu anderen Menschen? Halten Sie nach Will-

kommenssignalen Ausschau, die Ihnen von Ihrem verkörperten System der sozialen Verbundenheit oder den Augen, der Mimik, dem Tonfall, der Haltung und den Bewegungen der betreffenden Personen übermittelt werden.

Wenn wir unsere neurozeptiven Erfahrungen erforschen, sollten wir neugierig und offen sein für das, was wir entdecken. Eine Reaktion, die in der aktuellen Situation unverhältnismäßig, überzogen oder krampfhaft anmutet, weist oft auf einen bekannten Hinweis aus der Vergangenheit hin, der in der Gegenwart wieder aufgegriffen wird. Wutgefühle, die angesichts der kleinsten Unterbrechung Ihrer Arbeit hochkochen, oder rein gar nichts zu empfinden, wenn Ihnen jemand sagt, dass er eine Ihrer Aktivitäten zu schätzen weiß, könnte ebenfalls auf eine frühere Erfahrung hinweisen, die jetzt zum Leben erweckt wird. Einige Reaktionen fühlen sich so an, als wären sie in der Gegenwart verwurzelt; sie führen dazu, dass wir uns Menschen, Orten und Aktivitäten zuwenden oder uns von ihnen distanzieren, nicht etwa aufgrund vergangener Erfahrungen, sondern als Reaktion auf gegenwärtige neurozeptive Wahrnehmungen. Wenn Sie beispielsweise E-Mails von Freunden erhalten, haben Sie vielleicht das Gefühl, es wäre eine Einladung zur Kontaktaufnahme, oder Ihnen ist bei dem Gedanken an ein umfangreiches neues Arbeitsprojekt ein bisschen mulmig zumute.

Es ist wichtig zu wissen, ob unsere Reaktionen in der Vergangenheit oder in der Gegenwart wurzeln. Um das zu klären, reicht eine einfache Frage. Richten Sie Ihre Aufmerksamkeit als Erstes auf die perzeptive Wahrnehmung im gegenwärtigen Augenblick. Welche Hinweise erhalten Sie in diesem Moment? Deuten sie auf Sicherheit oder potenzielle Gefahren hin? Und nun fragen Sie sich: »Ist diese Reaktion (oder die Intensität der Reaktion) in diesem Augenblick, an diesem Ort und bei dieser Person/diesen Personen notwendig?« Sie haben gewiss bemerkt, dass Sie sich nicht fragen sollen, ob die Reaktion angemessen ist, sondern ob sie *notwendig* ist. Auf Zuordnungen zu Kategorien wie »angemessen« oder »unangemessen«, »gut« oder »schlecht«, verzichten wir. Das autonome Nervensystem nimmt weder Bewertungen noch die Zuschreibung von Beweggründen für unser Verhalten vor. Es registriert einfach nur wichtige Hinweise und leitet diejenige Reaktion ein, die ihm notwendig erscheint, um seinen Beitrag zum Erhalt unseres Lebens zu leisten. Lautet die Antwort auf die klärende Frage »Ja«, sind Sie aller Wahrscheinlichkeit nach im gegenwärtigen Augenblick verankert, und Ihre Reaktion kann als nützlicher Leitfaden für die Entscheidungsfindung dienen. Lautet die Antwort »Nein«, halten Sie gezielt nach vertrauten Hinweisen Ausschau, die sich aus der Vergangenheit eingeschlichen und in der Gegenwart Fuß gefasst haben. Denken Sie an andere Situationen in Ihrem Leben, in denen sich vergleichbare Gefühle bemerkbar gemacht haben. Achten Sie auf Ähnlichkeiten zwischen den früheren und den gegenwärtigen Gefahrenhinweisen. Wenn wir den roten Faden finden, der die beiden Erfahrungen verbindet, haben wir neue Informationen, die ein besseres Verständnis unserer Reaktionsmuster ermöglichen.

Sicherheit ist für das Überleben unabdingbar, doch für unser Nervensystem ist »nicht in Gefahr sein« nicht mit »in Sicherheit sein« gleichzusetzen. Eine Situation, in der keine unmittelbare Gefahr droht, stellt für die neurozeptive Wahrnehmung keine Garantie dar, dass wir uns in Sicherheit befinden. Das verkörperte Überwachungsprogramm, das im Zuge der Evolution darauf ausgerichtet wurde, für Sicherheit zu sorgen, wirkt sich auf unsere Kommunikation und auf unsere Methoden aus, soziale Verbundenheit herzustellen. Die Sicherheitsmaßnahmen in Schulen oder die Körperscanner in Flughäfen und Bahnhöfen mögen das Arsenal der Sicherheitskonzepte konkret ergänzen, werden von unserer Neurozeption jedoch als Hinweis auf potenzielle Gefahren interpretiert. In Zeiten der globalen Pandemie mögen trennende

Plexiglasscheiben, Regeln zur Abstandswahrung und das Tragen von Gesichtsmasken notwendig sein, um das Sicherheitsrisiko zu verringern, aber eine neurozeptive Wahrnehmung von Sicherheit wird dadurch nicht gefördert.

Denken Sie an Situationen, in denen regelmäßig soziale Interaktionen stattfinden. Welche Sicherheits- und Gefahrenhinweise erhalten Sie dabei? Sicherheitshinweise erkennen Sie daran, dass Sie sich kraftvoll und im Zustand der Regulation verankert fühlen. Gefahrenhinweise werden spürbar, wenn Ihre sympathisch und dorsal gesteuerten Überlebenszustände aktiviert werden. Bringen Sie perzeptive Wahrnehmungen in diese Erfahrungen ein, und beobachten Sie, wohin die neurozeptiven Wahrnehmungen Sie führen.

Für unser Wohlbefinden müssen wir sowohl den Gefahren- als auch den Sicherheitshinweisen Beachtung schenken. Es gilt, die Gefahrenhinweise zu verringern oder aufzulösen, indem wir unsere Aufmerksamkeit gezielt auf Sicherheitshinweise lenken. Körperliches und seelisches Wohlbefinden ist nur dann zu erreichen, wenn wir beides zur Kenntnis nehmen. Denken Sie an eine bestimmte Erfahrung, die sich ein wenig unbehaglich angefühlt oder einen Anhauch von Stress mit sich gebracht hat. Bringen Sie zuerst die perzeptiven Wahrnehmungen in Ihre neurozeptiven Wahrnehmungen ein, und identifizieren Sie die spezifischen Gefahrensignale, die Sie spüren. Nutzen Sie die drei Ströme der Neurozeption, um nach Hinweisen in Ihrem Körper, in Ihrer Umgebung und in Ihren Interaktionen mit anderen Personen Ausschau zu halten. Wenn Sie ein Gefahrensignal entdeckt haben, überlegen sie, wie Sie es abschwächen oder auflösen könnten. Blicken Sie noch einmal auf die Erfahrung zurück, und überprüfen Sie, ob Sie vielleicht einen Sicherheitshinweis übersehen haben. Und als Nächstes erkunden Sie mit Neugierde und Offenheit, welche Sicherheitssignale Sie einbringen könnten. Was wäre möglich? Erfahrungen enthalten oft mehr als einen Gefahrenhinweis. Halten Sie inne, und erkunden Sie jeden einzelnen, den Sie entdecken.

Achtsamkeit ist eine aktive Komponente der Arbeit mit neurozeptiven Wahrnehmungen. Um mit Ihrem inneren Überwachungsprogramm in Kontakt zu treten und zu lernen, wie es sich klug nutzen lässt, sollten Sie Ihre Aufmerksamkeit auf die Gefahrenhinweise richten und den Beschluss fassen, sich mit den Sicherheitshinweisen zu verbinden. Mit Achtsamkeit, Neugierde und Offenheit können wir die notwendigen Voraussetzungen schaffen, um ein verkörpertes Sicherheitsempfinden in unseren täglichen Lebenserfahrungen zu fördern.

6.

VERBINDUNGS- UND SCHUTZMUSTER

Unsere autonomen Reaktionsmuster werden von unserem sozialen Umfeld und unseren zwischenmenschlichen Beziehungen geprägt. Sicherheitshinweise vertiefen unser Gefühl der Verbundenheit, während Gefahrenhinweise das Gefühl beeinträchtigen, fest in unserem Leben verankert zu sein. Das Nervensystem nimmt diese Signale auf und legt die Leitungspfade an, die zu Verbindungs- und Schutzverhalten führen, wenn wir uns den Weg durch unseren Alltag bahnen. Obwohl unser Nervensystem durch unsere früheren Erfahrungen beeinflusst wird, hört es nie auf, nach aktuellen Hinweisen Ausschau zu halten und die Leitungspfade auf den neuesten Stand zu bringen. Wenn wir lernen, unsere Aufmerksamkeit auf die Welt und unsere gewohnten Reaktionen zu richten, erhalten wir erste Einblicke in unsere persönlichen Verbindungs- und Schutzmuster, die still im Hintergrund die Fäden ziehen oder vordergründig aktiv werden.

Das Nervensystem benutzt Leitungspfade, um uns das Gefühl zu vermitteln, verbunden und geschützt zu sein. Damit hilft es uns, traumatische Situationen zu verarbeiten, aber auch die gewöhnlichen Herausforderungen im Leben zu bewältigen. Die unzähligen Momente, die wir erlebt haben – gleich, ob von Liebe und Freude erfüllt oder als beängstigend und schmerzhaft empfunden –, sind miteinander verwoben und bilden ein spezifisches Muster. Je nach persönlicher Geschichte kristallisieren sich stärkere Verbindungsmuster oder stärkere Schutzmuster heraus. Die gute Nachricht ist, dass die Fähigkeit, aus dem Schutzmuster in das natürliche Verbindungsmuster zurückzukehren, in unsere DNA eingeschrieben ist, wie immer das Nervensystem auch beschaffen sein mag.

Auf der obersten Ebene der Hierarchie, verankert in Sicherheit und Regulation, befindet sich der Ort, an dem wir physisches und psychisches Wohlbefinden, Gesundheit, Wachstum und Revitalisierung erfahren. Ich bezeichne diesen Zustand, der unser natürlicher ist, als *unser autonomes Zuhause*. Wenn Sie auf Ihre Erkundungsübung im zweiten Kapitel zurückblicken, können Sie überprüfen, wie Ihre Landschaft aus der Perspektive Ihres Zuhauses im ventralen Zustand aussieht. Verbindungsmuster führen nach Hause, während wir uns bei Schutzmustern von unserem Zuhause entfernen und in den Einflussbereich der sympathischen Mobilisierung oder des dorsalen, dissoziativen Shutdowns geraten. Während wir zwischen den beiden Überlebenszuständen hin- und herwechseln, nimmt durch die wiederholte Aktivierung ein individuelles Schutzprofil Gestalt an. Im Lauf der Zeit schlägt das Pendel dieser eingeschliffenen Überlebensreaktionen zunehmend in Richtung Mobilisierung und Kampf-oder-Flucht-Reaktion oder in Richtung Abkopplung und Shutdown aus. Wenn wir dann ein Schutzmuster brauchen, können wir leicht in dieses »Zuhause fern von zu Hause« befördert werden.

Erkundungsübung: Das Zuhause fern von zu Hause aufspüren

Mein Zuhause fern von zu Hause befindet sich auf der Ebene der dorsalen Abkopplung. Wenn ich zu viele Gefahrensignale wahrnehme, trete ich innerlich einen Schritt zurück. Die Reaktion ist weniger intensiv als früher und wird von den Menschen in meinem Umfeld oft gar nicht bemerkt, doch in diesem Augenblick fühle ich mich nicht mehr vollumfänglich verbunden und spüre den Verlust.

Nehmen Sie sich einen Augenblick Zeit, um darüber nachzudenken, wie Sie sich Ihren Weg durch die Welt bahnen. Wo befindet sich Ihr Zuhause fern von zu Hause? Wo enden Sie gewöhnlich, wenn Sie vom Verbindungsmuster in ein Schutzmuster überwechseln? Gelingt es Ihnen, die Gefahrensignale auszuhalten, die mit der hochgradigen Spannung der sympathisch gesteuerten Aktivierung einhergehen, oder retten Sie sich, indem Sie im dorsalen Shutdown verschwinden? Betrachten Sie die Überlebensreaktionen, die Ihrem Schutz dienen, mit Neugierde und Offenheit, wenn Sie Ihr Zuhause fern von zu Hause aufspüren. Fragen Sie sich, was passieren könnte, wenn Sie dort keine Zuflucht fänden?

Sie können Ihren Geschichten mit Wenn-dann-Aussagen auf den Grund gehen: »Wenn ich in diesem Moment nicht so ängstlich oder wütend gewesen wäre, dann hätte ich ... « Oder: »Wenn ich endlich wahrgenommen werde und den Kontakt zur Welt herstelle, dann ...« Halten Sie Ihre persönlichen Wenn-dann-Aussagen schriftlich fest, um herauszufinden, wie Ihr Nervensystem Sie zu schützen versucht.

Die Biologie der Verbindungs- und Schutzmuster zu verstehen, bietet uns Hoffnung. Unsere frühkindlichen Erfahrungen haben unsere inneren Systeme geprägt, und unsere aktuellen Erfahrungen setzen die Prägung fort. Wenn wir herausfinden, was uns in ein Schutzmuster treibt, können wir Möglichkeiten erkunden, diese Erfahrungen zu reduzieren, und mehr Augenblicke der Verbundenheit schaffen. Und wenn wir entdecken, welche gegenwärtigen Erfahrungen unser System in Richtung Verbundenheit leiten, können wir beschließen, uns häufiger darauf einzulassen und das Muster zu vertiefen.

Immer wenn wir an Schutzmuster denken und von Überlebensreaktionen sprechen, sollten wir das Wort *adaptiv*, sprich *anpassungsfähig*, hinzufügen. So ausgefallen, widersinnig oder unerklärlich unsere Gedanken, Gefühle oder Handlungen auch erscheinen mögen, wir sollten uns daran erinnern, dass unser autonomes Nervensystem fortwährend darauf fokussiert ist, für unser Überleben zu sorgen. Es spürt die Notwendigkeit, einzugreifen, aktiv zu werden, auch wenn es für uns aus der kognitiven Warte oft keinen Sinn ergibt. Indem wir aus seiner Perspektive einen Blick auf unsere Reaktionen und auf die Reaktionen der Menschen in unserem Umfeld werfen, können wir Werturteile vermeiden und neugierig bleiben. Und dann öffnet die Neugierde die Tür zu Empathie und Selbstmitgefühl.

Denken Sie an eine Situation, in der eine adaptive Überlebensreaktion erfolgte, ein Schutzmuster, das zu einer Mobilisierung oder einem Shutdown führte. Nehmen Sie sich einen Augenblick Zeit, und erkunden Sie diese Reaktion mit Neugierde und Offenheit. Was hat Ihr Nervensystem in dieser Situation gespürt? Wie hat die Überlebensreaktion Sie vor einer Gefahr bewahrt? Und nun rufen sie sich eine Situation ins Gedächtnis zurück, in der Sie bei Menschen in Ihrer Umgebung eine adaptive Überlebensreaktion beobachtet haben. Bringen Sie Neugierde und Offenheit mit, wenn Sie herauszufinden versuchen, was in ihnen vorgegangen sein könnte.

Adaptive Überlebensreaktionen mit Neugierde und Offenheit unter die Lupe zu nehmen – gleich, ob die eigenen oder die anderer Personen – kann eine Herausforderung sein. Wenn wir lernen, etwas aus der Perspektive des Nervensystems zu betrachten, laufen wir leicht Gefahr, die Neugierde einzubüßen und eine Neigung zu Selbstbewertung und Selbstkritik zu entwickeln. Um Selbstmitgefühl einfließen zu lassen, füge ich gern zwei meiner Lieblingsworte hinzu: *noch nicht*. *Noch nicht* deutet auf die Möglichkeit eines Richtungswechsels, auf andere Optionen hin, die mir zur Verfügung stehen. Sagen Sie beispielsweise: »Ich bin nicht neugierig auf die Geschichte, die ich mir selbst erzähle.« Oder: »Ich bin nicht in der Lage, das Verhalten anderer ohne Werturteil zu betrachten.« Formulieren Sie solch eine persönliche Aussage, fügen Sie dann aber *noch nicht* am Ende des Satzes hinzu, und achten Sie darauf, was passiert.

Wenn wir erkennen, dass Geschichten und Handlungsmuster in unserer Biologie verwurzelt sind, erinnern wir uns daran, dass unsere sogenannte Motivation im Grunde nur eine autonom gesteuerte Überlebensabsicht repräsentiert. Menschen neigen zu moralischen Deutungen und Absichtszuschreibungen, doch das autonome Nervensystem denkt nicht in Begriffen wie *gut* oder *schlecht*, sondern agiert einfach im Dienst des Überlebens. Es ist eine andere Erfahrung, wenn uns klar wird, dass Freunde den Kontakt zu uns trotzdem aufrechterhalten möchten, auch wenn ihre Biologie verhindert, dass sie vollkommen präsent bleiben und uns wirklich aufmerksam zuhören. Oder wenn Ihr Kind nicht folgt, liegt es vielleicht nicht daran, dass es trotzig ist, sondern dass seine Fähigkeit zur Selbstregulation noch nicht voll entwickelt ist. Wenn wir uns daran erinnern, einen Blick hinter die Fassade bestimmter Verhaltensweisen zu werfen, und den Zustand zu berücksichtigen, der damit einhergeht, ist es leichter, in der Regulation verankert zu bleiben und nicht in das Fahrwasser des eigenen Schutzmusters zu geraten, sondern sich anderen mit dem Angebot zuzuwenden, eine Verbindung herzustellen.

Denken Sie an Menschen, die Ihnen wichtig sind und gerade eine schwere Zeit durchmachen. Betrachten Sie sie aus der Perspektive des Nervensystems. Was sehen Sie? Wohin hat ihr Nervensystem sie geführt? Wie wirkt sich dieser Einfluss auf Ihre eigenen Reaktionen aus? Und nun denken Sie an Menschen, zu denen Sie nur schwer eine echte Verbindung aufbauen können. Lassen Sie die

Geschichten beiseite, die Sie sich zusammengereimt haben, und betrachten Sie diese Personen aus der Perspektive des Nervensystems. In welchem Zustand könnten sie gefangen sein? Trägt dieser Perspektivwechsel dazu bei, Neugierde oder Mitgefühl zu wecken?

Wir ordnen Menschen durch unsere Zuschreibungen in bestimmte Kategorien ein. Wir erklären, sie werden sich nie ändern, weil sie überhaupt nicht auf die Idee kämen, es gar nicht erst versuchen oder es nicht wollen, oder sie sind faul, verantwortungslos, aggressiv oder unzuverlässig. Was wäre, wenn wir stattdessen zu der Auffassung gelangten, dass sie in Wirklichkeit fehlgesteuert oder *dysreguliert* sind? Jede Verhaltensweise ergibt einen Sinn, wenn wir sie aus der Perspektive des jeweiligen autonomen Zustands betrachten. Geraten Menschen in den mobilisierenden Energiefluss der Kampf-oder-Flucht-Reaktion oder sind sie in einem dorsalen Shutdown gefangen, unterstützt ihre Biologie sie nicht dabei, den Zustand der sozialen Verbundenheit und Co-Regulation zu erreichen oder gesunde Strategien der Selbstregulation zu entwickeln. Wenn wir eine adaptive Überlebensreaktion bei uns selbst oder anderen wahrnehmen, können wir Geschichten über Motive und Bedeutungen ignorieren und unsere Aufmerksamkeit vielmehr auf die neurozeptiven Geschichten des autonomen Nervensystems richten, das auf ein Schutzbedürfnis reagiert.

Die Verbindungs-/Schutzmuster-Gleichung

Ich benutze eine einfache mathematische Gleichung, an die ich denke, wenn ich zwischen Verbindungs- und Schutzmustern hin- und herpendle. Fallen die Sicherheitshinweise stärker ins Gewicht als die Gefahrenhinweise, neigen wir zur Verbundenheit. Überwiegen die Gefahrenhinweise, haben wir das Bedürfnis, Schutzmaßnahmen zu ergreifen. Manchmal lässt sich das bereits an der Anzahl der Hinweise ablesen: Es sind entweder mehr Sicherheits- oder mehr Gefahrenhinweise vorhanden. In anderen Situationen kann die Intensität eines bestimmten Signals den Ausschlag geben und einer Reihe weiterer Signale entgegenwirken. Das Sicherheitssignal, das von einem Menschen ausgeht, der uns anlächelt, fällt stärker ins Gewicht als mehrere Gefahrensignale in unserer Umgebung.

Da das Nervensystem fortwährend Hinweise empfängt, wird die Verbindungs-/Schutzmuster-Gleichung ständig aktualisiert. Mit der Anzahl oder Stärke der Signale verändert sich auch die Gleichung, was sich auf den Körper, unser Verhalten und unsere Geschichten auswirkt. Wenn die Variablen auf der Verbindungsseite größer sind als die Variablen auf der Schutzseite, sind wir in Sicherheit und Regulation verankert, bereit, uns anderen zuzuwenden und uns auf sie einzulassen. Hier werden unsere Geschichten von Hoffnung und Wahlmöglichkeiten getragen. Sind die Variablen auf der Schutzseite jedoch größer als auf der Verbindungsseite, geraten wir entweder in einen Zustand hochgradiger Mobilisierung oder des innersystemischen Zusammenbruchs. Wir verlieren unsere Neugierde und Offenheit und betrachten die Welt als einen Ort der Unwägbarkeiten. Unsere Geschichten spiegeln die Gefahren, die wir ihr zuschreiben, oder das Desinteresse wider, mit dem wir ihr begegnen.

Nehmen Sie sich einen Augenblick Zeit, um mit Ihrer persönlichen Verbindungs-/Schutzmuster-Gleichung zu experimentieren. Spüren Sie, was es bedeutet, wenn die Sicherheitssignale stärker ins Gewicht fallen als die Gefahrensignale. Richten Sie Ihre Aufmerksamkeit dabei zuerst auf das Innere Ihres Körpers und danach auf Ihre Gefühle und Empfindungen. Und am Ende machen Sie sich die Geschichte bewusst, die dabei auftaucht.

Spüren Sie nun, wie das Gleichgewicht ins Wanken gerät, wenn sich die Gefahrenhinweise summieren und schließlich überwiegen. Spüren Sie, was geschieht, wenn Sie in den Zustand der Mobilisierung oder in einen Shutdown geraten. Richten Sie Ihre Aufmerksamkeit zuerst auf den Körper und seine Reaktion; dann nehmen Sie Ihre Gefühle wahr, und zum Schluss hören Sie den Geschichten zu, die dabei Gestalt annehmen.

Erkundungsübung: Sich mit den Hinweisen verbinden

Wenn wir diese grundlegenden Komponenten verstehen, können wir zum nächsten Schritt übergehen und die Sicherheits- und Gefahrenhinweise ermitteln, die eine Veränderung der Gleichung bewirken. Das Ziel ist, die Signale, die uns anziehen oder zu einer Verbindung einladen, und die Signale, die uns abstoßen und Schutzmaßnahmen aktivieren, eindeutig zu identifizieren. Dazu müssen wir unsere Aufmerksamkeit auf die Hinweise im Hintergrund richten, die außerhalb unseres Bewusstseins verortet sind, wo sie ihren machtvollen Einfluss auf unsere Fähigkeit Verbindungen einzugehen ausüben.

Neugierig zu bleiben und nicht zwanghaft Selbstkritik zu üben ist der Schlüssel für diese Erkundung. Wir brauchen einen Anker im Zustand der Regulation, um neugierig zu sein und harscher Selbstkritik keinen Raum zu geben. Verbinden Sie sich mit diesem Zustand: Legen Sie Ihre Hand auf die Stelle des Körpers, an der Sie Ihr ventral-vagales System spüren konnten, kehren Sie in Ihre ventrale Landschaft zurück, oder begeben Sie sich an einen realen Ort in Ihrem Umfeld, der den Zugang zu einem ventralen Zustand fördert.

Signale wahrnehmen

Erkunden Sie, wie Sie Hinweise wahrnehmen. Woher wissen Sie, dass es sich um ein neurozeptiv wahrgenommenes Gefühl der Sicherheit handelt? Denken Sie an eine Erfahrung, die den

Wunsch nach Annäherung, Kontaktnahme und sozialer Einbindung mit sich bringt. Was passiert in Ihrem Körper? Welche Gefühle stellen sich ein? Was möchten Sie jetzt tun? Und welche Geschichte bekommen Sie zu hören? Wenn ich mich im neurozeptiv wahrgenommenen Zustand der Sicherheit befinde, habe ich das Gefühl, für jede Erfahrung offen zu sein, das sich in jeder Faser meines Körpers bemerkbar macht. Die Welt interessiert mich, ich bin bereit, mich auf sie einzulassen und sie zu erkunden. Meine Geschichten sind von vielfältigen Möglichkeiten und Hoffnung erfüllt.

Als Nächstes erkunden Sie eine Erfahrung, die Wut oder Angst hervorruft und das Bedürfnis auslöst, auf Konfrontationskurs zu gehen oder wegzulaufen. Machen Sie sich mit diesen Gefahrenhinweisen vertraut. Was passiert in Ihrem Körper? Welche Gefühle stellen sich ein? Was möchten Sie jetzt tun? Und welche Geschichte bekommen Sie zu hören? Bei diesem Vorgeschmack auf eine potenzielle Gefahr fühlt sich mein Körper angespannt an, ich mache mir Sorgen und habe das unerbittliche Verlangen, die Menschen und Dinge in meinem Umfeld in den Griff zu bekommen. Meine Geschichten handeln nun davon, in einer chaotischen Welt gefangen zu sein.

Und schließlich spüren Sie einer Shutdown-Erfahrung nach, die Sie überfordert und das Bedürfnis weckt, sich abzuschotten und abzukoppeln. Was passiert nun in Ihrem Körper? Welche Gefühle stellen sich ein? Was möchten Sie jetzt tun? Und welche Geschichte bekommen Sie zu hören? Wenn der Drang übermächtig wird, »dichtzumachen«, nichts mehr an mich heranzulassen, spüre ich, wie die Energie aus meinem Körper abfließt und ich die Hoffnung zu verlieren beginne. Meine Geschichte ist auf das Aufgeben und die Überzeugung fixiert, dass jeder Problemlösungsversuch vergeblich ist, weil sich nie etwas ändern wird.

Signale empfangen

Da wir nun mehr darüber wissen, wie wir Hinweise wahrnehmen, gilt es jetzt herauszufinden, wann wir sie wahrnehmen. Können Sie den Moment bestimmen, in dem Sie einen Sicherheits- oder Gefahrenhinweis bemerken? Welches Signal übermittelt Ihnen Ihr Körper, um anzuzeigen, dass ein wichtiger Hinweis eingegangen ist?

Beginnen wir auf der untersten Ebene der Hierarchie. Denken Sie an eine soziale Interaktion aus jüngster Vergangenheit, und halten Sie nach dem Moment Ausschau, in dem ein Gefahrenhinweis auftauchte und Sie in den Shutdown-Zustand hineingezogen wurden. Machen Sie sich mit den Methoden der Informationsübermittlung Ihres Nervensystems vertraut. Vielleicht spüren Sie eine Veränderung in Ihrem Körper. Vielleicht wird Ihre Aufmerksamkeit mit einer Bewegung, mit bestimmten Worten, die einen Schlüsselreiz darstellen, oder einem Vorstellungsbild geweckt, das plötzlich auftaucht. Nun begeben Sie sich auf die nächsthöhere Ebene der Hierarchie und wiederholen die einzelnen Schritte mit einer sozialen Interaktion aus jüngster Vergangenheit, die Sie in den Kampf-oder-Flucht-Modus versetzt hat. Und schließlich rufen Sie sich auf der höchsten Ebene der Hierarchie eine Interaktion aus der jüngsten Vergangenheit ins Gedächtnis zurück, die mit einem Sicherheitshinweis einherging, und überlegen, welche Botschaften Ihr Nervensystem Ihnen in diesem Zustand übermittelte. Dokumentieren Sie in Ihrem Reisetagebuch, was Sie über die Art und Weise entdeckt haben, wie Sicherheits- und Gefahrenhinweise in Ihrem System kommuniziert werden.

Signale verstehen

Mit der Fähigkeit, sich auf den Informationsfluss der neurozeptiven Wahrnehmung einzustimmen und festzustellen, wie und wann wir Hinweise von unserem inneren Überwachungsprogramm erhalten, können wir uns nun der Frage zuwenden, was diese Hinweise repräsentieren. Kehren Sie zu den sozialen Interaktionen zurück, mit denen Sie gerade Sicherheits- und Gefahrensignale identifiziert haben, und fokussieren Sie sich dabei auf die spezifischen Hinweise, mit denen sie in Kontakt gekommen sind. Beginnen Sie mit den Gefahrensignalen, die einen dissoziativen Shutdown auslösten. Welches Element dieser Erfahrung bringt diese Schutzreaktion mit sich? Ein Geräusch? Ein bestimmter optischer Reiz, Tonfall oder Gesichtsausdruck? Hören Sie bestimmte Worte, die den Wechsel in den Schutzmodus antreiben, und wenn ja, welche? Können Sie eine Überzeugung erkennen, die sich zu manifestieren beginnt? Halten Sie inne, und nehmen Sie sich die Zeit, Ihre Entdeckungen und Erkenntnisse zu dokumentieren.

Als Nächstes wenden Sie sich der anderen Situation zu, in der Sie eine Gefahr wahrgenommen haben, die zur Mobilisierung und Bereitstellung der Energie für Kampf oder Flucht führte. Halten Sie auch hier wieder nach einem bestimmten Geräusch, optischen Reiz, Tonfall, Gesichtsausdruck oder nach einer bestimmten Überzeugung Ausschau, die sich zu manifestieren beginnt. Halten Sie die spezifischen Hinweise, die Sie in den Schutzzustand treiben, ebenfalls schriftlich fest.

Und nun richten Sie Ihre Aufmerksamkeit auf die Erfahrung, in der Sie zahlreiche Sicherheitshinweise erhalten haben. Welches Merkmal dieser Erfahrung verleiht Ihnen das Gefühl, sicher verbunden zu sein? Hat es mit der Umgebung zu tun? Mit einem anderen Menschen? Welche Worte hören Sie, wenn Sie sich mit diesem Hinweis verbinden? Taucht eine Überzeugung auf? Halten Sie auch hier inne, und dokumentieren Sie Ihre Entdeckungen und Erkenntnisse.

Muster erkennen

Wenn wir erkunden, was uns in den Schutz- oder Verbindungsmodus treibt, beginnen wir, nach Mustern Ausschau zu halten. Gibt es bestimmte Tonlagen, Gesichtsausdrücke oder Worte, die Verbindungs- oder Schutzerfahrungen fördern? Die meisten Menschen rufen beim Anblick eines lächelnden Gesichts Verbindungsmuster ab, während eine ausdrucklose Miene der Aktivierung von Schutzmustern Vorschub leistet. Spielen bestimmte akustische Reize eine Rolle? Meeresrauschen versetzt mich automatisch in einen Zustand der Verbundenheit, während ich bei dem Geräuschpegel, der entsteht, wenn viele Menschen gleichzeitig reden, am liebsten die Flucht ergreifen würde. Und was ist mit Ihrer Umwelt? Eine Meerlandschaft empfinde ich als einladend, in einer geschäftigen Großstadtlandschaft fühle ich mich schutzbedürftig.

Richten Sie Ihre Aufmerksamkeit auf die Menschen und, falls Sie welche haben, auf die Haustiere in Ihrem Leben. Es gibt Personen in unserem Umfeld, die Sicherheitssignale übermitteln, während andere Gefahrensignale in Gang setzen. Das gilt auch für Gruppen. Große Menschenmengen aktivieren bei mir häufig ein Schutzmuster; ist die Gruppe auf drei bis vier Personen beschränkt, wirkt sie eher einladend und vermittelt mir das Gefühl, dass ein näherer Kontakt sicher ist. Auch Haustiere aktivieren nachweislich Verbindungsmuster; wenn Sie also das Gefühl haben, dass von einem Menschen ein Gefahrensignal ausgeht, können Sie – von Säugetier zu Säugetier – eine Verbindung zu Ihrem Haustier herstellen. Nehmen Sie sich Zeit, um Ihre Reaktionen zu erkunden. Wenn wir unsere spezifischen Muster besser kennen, mit den Elementen vertraut sind, die das Bedürfnis nach Nähe oder Distanz hervorrufen, können wir diese Informationen nutzen, um eine Gleichung zu entwickeln, in der die Sicherheitshinweise die Gefahrenhinweise überwiegen.

Der Aufbau eines flexiblen Systems

Wohlbefinden auf der physischen und psychischen Ebene ist bekanntlich das Produkt eines flexiblen autonomen Nervensystems. Wir alle kennen Situationen, in denen Schutzmuster abgerufen werden und wir zu kämpfen haben, um einen Weg zu finden, der in die Verbundenheit zurückführt. Doch wenn wir unsere Fähigkeit verbessern, zwischen den beiden Reaktionsmustern – Nähe und Distanz – hin- und herzupendeln, statt im Schutzzustand stecken zu bleiben, bauen wir Flexibilität auf. Flexibilität ist mit Resilienz verknüpft, der Fähigkeit, auf Probleme und Veränderungen mit Verhaltensanpassungen zu reagieren.

> **Resilienz ist das Produkt eines Nervensystems, das imstande ist, sich mit einer gewissen Leichtigkeit zwischen dem Verbindungsmuster, dem Schutzmuster und der Rückkehr zum Verbindungsmuster, unserem natürlichen Zustand, hin- und herzubewegen.**

Eine Möglichkeit, die Anpassungsfähigkeit des autonomen Nervensystems einzuschätzen, besteht darin nachzuverfolgen, wie häufig wir in das Schutzmuster verfallen, wie lange wir darin verharren und wie leicht wir den Rückweg in den Zustand der Verbundenheit finden.

Erkundungsübung: Sich aus einem Muster lösen

Als Erstes richten Sie die Aufmerksamkeit auf Ihren Anker im Zustand der Sicherheit. Dann fassen Sie den Beschluss, der Erfahrung auf den Grund zu gehen, im Überlebenszustand festzustecken. Denken Sie an eine Situation, die eine typische Überlebensreaktion bei Ihnen ausgelöst hat. Wann ist das Gefühl eingetreten, sich nicht mehr befreien zu können, unfähig zu sein, aus dem Zustand der Mobilisierung oder des Shutdowns herauszufinden, obwohl es Ihnen ein echtes Bedürfnis war, ihn zu beenden? Hören Sie der Geschichte zu, die Sie sich selbst erzählen. Halten Sie sich vor Augen, wie Informationen über die Leitungspfade übermittelt werden, die vom Körper zum Gehirn führen. Es gehört zu den Aufgaben Ihres Gehirns, einen Sinn aus den Vorgängen in Ihrem Körper abzuleiten, und deshalb reimt es sich eine Geschichte zusammen, die mit Motiven und Bedeutungen gespickt ist. Diese Geschichte enthält oft Schuldzuweisungen, harsche Kritik und Werturteile über sich selbst und andere. Während Ihrer Erkundungen beschränken Sie sich darauf zuzuhören. Dieser Schritt ist darauf ausgerichtet, Informationen zu sammeln, und nicht der richtige Zeitpunkt, um aktiv zu werden und Veränderungen einzuleiten.

Neugierig und offen sein

Wenn Sie sich die Geschichte angehört haben, die Ihr Gehirn Ihnen präsentiert, wenden Sie Ihre Aufmerksamkeit nun der Geschichte zu, die Ihr autonomes Nervensystem zu erzählen hat. Dazu müssen Sie Ihren Überlebenszustand zuerst identifizieren und benennen. An welcher Stelle der Skala befinden Sie sich aus der Perspektive Ihres Nervensystems? Im mobilisierten Zustand oder im Shutdown? Erinnern Sie sich daran, dass diese Reaktion aktiviert wurde, weil das ausgewogene Kräfteverhältnis zwischen Verbindungs- und Schutzmustern aus dem Gleichgewicht geraten ist. Ihre Biologie hat auf die neurozeptive Wahrnehmung einer potenziellen Gefahr reagiert. Wenn Sie sich diesen Tatbestand vor Augen halten und Ihre Erfahrung benennen, setzen Sie einen Prozess in Gang, mit dem Sie sich aus dem Reaktionsmuster der Werturteile und Selbstbeschuldigungen lösen und Raum für Neugierde und Offenheit schaffen. Richten Sie Ihre Aufmerksamkeit auf den aktuellen Zustand und auf die Geschichte, die Ihr Nervensystem erzählt. Achten Sie darauf, ob diese Geschichte übereinstimmt mit der Version, die Ihnen von Ihrem Gehirn präsentiert wurde, oder sich von ihr unterscheidet.

Die Gleichung verändern

Wir erkennen, dass ein Wechsel vom Zustand der Verbundenheit in den Schutzmodus stattgefunden hat, wenn die Gefahrensignale überwiegen. Können Sie diese Variablen reduzieren oder auflösen? Erkunden Sie Möglichkeiten, Sicherheitshinweise hinzuzufügen. Welche könnten Sie in die Erfahrung einbringen? Spielen Sie mit den Optionen, bis Sie eine Kombination finden, die Ihnen ein ausreichendes Sicherheitsgefühl vermittelt, um sich aus dem Schutzmuster zu befreien und in den Zustand der Verbundenheit zurückzukehren.

Auf das Muster achten, das sich abzuzeichnen beginnt

Ein Merkmal, das darauf hinweist, im Gefühl der Sicherheit und Verbundenheit verankert zu sein, ist die Fähigkeit, den Blick nach vorn zu richten, Handlungsoptionen zu entdecken und Probleme zu lösen. Was passiert, wenn sich das Gleichgewicht zwischen Verbindungs- und Schutzmustern verlagert? Was verändert sich, wenn die Sicherheitssignale stärker werden als die Gefahrensignale? Bringen Sie Neugierde und Offenheit mit, wenn Sie Ihren Zustand und die autonomen und kognitiven Geschichten verändern wollen, die mit dieser Verlagerung einhergehen.

Zwischen den Zuständen hin- und herpendeln

Manchmal arbeiten unsere jeweiligen Zustände harmonisch zusammen. Wenn der ventrale Zustand den sympathischen und dorsalen Zuständen genug Raum bietet, um ihren wichtigen Aufgaben nachzukommen, ist der Verbindungspfad zwischen ihnen leicht zu bewältigen und die Erfahrung mit einem Gefühl des körperlichen und seelischen Wohlbefindens verknüpft. Übernimmt jedoch der sympathische oder dorsale Zustand das alleinige Regiment, stellt der Pfad eine größere Herausforderung dar. Die folgende Meditationsübung, die ich erstmals in meinem Buch *Die Polyvagal-Theorie in der Therapie* vorgestellt habe, bietet Ihnen die Möglichkeit, sich mit Ihren Leitungspfaden zu Verbindungs- und Schutzzuständen vertraut zu machen.

Wie bei einem Anker, der ein Schiff sicher hält, damit es nicht abgetrieben wird, setzen Sie Ihren Anker zuerst im ventral-vagalen Zustand. Spüren Sie der Erfahrung nach, in der Energie der Sicherheit, die er bietet, verwurzelt zu sein. Sie atmen tief und gleichmäßig, und mit jedem Atemzug gelangen Sie voran auf dem Pfad, der das Gefühl der Sicherheit und Verbundenheit unterstützt. Die Herzschlagfrequenz folgt einem Rhythmus, der ein Gefühl des Wohlbefindens auslöst. Sie haben sich in den Regelkreis der autonomen Sicherheit eingeklinkt – der Leitungspfad, der vom Körper zum Gehirn verläuft, übermittelt Botschaften der Stabilität, und der vom Gehirn zum Körper führende Leitungspfad liefert eine Geschichte der Sicherheit. Von diesem Fundament der Sicherheit aus und mit dem Gefühl, fest in Ihrem ventral-vagalen System verankert zu sein, begeben Sie sich nun auf die Reise, um Ihre sympathisch gesteuerten und Ihre dorsal-vagalen Reaktionen zu erforschen.

Zuerst werfen Sie einen Blick auf die mobilisierende Energie des sympathischen Nervensystems. Spüren Sie, wie sich Ihre Atmung verändert und Ihr Herzschlag sich beschleunigt. Vielleicht haben Sie das Bedürfnis, sich zu bewegen, oder Ihre Gedanken beginnen sich zu überschlagen. Stellen Sie sich diesen Vorgang wie ein Meer vor, das sich in Aufruhr befindet, und spüren Sie der Energie nach, die aktiviert wird und Ihr gesamtes System in Handlungsbereitschaft versetzt. Vielleicht können Sie den Sturm spüren, der das Meer aufpeitscht, und die Wellen, das Tosen der Brandung, die aufschäumende Gischt mit allen Sinnen wahrnehmen. Halten Sie sich vor Augen, dass Sie in der Lage sind, Ihr Schiff unbeschadet durch die Turbulenzen zu steuern, die das sympathische Nervensystem verursacht, denn Sie haben sich in einen Regelkreis eingeklinkt, der Ihre Sicherheit gewährleistet. Denken Sie daran, dass Ihr Anker, der tief im Fundament der ventral-vagalen Regulation eingegraben ist, Sie hält.

Kehren Sie an den Ort zurück, an dem Sie Ihren Anker gesetzt haben. Spüren Sie in die regulierende Energie der Atem- und Herzfrequenz hinein, spüren Sie den Wärmestrom, der sich im Brustraum ausbreitet, und spüren Sie den festen Boden unter Ihren Füßen. Ihr ventral-vagales System übermittelt Ihnen Signale der Sicherheit.

Und nun beginnen Sie vorsichtig mit dem Abstieg auf die dorsal-vagale Ebene der Hierarchie. Das ist kein dorsaler Kopfsprung ins kalte Wasser, der Sie aus dem gegenwärtigen Zustand der Achtsamkeit reißt und ein Gefühl der Erstarrung hinterlässt. Sie tauchen versuchsweise einen Zeh in das Gefühl, abgekoppelt zu sein. Vielleicht spüren Sie, wie Ihrem Körper Energie entzogen wird und sich alles zu verlangsamen scheint. Sie merken möglicherweise, dass Ihre Bewegungen eingeschränkter, verhaltener sind. Steuern Sie diese Erfahrung, indem Sie die Erinnerung an die Verbindung mit Ihrem ventral-vagalen Zustand aktivieren, an den Ort, an dem Sie Ihren Anker gesetzt haben. Spüren Sie seine regulierenden Energien, die Tiefe und Geschwindigkeit des Abstiegs auf die dorsal-vagale Ebene kontrollieren. Sie bewegen sich an einem Abhang entlang, aber Sie können nicht in den Abgrund stürzen. Ihr Anker ist sicher, hält Sie zuverlässig im Zustand der ventral-vagalen Regulation, bietet Ihnen die Chance, die dorsal-vagale Erfahrung unbeschadet zu erkunden.

Kehren Sie nun wieder an den Ausgangspunkt Ihrer ventral-vagalen Forschungsreise zurück, an den Ort, an dem Sie Ihren Anker gesetzt haben. Freuen Sie sich über die Möglichkeiten, Ihr sympathisches Nervensystem und Ihre dorsal-vagalen Reaktionen besser kennenzulernen, wenn Sie dabei von Ihrem autonomen Regelkreis der Sicherheit geleitet werden.

Erkundungsübung: Die Reise auf regulierten Leitungspfaden

Mit der Meditation als anfänglicher Orientierungshilfe können wir nun die Leitungspfade erkunden, die dazu beitragen, uns mit einem Gefühl der Sicherheit und Leichtigkeit zwischen den einzelnen Zuständen hin- und herzubewegen. Beginnen Sie damit, sich die Route vorzustellen, der Sie folgen wollen, wenn Ihre drei Zustände miteinander verknüpft sind und zusammenarbeiten. Der ventrale Zustand steuert das System, während der sympathische und der dorsale Zustand im Hintergrund agieren. Das sympathische System bringt die Energie mit sich, die Sie brauchen, um Ihren Alltag zu bewältigen, und das dorsale System ist vor allem für die Verdauung zuständig, transportiert die Nährstoffe, die Ihrer Gesundheit dienen. Dieses Zusammenspiel aller drei Zustände sorgt für eine gesunde Homöostase, bewirkt ein Gleichgewicht aller physiologischen Körperfunktionen und bringt ein spürbares Wohlbefinden mit sich. Sie sind im Zustand der Regulation verankert und können sich mit einem Gefühl der Sicherheit auf die Reise begeben.

Vielleicht befinden Sie sich in einer Umgebung, in der es einen echten Weg gibt, den Sie entlanggehen möchten, ein Seil, an dem Sie sich festhalten, oder eine Leiter, die Sie hinaufklettern möchten. Sie können sich auch vorstellen, in einen Fahrstuhl zu steigen oder eine Bootstour auf einem Lichtstrom zu machen. Nehmen Sie sich die Zeit, Ihre eigene, individuelle Route durch die verschiedenen Zustände zu finden.

Experimentieren Sie nun mit der Reise auf Ihrem persönlichen Pfad. Stellen Sie sich vor, wie Sie vom ventralen zum sympathischen, danach zum dorsalen und zum Schluss durch den sympathischen Zustand zurück in den ventralen Zustand gelangen. Spüren Sie, wie dieser Pfad zunehmend die Flexibilität und Leichtigkeit unterstützt, mit der Sie sich zwischen den einzelnen Zuständen hin- und herbewegen. Passen Sie Ihr Vorstellungsbild bei Bedarf so an, dass Sie sich vollkommen sicher und unterstützt fühlen. Nehmen Sie sich die Zeit, den regulierten Pfad zu dokumentieren, der Sie sicher vom dorsalen Ruhezustand zum sympathischen Erregungszustand und zum ventralen, erfüllenden Flow-Zustand der Verbundenheit führt. Viele Leute finden Schaubilder oder eine Kombination aus Bildern und Texten bei der Dokumentation dieser Leitungspfade hilfreich.

Erkundungsübung: Die Reise auf Schutzpfaden

Da Sie jetzt wissen, wie Sie sich mithilfe eines imaginären Pfades Ihren Weg durch ein reguliertes System bahnen, können Sie nun erforschen, wie Sie sich auch dann sicher zwischen den autonomen Zuständen hin- und herbewegen, wenn Sie sich der Herausforderung eines sympathisch gesteuerten Energieschubs oder einer dorsalen Schutzreaktion gegenübersehen.

Richten wir den Blick zuerst auf den Leitungspfad, der aus der Verbundenheit an der Spitze der Hierarchie heraus auf die nächsttiefere Ebene führt, um zu erkunden, was Sie vor einem freien Fall in einen sympathisch gesteuerten Zustand und anschließendem Abrutschen in den dorsalen Zustand bewahrt. Wie verlangsamen Sie diesen Abstieg? Wenn Sie Ihren regulierten Kurs einschlagen, können Sie zusätzliche Sicherheitsmaßnahmen treffen. Vielleicht möchten Sie Stationen auf Ihrem Pfad einbauen, die zur Rast einladen, ein Geländer oder Handläufe anbringen, mehr Haltestationen in Ihrem Fahrstuhl einrichten oder Ihren Lichtstrom mit mehr Farbnuancen versehen, um ihn kenntlich zu machen. Manchmal ist der Pfad durch die Schutzzone vollkommen anders geartet als derjenige, der durch die Regulationszone verläuft. Der beschauliche Wanderweg könnte zu einer Steilküste führen, die Sie erklimmen müssen, um voranzukommen. Richten Sie Ihre Aufmerksamkeit nach innen, nehmen Sie sich die Zeit, Ihrem Nervensystem zuzuhören und sich von ihm den Weg weisen zu lassen, der Ihnen ermöglicht, den Abstieg zu bewältigen und zu den Elementen zurückzukehren, die Ihre Reise sicher machen.

Wenn Sie sich damit vertraut gemacht haben, den Weg aus dem Zustand der Verbundenheit in die beiden Schutzzustände auf den darunter liegenden Ebenen der Hierarchie zu steuern, werfen wir einen Blick auf die Kräfte, die bei der Reise in die umgekehrte Richtung zur Wirkung kommen. Sich aus der dorsalen Immobilisierung zu lösen, um sich mit einer sympathisch gesteuerten, mobilisierenden Energie zu verbinden, kann eine Herausforderung sein, wenn wir dabei ganz auf uns selbst gestellt sind. Oft brauchen wir Hilfe, um mit dem Aufstieg zu beginnen. Vielleicht gibt es einen imaginären Knopf, den Sie drücken können, wenn Sie sich auf den Weg machen, einen Lichtstrahl, der Sie hinaufbeamt, oder eine Hand, die sich Ihnen entgegenstreckt. Nehmen Sie sich die Zeit, die Sie brauchen, damit Ihr Nervensystem die Möglichkeit hat, Ihnen ein Vorstellungsbild zukommen zu lassen.

Um den Weg aufwärts in den Zustand der ventralen Verbundenheit fortsetzen zu können, müssen wir imstande sein, in organisierter Weise auf die mobilisierende Energie zuzugreifen. Ohne eine sichere Methode, sich diesen Zugang zu verschaffen, sitzen wir entweder fest oder müssen den Pfad zum dorsalen Zustand zurückgehen. Was brauchen Sie zur Unterstützung, wenn Sie die mobilisierende Energie als Ressource nutzen wollen, um den Aufstieg in die ventrale Regulation zu bewältigen? Es kann sich dabei um dasselbe zusätzliche Sicherheitselement handeln, das bereits Ihren Aufstieg aus dem dorsalen Zustand unterstützt hat, oder um etwas Neues. Finden Sie heraus, welches Element dafür sorgt, dass Sie in Bewegung und auf Kurs bleiben.

Da Sie jetzt die wichtigsten Elemente Ihrer Pfade aus dem Sicherheits- in den Überlebensmodus und zurück kennen, können Sie sich nun getrost auf die Reise begeben. Nutzen Sie die Pfade, um sich mit ihrer Funktionsweise vertraut zu machen und sie mit zunehmender Sicherheit zu bewältigen. Mit jeder Übung stärken Sie Ihre Fähigkeit, sich zwischen Sicherheits- und Schutzzustand hin- und herzubewegen. Diese Pfade helfen Ihnen beim Übergang vom Sicherheits- in den Schutzzustand und weisen Ihnen den Weg nach Hause, in die Regulation und zu den Möglichkeiten, die mit der Verankerung im ventralen Zustand einhergehen. Nehmen Sie sich die Zeit, Ihre Entdeckungen und Erkenntnisse zu dokumentieren.

Erkundungsübung: Unser Zuhause fern von zu Hause schätzen lernen

Wenn wir mit unseren Schutzmustern arbeiten und dabei unseren Anker im Zustand der Regulation gesetzt haben, können wir die Aktivitäten verstehen und schätzen lernen, die das autonome Nervensystem in den Dienst unseres Überlebens stellt. Um Ihr Zuhause fern von zu Hause gefahrlos zu erkunden, den Ort, den es anzusteuern gelernt hat, wenn Sie das Bedürfnis nach Schutz empfinden, verankern Sie sich zuerst im ventralen Zustand. Hier fühlen Sie sich sicher und gut aufgehoben, Ihr System ist reguliert, und Sie haben Ihre Verbindungsmuster identifiziert. Legen Sie probeweise eine Hand auf Ihren Körper, auf die Stelle, wo Sie die Energie Ihres ventralen Zuhauses am besten wahrnehmen können. Halten Sie einen Moment inne, und spüren sie dem Gefühl der Sicherheit und Regulation nach, das sich einstellt.

Und nun lassen Sie sich von Ihrem autonomen Nervensystem das Zuhause fern von Ihrem Zuhause zeigen, den Ort, an dem Sie Schutz suchen, wenn Sie das Gefühl der Verbundenheit verloren haben. Denken Sie daran: Sie bleiben in der Sicherheit Ihres ventralen Zuhauses fest verankert, wenn Sie sich auf die Reise begeben. Sie empfinden Dankbarkeit für den Schutz, den Ihnen dieses Zuhause fern von zu Hause gewährt hat, sind neugierig und brennen darauf, mehr über diesen Ort in Erfahrung zu bringen.

Laden Sie diesen Ort ein, das Refugium, in dem Sie Zuflucht gefunden haben, wenn Ihnen die Welt zu bedrohlich erschien, um Ihnen vor Augen zu führen, dass dort alles auf den Erhalt Ihres Lebens ausgerichtet ist. Sammeln Sie alle verfügbaren Informationen, die Sie mithilfe von Text und Vorstellungsbildern veranschaulichen. Hören Sie einfach nur zu, und verinnerlichen

Sie das, was Sie erfahren, ohne einen Gedanken daran zu verschwenden, dass Sie in Ihrem Leben umgehend etwas ändern müssten. Bleiben Sie offen, damit Sie lernen, zuzuhören und die Schutzfunktion dieses Zufluchtsortes zu verstehen.

Nehmen Sie sich einen Moment Zeit, um eine Botschaft an diesen Zustand zu übermitteln, in der Sie Ihre Dankbarkeit gegenüber Ihrem Zuhause fern von zu Hause zum Ausdruck bringen, das eine so wichtige Rolle in Ihrem Leben spielt. Sie sehen diesen Ort nun mit anderen Augen, können ihn nach Belieben aufsuchen und darauf vertrauen, dass er Sie willkommen heißt, wenn Ihr System Schutzmuster abruft. Kehren Sie danach in die Gegenwart zurück, ins Hier und Jetzt. Nehmen Sie sich einen Moment Zeit, um über die Reise nachzudenken, die Sie gerade gemacht haben. Dokumentieren Sie, was Sie entdeckt haben und woran Sie sich erinnern möchten.

Am Ende des Kapitels möchte ich noch einmal die Situationen in unserem Leben zusammenfassen, die uns zeitweilig aus dem Sicherheitszustand in den Schutzzustand führen. Wir werden bisweilen mit Erfahrungen konfrontiert, die unsere Fähigkeit übersteigen, in ventraler Sicherheit und Verbundenheit verankert zu bleiben. Dann setzt die althergebrachte, sympathisch gesteuerte Kampf-oder-Flucht-Reaktion oder der dorsale Kollaps als lebensrettender Mechanismus ein. Manchmal werden diese Zustände durch ein flüchtiges Ereignis ausgelöst, das für einen begrenzten Zeitraum den Schutzimpuls aktiviert, und manchmal geraten wir in Situationen mit dem Potenzial, uns langfristig aus der Verbundenheit ins Schutzmuster zu treiben. Niemand ist imstande, permanent eine enge Verbindung zur Welt und zu den Menschen in seinem Umfeld aufrechtzuerhalten. Das wäre eine unvernünftige und unrealisierbare Erwartung an uns selbst und an andere. Das Kennzeichen einer resilienten Beziehung besteht vielmehr in der

Fähigkeit zu erkennen, wann wir in einen Schutzzustand abdriften und wie wir in den Zustand der Verbundenheit zurückfinden.

Der Mensch ist ein »unvollendetes Werk«: Wir müssen fortlaufend an uns arbeiten, und unser autonomes Nervensystem hört zu und lernt in jedem Augenblick des Lebens. Die Fähigkeit, uns durch gezielte Aufmerksamkeit mit unseren autonomen Erfahrungen zu verbinden, gleicht Ebbe und Flut. Meine und Ihre Aufgabe besteht darin, den Schutzimpuls mit allen Sinnen wahrzunehmen, Selbstbewertungen zu vermeiden und ein wenig Selbstmitgefühl in den Prozess einzubringen, damit wir unbeschadet zu unserem Anker im Zustand der Sicherheit und Verbundenheit zurückkehren können. An manchen Tagen fühle ich mich damit überfordert, zu anderen Zeiten gelingt es mir leicht. Ich lade Sie ein, Ihre Reaktionsmuster zu dokumentieren, Ihre Schutzerfahrungen mit Mitgefühl zu betrachten und die Zeiten der Verbundenheit zu genießen.

7.

IM ZUSTAND DER SICHERHEIT VERANKERN

Ich stelle mir den ventral-vagalen Zustand der Regulation als den unbesiegbaren Sommer des autonomen Nervensystems vor. Er ist eine verkörperte biologische Ressource, stets vorhanden, zugänglich und in der Lage, uns den Weg zu Gesundheit und Wohlbefinden zu weisen. Obwohl die äußeren Lebensumstände vielleicht den Eindruck erwecken mögen, wir seien von dieser Quelle abgeschnitten, ist der ventrale unser natürlicher Zustand, den wir jederzeit wieder erreichen und nutzen können, um uns in Sicherheit zu verankern.

Der ventral-vagale Zustand, der Schaltkreis auf der obersten Ebene des hierarchisch gegliederten autonomen Nervensystems, ist die wichtigste Komponente unseres körperlichen und seelischen Wohlbefindens. Obwohl kein autonomer Zustand besser als die anderen ist und jeder einzelne eine nichtreaktive Aufgabe hat, die sowohl der Bewältigung unseres Alltags als auch dem Erhalt unseres Lebens dient, brauchen wir die ventrale Energie, mit der wir aktiv verbunden bleiben müssen, um uns sicher zu fühlen und uns auf die Welt einzulassen. Während der ventral-vagale Zustand aktiviert ist und das Nervensystem steuert, sind der sympathische und der dorsal-vagale Zustand im Hintergrund damit befasst, unsere physische und psychische Gesundheit zu unterstützen. Wenn der ventrale Zustand nicht länger dominiert, fehlt sein regulierender

Einfluss, und wir sehen uns vielfältigen Herausforderungen gegenüber, zum Beispiel Gesundheitsproblemen, Beziehungsstress oder Schwierigkeiten bei der Bewältigung unseres Alltags. Ohne unseren Anker im ventralen System fühlen wir uns verloren und orientierungslos, wie ein Spielball von Wind und Wellen auf hoher See.

Gleich, ob wir vollumfänglich im ventralen Zustand verankert sind oder dort nur einen Brückenkopf errichtet haben, wenn wir diese Energie der Sicherheit in ausreichendem Maß spüren, haben wir Zugang zu unseren vier Pfaden der Verbundenheit und sind imstande, die Herausforderungen des Alltags zu meistern. Statt voll in diesen Zustand einzutauchen, genügt es, sich vorzustellen, dass uns eine kritische Masse des ventralen Zustands zur Verfügung steht. Wir brauchen diese Verbindung nur in einem Maß, das ausreicht, um das System online zu bringen und in Betrieb zu halten.

Es gibt Zeiten, in denen ich mich von den Anforderungen meines Alltags überwältigt fühle. Wenn das geschieht, halte ich mir vor Augen, dass ich mich nicht tief im Zustand der Regulation verwurzelt fühlen muss, sondern genug ventrale Energie bewahren kann, um auch weiterhin organisiert zu bleiben, mich einzubringen und meinen Tagesablauf einigermaßen in den Griff zu bekommen. Ich stelle mir vor, wie ich meine Hand nach dem ventralen Zustand ausstrecke. Manchmal recke ich meinen Arm nach oben, hoch über den Kopf, wenn ich regulierende Energie brauche. Dann bekomme ich die ventrale Geschichte zu hören, die mir versichert, dass in meinem System tatsächlich genug regulierende Energie verfügbar ist und ich jederzeit auf diese Ressource zugreifen kann. Welches Vorstellungsbild haben Sie von den Möglichkeiten, sich ausreichend mit ventraler Energie zu verbinden, um Ihren Alltag mit einem Gefühl der Sicherheit zu bewältigen? Experimentieren Sie mit verschiedenen Vorstellungsbildern, und hauchen Sie diesen durch die Umsetzung in die Praxis Leben ein.

Konzentrische Regelkreise

Eine Möglichkeit, die Energien und Aktivitäten des Nervensystems zu erkunden, bietet die grafische Darstellung von drei Regelkreisen.

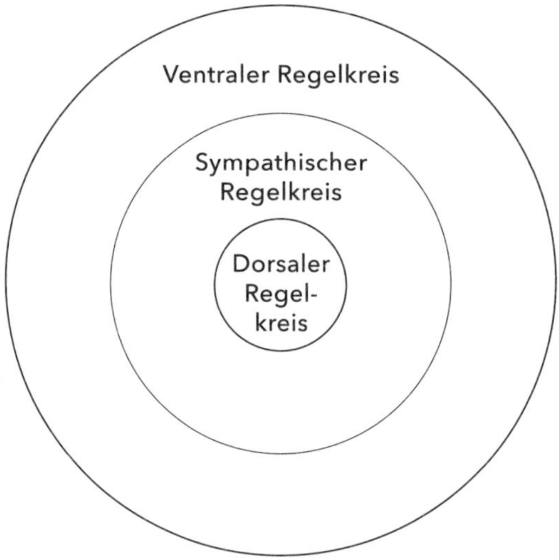

Abbildung 7.1: Die drei konzentrischen Regelkreise des autonomen Nervensystems

Stellen Sie sich das dorsal-vagale System im innersten Kreis vor. Es ist der älteste Teil des autonomen Nervensystems, sowohl in der Stammesgeschichte des Menschen als auch in unserer Entwicklungsgeschichte, die im Mutterleib beginnt. Dieser Kreis ist von einem größeren Kreis umgeben, der das sympathische System repräsentiert, und diese beiden Kreise werden von einem äußeren Kreis umfasst, der das ventral-vagale System darstellt. Dieser äußere Regelkreis des autonomen Nervensystems ist als Letzter betriebsbereit: Die Entwicklung beginnt im dritten Trimester der Schwangerschaft (ungefähr nach der dreißigsten Woche) und wird während der ersten ein oder zwei Lebensjahre fortgesetzt.

Mit dieser Metapher wird anschaulich, wie das ventral-vagale System das sympathische und das dorsal-vagale System umfängt. Wenn ich jemandem ventral-vagale Energie zukommen lassen möchte, strecke ich ihm oft die Hände entgegen, als wollte ich ihn umarmen. Auf diese Weise teile ich sie mit Klienten, Kollegen und in meinen Schulungen, lasse andere auch ohne Worte wissen, dass ich sie in die Sicherheit und Regulation meines ventral-vagalen Energiezustands einbeziehe. Ich lade sie in eine ventral-vagale »Umarmung« ein. Während Sie diese Zeilen lesen, stellen Sie sich vor, dass ich Ihnen die Arme entgegenstrecke, um Sie an meiner ventral-vagalen Energie teilhaben zu lassen. Vielleicht können Sie diese Energieübertragung spüren und verinnerlichen.

Versuchen Sie es nun selbst. Verankern Sie sich in Sicherheit, und spüren Sie, dass Ihr System im Gleichgewicht ist. Finden Sie heraus, ob Sie diese ventral-vagale Energie an andere weiterleiten können. Ich strecke die Arme aus, um die Verbindung herzustellen. Probieren Sie verschiedene Möglichkeiten aus, um zu sehen, welche zu Ihrem System passen. Beobachten Sie, was geschieht. Sobald Sie Ihr Bewegungsmuster gefunden haben, stellen Sie sich vor, wie sie jemanden auf diese Weise zu einer Energieübertragung einladen. Richten Sie Ihre Aufmerksamkeit darauf, was in Ihrem Innern geschieht, und stellen Sie sich vor, wie Ihre Einladung auf die Empfänger wirkt. Dann suchen Sie sich jemanden, der bereit ist, an Ihrem Experiment teilzunehmen. Die Energieübertragung kann aus der Ferne oder von Angesicht zu Angesicht stattfinden. Wie fühlt es sich an, jemanden zu umarmen und in Ihrer ventralen Energie zu verankern? Fragen Sie die Person, die Ihre Energie empfängt, was Sie dabei empfunden hat. Variieren Sie die Bewegungen spielerisch, und achten Sie darauf, was diese Erfahrung auf beiden Seiten bewirkt. Halten Sie nach einer Form der Verbindung Ausschau, die sich co-regulierend anfühlt.

Erkundungsübung: Den Regelkreisen Strahlkraft verleihen

Beginnen Sie damit, sich die Grundfarben vorzustellen, die Sie den drei Kreisen beziehungsweise Regelkreisen Ihres autonomen Nervensystems zuordnen möchten. Laden Sie Ihr Gehirn ein, eine Ruhepause einzulegen. Überlassen Sie Ihrem autonomen Nervensystem die Führung, statt eine kognitiv gesteuerte Auswahl zu treffen. Beginnen Sie mit der Farbe für den dorsalen Regelkreis in der Mitte. Fügen Sie eine weitere Farbe für den sympathischen Regelkreis hinzu, der sich anschließt. Und nun verleihen Sie dem ventralen äußeren Ring Farbe, der die anderen in einem Regelkreis der Sicherheit umfängt.

Erkunden Sie, mit welchen Handbewegungen Sie die drei Regelkreise anschaulich machen könnten. Wenn ich mir den dorsalen Regelkreis vorstelle, drücke ich manchmal die Hände fest zusammen. Für den sympathischen Regelkreis lege ich die gespreizten Finger so leicht zusammen, dass sie sich nur an den Spitzen berühren. Und ich ziehe die Hände weit auseinander, damit der ventrale Kreis die beiden anderen umfangen kann. Abgesehen von den Handbewegungen können Sie auch andere Möglichkeiten ausprobieren, diese drei Regelkreise, die Ihre Zustände repräsentieren, mithilfe eines Vorstellungsbildes besser zu erfassen und erfahrbar zu machen. Vielleicht stellen Sie sich drei unterschiedlich große Lichtkugeln oder drei Energieströme vor. Nehmen Sie sich einen Moment Zeit, und experimentieren Sie mit verschiedenen Optionen.

Der nächste Schritt besteht darin herauszufinden, wie diese drei Regelkreise oder Zustände miteinander verwoben sind. Dazu fügen wir den Grundfarben Schattierungen und Mischfarben zu, auch hier wieder ohne eine bewusste Auswahl zu treffen. Beginnen Sie mit dem ventralen Zustand, und beobachten Sie, wie sich Ihr Kreis füllt. Sie können verschiedene Farben oder verschiedene Schattierungen der gleichen Farbe für diesen Kreis verwenden. Richten Sie Ihre Aufmerksamkeit auf die Farben Ihres ventral-vagalen Systems; sie machen Eigenschaften anschaulich, die mit der Verankerung in Sicherheit und Verbundenheit einhergehen. Beobachten Sie, wie sich die Farben verändern, wenn Sie spüren, dass diese Energie dazu beiträgt, Sie sicher durch die Welt zu geleiten.

Und nun versehen Sie den sympathischen Regelkreis mit Farben und Schattierungen. Schauen Sie sich an, wie die Farben Ihrer beiden Kreise aufeinander abgestimmt sind. Spüren Sie in die Verbindung zwischen Ihrem ventralen und sympathischen System hinein. Nehmen Sie wahr, wie das sympathische System Energie hinzufügt und das ventrale System sie reguliert. Beobachten Sie, wie die Farben ineinander übergehen und sich trennen. Und nun fügen Sie die Farben und Schattierungen Ihres inneren dorsalen Regelkreises hinzu. Welche repräsentieren die gemächliche, beständige Energie dieses Zustands? Richten Sie Ihre Aufmerksamkeit auf die Ähnlichkeiten und Unterschiede zwischen diesen Farben und den Farben in den beiden anderen Kreisen.

Wechseln Sie nun von einem Regelkreis zum anderen über, um sich zwischen den Zuständen hin- und herzubewegen. Beobachten Sie, wie die Farben dabei an Strahlkraft gewinnen. Jeder dieser Regelkreise verfügt über seine eigene individuelle Farbpalette und bringt bestimmte Vorteile mit sich, die zu Ihrem körperlichen und seelischen Wohlbefinden beitragen. Beenden Sie die Übung, indem Sie Ihre Aufmerksamkeit auf das Gesamtbild der drei Regelkreise mit ihren spezifischen Farbfacetten richten.

Wenn der ventrale Regelkreis die beiden anderen umfängt, werden physisches und psychisches Wohlbefinden und alle anderen Eigenschaften eines regulierten Systems erfahrbar. Zu den physischen Gesundheitsvorteilen gehören unter anderem die Verringerung der Anfälligkeit für Herzerkrankungen und Entzündungen, ein regulierter Blutdruck, ein starkes Immunsystem und eine gute Verdauung. Die mentalen Gesundheitsvorteile umfassen unter anderem weniger Stress, weniger Depressionen und Ängste sowie mehr Selbstmitgefühl und Empathie gegenüber anderen Menschen. Machen Sie sich bewusst, wie Ihre Regelkreise miteinander verwoben sind, und verinnerlichen Sie das Wissen um die Eigenschaften, die diesen Zustand des physischen und psychischen Wohlbefindens begleiten.[17]

Die zahlreichen Facetten des ventralen Zustands

Man könnte meinen, ein ventraler Zustand müsse durch fortwährende Gelassenheit oder Glücksgefühle gekennzeichnet sein, doch in Wirklichkeit bringt unser ventral-vagales System eine ganze Vielzahl von Erfahrungen mit sich. Wenn wir im ventralen Zustand verankert sind, können wir nicht nur glücklich und gelassen, sondern auch freudig erregt, gut gelaunt, achtsam, engagiert, leidenschaftlich, neugierig, einfühlsam, wachsam, handlungsbereit und fokussiert sein.

> **Der ventrale Zustand hat viele Facetten, doch das gemeinsame Element ist die neurozeptive Wahrnehmung von Sicherheit, die das Fundament dieser Erfahrung bildet.**

Nehmen Sie sich einen Moment Zeit, um herauszufinden, mit welchen Worten Sie Ihre ventral-vagalen Erfahrungen am besten beschreiben.

Erkundungsübung: Ein ventrales Kontinuum

Unsere persönlichen ventralen Facetten lassen sich am besten anhand eines Kontinuums erkunden. Damit können wir die schrittweisen Veränderungen dokumentieren und nachverfolgen, die sich einstellen, wenn wir zuerst probeweise ein Stück weit in den ventralen Zustand eintreten und danach ganz in die Erfahrung eintauchen. Beginnen Sie damit, sich mit Ihrem ventralen System zu verbinden. Finden Sie die Stelle in Ihrem Körper, an der Sie es spüren können. Erwecken Sie Ihre innere Landschaft zum Leben, oder klinken Sie sich wieder in Ihren ventral-vagalen Regelkreis ein. Nehmen Sie die ersten Regungen der ventralen Energie wahr. Wie würden Sie diese Erfahrung beschreiben? Wie würden Sie diesen Bereich Ihres Kontinuums bezeichnen? Vielleicht fühlen Sie sich leicht, besänftigt, entspannt, angekommen oder ganz präsent? Richten Sie die Aufmerksamkeit auf Ihr Nervensystem, hören Sie zu, und finden Sie den Begriff, der diese Erfahrung charakterisiert.

Stellen Sie sich nun das andere Ende des Kontinuums vor, den Bereich, in dem Sie in die ganze Fülle Ihrer ventral-vagalen Energie eintauchen. Wie würden Sie diese Erfahrung beschreiben? Vielleicht fühlen Sie sich reich beschenkt, lebendig, eins mit allem, was ist, oder enthusiastisch? Hören Sie Ihrem Nervensystem wieder aufmerksam zu. Es wird Ihnen den Begriff zukommen lassen, der diese Erfahrung charakterisiert.

Da Sie nun Ihre Erfahrungen mit dem probeweisen Eintreten und dem vollen Eintauchen in den ventral-vagalen Zustand mit Namen versehen haben, können Sie sich jetzt zwischen den beiden Enden des Kontinuums hin- und herbewegen, um Ihren persönlichen Facetten des ventralen Sicherheitsgefühls auf die Spur zu kommen. Stellen Sie sich das Kontinuum als eine Linie vor, der Sie von einem Ende zum anderen folgen, oder als Ihren ventral-vagalen Regelkreis, in dem Sie sich auf eine Rundreise begeben. Sie können ihm aber auch eine völlig neue Gestalt verleihen. Experimentieren Sie so lange, bis Sie eine Form finden, die Ihre Erfahrung repräsentiert. Übertragen Sie diese Form auf ein Blatt Papier, und fügen Sie die Namen für das Eintreten und Eintauchen in den Zustand hinzu. Bewegen Sie sich langsam entlang Ihrem Kontinuum, halten Sie immer wieder inne, um den jeweiligen Facetten Ihrer Erfahrungen nachzuspüren. Geben Sie jeder einzelnen ventralen Erfahrung einen Namen, und fügen Sie ihn Ihrem Kontinuum hinzu.

Wenn Sie von einem Ende zum anderen gelangt sind, wechseln Sie die Richtung. Bewegen Sie sich auf dem Kontinuum hin und her, um die ganze Vielfalt der möglichen Erfahrungen und Veränderungen zu erfassen, die sich zwischen dem probeweisen Eintreten und dem vollen Eintauchen in den Energiefluss der Regulation und der vollen Verankerung im Zustand der Sicherheit bemerkbar machen. Halten Sie an jedem Punkt des Kontinuums inne, um zu spüren, wie die einzelnen Facetten des ventralen Zustands aktiviert und erfahrbar werden.

Es gibt verschiedene Möglichkeiten, Ihr Kontinuum zu nutzen. Greifen Sie regelmäßig darauf zurück, und bewegen Sie sich von einem Ende zum anderen, um die Verbindung zu Ihrem ventralen Zustand zu vertiefen. Wenn Sie einen Sog spüren, der Sie in einen Schutzzustand hineinzuziehen droht, und einen Weg in den Zustand der Sicherheit und Regulation finden müssen, begeben Sie sich an den Ausgangspunkt Ihres Kontinuums, um sich wieder auf Kurs zu bringen.

Ihr Kontinuum ist eine Landkarte der Sicherheit und Regulation, die nach und nach entsteht, wenn Sie Ihr ventral-vagales System besser kennenlernen. Im Lauf der Zeit werden Sie vielleicht noch weitere Erfahrungen entdecken, denen Sie einen Namen geben wollen, oder Sie möchten die Bezeichnungen ändern. Immer wenn Sie eine einfache Linie zeichnen oder eine andere Darstellungsform wählen und sie durch Hinzufügen der charakteristischen Begriffe kennzeichnen, stellt Ihr Kontinuum eine Ressource dar, die zur Stärkung Ihrer Verbindungspfade beiträgt.

Glimmer-Erfahrungen

Es kann vorkommen, dass wir uns auf unserem Weg für längere Zeit in Sicherheit und Verbundenheit verankert fühlen, und es gibt Mikromomente, in denen wir einen Funken der ventralen Energie zu spüren bekommen. Ich bezeichne sie als *Glimmer-Erfahrungen*. Wir sind ringsum von Glimmer-Erfahrungen umgeben, aber im Schutzzustand sind sie oft nur schwer auszumachen. Selbst wenn wir uns im Zustand der Sicherheit und Verbundenheit befinden, können wir sie leicht übersehen, wenn wir nicht gezielt nach ihnen Ausschau halten.

Bei uns Menschen sind Negativitätsverzerrungen in die DNA eingeschrieben. Um unser Überleben zu gewährleisten, sind wir darauf programmiert, intensiver auf negative als auf gleichermaßen starke positive Erfahrungen zu reagieren. Wir sollten daher aktiv nach Erfahrungen oder Mikromomenten der Sicherheit und Verbundenheit Ausschau halten, sie als solche zur Kenntnis nehmen und nachverfolgen. Anderenfalls gehen sie unbemerkt an uns vorüber. Wenn wir achtsam sind und sie mit allen Sinnen wahrnehmen, beginnen sich diese Glimmer-Erfahrungen oder Mikromomente zu addieren. Wir können unsere ventrale Energie mit zunehmender Intensität spüren und unsere Fähigkeit aufbauen, uns in diesem Zustand zu verankern. Glimmer-Erfahrungen tragen dazu bei, eine Aufwärtsspirale in Gang zu setzen, die zu Sicherheit und Verbundenheit führt, und damit das Fundament der Regulation zu stärken.[18]

Den Blick für Glimmer-Erfahrungen zu schärfen bedeutet nicht, von Kummer und Leid verschont zu bleiben. Wir nehmen dabei lediglich zur Kenntnis, dass unser Nervensystem imstande ist, sowohl Momente der Sicherheit als auch Momente zu erfassen, die auf das Überleben ausgerichtet sind. Das vergessen wir leicht, wenn wir das Gefühl haben, in die Fallstricke einer Stresssituation geraten zu sein, doch wenn wir gezielt nach Glimmer-Erfahrungen Ausschau halten, spüren wir die Reaktion unseres Nervensystems auf die ventral-vagale Energie, die damit einhergeht.

Erkundungsübung: Nach Glimmer-Erfahrungen Ausschau halten

Gestern sichtete ich einen Rotkardinal und blieb kurz stehen, um ihn zu beobachten. Später am Tag nahm ich den Geruch von frisch gemähtem Gras durch mein geschlossenes Fenster wahr. Diese beiden Glimmer-Erfahrungen des vergangenen Tages machen mich neugierig darauf, was ich wohl heute auf meinem Weg durchs Leben entdecken werde. Viele kennen solche energetisierenden Erfahrungen aus eigener Anschauung. Sobald wir sie wahrzunehmen beginnen, halten wir gezielt danach Ausschau, und vielleicht befinden sich welche darunter, die nicht alltäglich sind. Wenn wir offen dafür sind, tauchen Sie häufiger in unserem Alltag auf.

Sich mit Glimmer-Erfahrungen verbinden

Woher wissen Sie, dass Sie sich mit der Energie einer Glimmer-Erfahrung verbunden haben? Sie spüren es in Ihrem Körper. Ich merke es beispielsweise daran, dass sich meine Augenpartie entspannt und ich unwillkürlich zu lächeln beginne. Vielleicht weckt ein erfreulicher Gedanke Ihre Aufmerksamkeit, oder Sie nehmen eine Glimmer-Erfahrung mit allen Sinnesorganen wahr: mit dem Geruchssinn, dem Geschmackssinn, dem Gesichtssinn, dem Gehörsinn und dem Tastsinn. Nehmen Sie sich einen Augenblick Zeit, um zu erkennen, dass Sie eine Glimmer-Erfahrung entdeckt haben.

Eine Glimmer-Erfahrung kann ein Mikromoment sein, der vorhersehbar in Ihrer Welt vorhanden ist. Für mich ist es der Anblick der Sterne in der Morgendämmerung. Ich bin Frühaufsteherin und gehe oft als Erstes nach draußen, blicke zum Firmament empor und genieße den Augenblick, wenn ich unter dem Sternenhimmel stehe. Gibt es in Ihrem Leben eine vorhersehbare und verlässlich energiespendende Glimmer-Erfahrung, mit der Sie sich verbinden können? Glimmer-Erfahrungen können sich Ihnen auf Ihrem Weg durchs Leben auch unverhofft präsentieren. In dem Augenblick, in dem Sie einen Funken der ventral-vagalen Energie spüren, sollten Sie innehalten, ihn als solchen zur Kenntnis nehmen und verinnerlichen.

Einen Beschluss fassen

Diese neue Gewohnheit festigen Sie mit einem Beschluss, den Sie fassen. Ich habe beschlossen, nach Glimmer-Erfahrungen Ausschau zu halten, die darauf warten, im Verlauf des heutigen Tages von mir entdeckt zu werden. Eine meiner Freundinnen fasste den Beschluss, ihr Augenmerk einmal in der Woche gezielt darauf zu richten, und eine andere beschloss, ihren Tag mit der Suche danach zu beginnen. Nehmen Sie sich einen

Augenblick Zeit, um Ihren Beschluss zu formulieren. Halten Sie ihn schriftlich fest, und lesen Sie ihn laut vor. Haben Sie das Gefühl, dass er umsetzbar ist? Fassen Sie einen Beschluss, dessen Realisierungsmöglichkeit im ventral-vagalen Bereich verankert ist. Um Ihr Interesse zu wecken, sollte er nicht zu geringfügig sein, aber auch nicht als zu großer Wurf empfunden werden, um ihn auch in die Praxis umsetzen zu können. Spielen Sie mit der Formulierung, bis Sie diejenige gefunden haben, die sich richtig anfühlt und zu der Ihr Nervensystem »Ja« sagen kann.

Wenn wir den Beschluss fassen, gezielt nach Glimmer-Erfahrungen Ausschau zu halten, werden wir oft von dem Ergebnis überrascht. Wir finden sie überall in unserem Alltag, im Zuge unserer gewohnten Aktivitäten. Es sind Funken der ventralen Energie, aufbauende Erfahrungen, die uns Momente der Verbundenheit bescheren. Die Herausforderung besteht darin, sie wahrzunehmen. Es hilft, diese Glimmer-Erfahrungen zu dokumentieren, um nachzuverfolgen, wo und wie sie sich in unserem Leben manifestieren. Wenn wir wissen, wo wir vorhersehbar Glimmer-Erfahrungen finden, können wir dorthin zurückkehren und die ventral-vagale Energie spüren, die sie uns bieten. Halten Sie diese Glimmer-Erfahrungen in einem Notizbuch oder in Ihrem Reisetagebuch fest.

Der Fluss der Glimmer-Erfahrungen

In den Mikromomenten, die ventrale Energie mit sich bringen, können sich unverhoffte Glimmer-Erfahrungen zunächst ein wenig bedrohlich anfühlen. Eine meiner Freundinnen verglich sie mit dem Bau einer Sandburg am Meeresufer, die von der Brandung hinweggespült wird, was sie traurig stimmte. Wenn Sie den Verdacht haben, dass Sie ähnlich reagieren, halten Sie zunächst nach Glimmer-Erfahrungen Ausschau, die vorhersehbar sind und verlässlich in Ihrem Leben auftauchen. Die Liebe zur Natur und die täglichen Spaziergänge boten meiner Freundin die Gelegenheit, diese Mikromomente regelmäßig zu erleben und als Energiespender einzuplanen. Diese Verlässlichkeit förderte bei meiner Freundin das Gefühl der Sicherheit, das sie brauchte, um auch für unerwartete Glimmer-Erfahrungen offen zu sein.

Sicherheitserfahrungen im Alltag

Nicht nur Glimmer-, sondern auch ganz alltägliche Erfahrungen bieten uns die Chance, uns im Zustand der ventral-vagalen Sicherheit zu verankern. Oft haben die einfachen Dinge des Lebens, zu denen wir uns intuitiv hingezogen fühlen, weil das Nervensystem uns in diese Richtung leitet, eine regulierende Wirkung auf uns, ohne dass wir es bewusst wahrnehmen. Wenn wir in den ventral-vagalen Zustand eintauchen und ihn aktivieren, können wir diese Erfahrung vertiefen, indem wir innehalten, unsere Aufmerksamkeit darauf richten und ihn mit allen Sinnen genießen. Indem wir einfache Möglichkeiten entdecken, in den ventralen Zustand zu gelangen, nutzen wir die Macht dieser Erfahrungen.

Bei meinen Gesprächen mit Menschen aus aller Welt habe ich festgestellt, dass die Kleidung offensichtlich eine weit verbreitete Möglichkeit darstellt, uns mit ventral-vagaler Energie zu umhüllen. Hemd oder T-Shirt, Pullover, Jogginghosen oder Schuhe, die wir besonders gern und häufig tragen, verleihen uns ein Gefühl der Sicherheit, Wärme und Verbundenheit mit einer alltäglichen ventral-vagalen Erfahrung. Bei mir ist es ein Lieblingspullover, den ich gern anziehe. Er gibt mir Selbstvertrauen und spendet mir außerdem Trost, wenn es mir nicht gut geht und er mich an andere Zeiten erinnert, in denen ich das Gefühl hatte, in ventrale Regulation eingehüllt zu ein. Gibt es in Ihrem Leben ein Kleidungsstück, in dem Sie sich auf Anhieb sicher, wohl und in der Lage fühlen, es mit der ganzen Welt aufnehmen zu können?

Auch der Geruchssinn kann dazu beitragen, sich im ventralen Zustand verankert zu fühlen. Olfaktorische Reize haben Auswirkungen auf das autonome Nervensystem, und einen vertrauten, angenehmen Duft wahrzunehmen hilft dabei, sich in der Energie des regulierten Zustands zu verankern. Ich liebe den Geruch nach Meer und Kiefern. Für mich sind das die typischen Gerüche meiner Heimat, meines Zuhauses. Ich zünde oft eine Duftkerze an und finde meinen Weg in die Regulation. Denken Sie an Ihre eigenen Erfahrungen mit Gerüchen. Welche versetzen Sie auf Anhieb in Ihr ventrales Zuhause, und wie lassen Sie sich in Ihr unmittelbares Umfeld integrieren?

Es gibt Orte auf der Welt, die unseren ventral-vagalen Zustand aktivieren und zu denen wir uns hingezogen fühlen, um sie zu erkunden oder uns dort niederzulassen. An bestimmten Plätzen können wir uns leicht mit unserer ventralen Energie verbinden. Ich spüre sie besonders stark am sogenannten *Ende der Welt*. Ich liebe Orte, an denen Land und Meer aufeinandertreffen, solche, die auch heute noch ein wenig abgelegen sind und unwegsam erscheinen. Eine Freundin fühlt sich mitten im Trubel einer geschäftigen Großstadt am wohlsten, und eine andere sehnt sich nach dem Anblick der Berge. Wir alle haben solche Sehnsuchtsorte, an denen wir das verkörperte Gefühl empfinden, zu Hause zu sein, Orte, an denen wir uns verlässlich und tief im Zustand der Sicherheit verankert fühlen.

In welcher Umgebung befindet sich Ihr autonomes Zuhause? An welchen Orten Ihrer Welt wird diese Erfahrung lebendig?

Neben den weiter gespannten Umgebungen, die uns in ihren Bann ziehen, haben wir auch Orte in unmittelbarer Nähe, an denen wir verlässlich eine ventrale Verbindung eingehen können. In meinem Haus gibt es einen Raum mit einer Sitzecke, in der ich mich rundum zufrieden fühle. Ein Freund erzählte mir, dass er einen Lieblingsplatz in dem Coffeeshop hat, der sich in seiner Nachbarschaft befindet, und ein anderer Freund saß gern unter einem bestimmten Baum. Schauen Sie sich in Ihrer alltäglichen Umgebung um, und entdecken Sie den Ort, der ein Gefühl der Verbundenheit in Ihnen weckt.

Und dann gibt es noch Objekte, die uns greifbar daran erinnern, dass wir unseren Weg zurück in die ventrale Verbundenheit finden und uns dort verankern können. Zu meinen Lieblingsobjekten gehören Kieselsteine. Als Kind hat man mir gesagt, dass ein Stein, der von einem Kranz kleinerer Steine umgeben ist, ein Glücksstein ist. Seit ich erwachsen bin, gehe ich regelmäßig an den Strand, um Steine zu sammeln und dabei nach Glückssteinen Ausschau zu halten. Noch schwerer sind herzförmige Steine zu finden, deshalb betrachte ich solche Entdeckungen als Augenblicke, die ich wie einen Schatz hüte. Ich bewahre die Glückssteine und die herzförmigen Steine, die ich am Strand gesammelt habe, in einem Schraubverschlussglas auf. Es steht auf dem Fensterbrett in meiner Küche, wo ich die Steine jeden Tag vor mir sehe, wo sie als greifbare Erinnerung an den Zustand der Regulation dienen. Wenn ich die Erinnerung an diese Verbindung zusätzlich festigen will, wähle ich einen Stein aus dem Glas und trage ihn bei mir. Nehmen Sie sich einen Augenblick Zeit, um Ausschau nach einem Objekt zu halten, das Sie an das Gefühl erinnert, im Zustand der Regulation verankert zu sein. Bewahren Sie es an einer Stelle auf, die Sie im Verlauf des Tages immer wieder einmal im Blick haben.

Mit dieser neuen Achtsamkeit gegenüber den Elementen, die den ventral-vagalen Zustand aktivieren und dazu beitragen, sich im Gefühl der Sicherheit zu verankern, erkunden wir nun Möglichkeiten, diese Achtsamkeit in die Praxis umzusetzen. Tragen Sie Ihren Lieblingspullover oder Ihr bevorzugtes T-Shirt, greifen Sie auf angenehme Düfte zurück, oder genießen Sie die Momente an Orten, die Ihnen spürbar guttun. Umgeben Sie sich mit Objekten, die Sie an Ihre ventrale Verbindung erinnern, und wählen Sie einen Glücksbringer aus, den Sie bei sich tragen können. Nehmen Sie sich die Zeit, einen persönlichen Plan zu entwickeln, wie Sie achtsamer werden und Ihre Wahrnehmungen vertiefen können.

Erkundungsübung: SAFE

Wie viele von uns liebe auch ich Akronyme, Worte, die auf Ihre Anfangsbestandteile gekürzt werden. Sie lassen sich leichter merken und aus dem Gedächtnis abrufen. Bei der Erkundung der Möglichkeiten, sich im Zustand der Sicherheit zu verankern, ließen sich die vier Elemente Story, Action, Feeling und Embodied Sensation (Geschichte, Handlung, Gefühle und verkörperte Empfindungen) zum Akronym SAFE zusammenfassen, wobei jedes Element einen Schritt in dem Prozess darstellte, eine SAFE-Geschichte zu entwickeln. In den folgenden Abschnitten können Sie die Stichworte als Orientierungshilfe benutzen, um Ihre eigene SAFE-Geschichte aufzuschreiben, und etwas über meine Geschichte erfahren.

Sich in Regulation verankern

Vor Beginn des Prozesses sollten Sie sich in den Zustand der Regulation versetzen und sich einen Augenblick Zeit nehmen, um sich dort zu verankern. Sie können die Regelkreis-Grafik benutzen und Ihre Aufmerksamkeit darauf richten, wie der äußere ventrale Kreis an Leuchtkraft gewinnt und die anderen Kreise umschließt. Sie können sich mit der Stelle in Ihrem Körper verbinden, an der sich der ventrale Zustand bemerkbar macht, oder eines der soeben entdeckten Elemente von Alltagserfahrungen verwenden, die Ihnen ein Gefühl der Sicherheit vermitteln.

S = *Story*
Wählen Sie für Ihre SAFE-Erkundung eine Geschichte mit einer Facette des Sicherheitsgefühls aus, die Sie gern Revue passieren und schriftlich festhalten möchten. Aktivieren Sie dieses Gefühl mithilfe der Elemente, die Ihnen wichtig sind. Einige der Geschichten, die Sicherheit vermitteln, gehören vermutlich der Vergangenheit an und sind in Ihrem Gedächtnis abgespeichert, während es sich bei anderen um aktuelle Erfahrungen handelt. Wählen Sie eine Situation, die Sie genauer unter die Lupe nehmen und in eine breiter gefasste Geschichte der Sicherheit einfließen lassen möchten. Beschreiben Sie die Situation. Schildern Sie diejenigen Einzelheiten, die für Sie von Bedeutung sind.

Meine Geschichte: *Unlängst bekam ich einige Herausforderungen des Alterungsprozesses zu spüren. Ich stellte fest, wie leicht ein Gefühl der Besorgnis oder des Bedauerns damit einhergehen kann und dass ich eine Möglichkeit brauche, mich im Zustand der Sicherheit zu verankern. Meine SAFE-Geschichte leitet sich aus einer Kindheitserinnerung an den Garten hinter dem Haus meiner Eltern her, wo ich auf einen bestimmten Baum zu klettern pflegte. An den Baumstamm waren Trittbretter genagelt, die es mir leicht machten, bis in die höchsten Äste der Baumkrone zu gelangen. Ich habe viele Kindheitserinnerungen an diesen Baum, und nun stelle ich mir bildlich vor, dass wir beide gemeinsam alt werden. Die Form der Äste, die im Lauf der Zeit krumm und schief wurden, legen Zeugnis davon ab, wie dieser Baum überlebt hat. Die Verästelungen meines Schicksalswegs erzählen die Geschichte meines Überlebens.*

***A** = Handlung*

Gehen Sie nun zum Element der Handlung über, und richten Sie Ihre Aufmerksamkeit auf die Ereignisse und Vorgänge in Ihrer Geschichte. Beschreiben Sie die Aktivitäten, die für Sie wichtig und erinnerungswürdig sind.

Meine Geschichte: *Ich stelle mir bildlich vor, dass ich im Schatten des Baumes stehe und dort Schutz vor dem grellen Licht der Sonne finde. Dann stelle ich mir vor, wie ich mich hinsetze, den Rücken gegen den mächtigen Stamm gelehnt. Ich erinnere mich an all die Zeiten, in denen ich bis zur Spitze der Baumkrone geklettert bin und die Welt mit überbordender Freude betrachtet habe.*

***F** = Gefühle*

Richten Sie die Aufmerksamkeit auf Ihre Gefühle. Welche Gefühle stellen sich ein, wenn Sie diese Geschichte der Sicherheit in Ihrem System zum Leben erwecken? Beschreiben Sie die Gefühle in der Geschichte, an die Sie sich erinnern, und diejenigen, die sich jetzt bei der Niederschrift der Geschichte bemerkbar machen.

Meine Geschichte: *Ich erinnere mich an die Freude, die ich als Kind empfand, wenn ich auf den Baum kletterte, und das Gefühl der Freiheit, wenn ich mich hoch droben in der Krone befand. Ich finde es ein bisschen traurig, dass ich nicht mehr so geschickt klettern kann wie damals, aber das Gefühl der Freiheit und Freude ist in meinem Leben nach wie vor vorhanden. Dann denke ich an die Wurzeln des Baumes, die für Gesundheit und Wachstum sorgen, und spüre die Sicherheit, die damit einhergeht, tief in meinem Leben verwurzelt zu sein. Ich spüre, dass ich sowohl frei als auch verwurzelt bin, und entdecke, dass ich rundum zufrieden bin.*

***E** = Verkörperte Empfindungen*

Beenden sie die Übung mit Ihren verkörperten Empfindungen. Wie macht sich diese Geschichte der Sicherheit in Ihrem Körper bemerkbar? Schreiben Sie über die Empfindungen, an die Sie sich erinnern, und über das, was Sie jetzt empfinden, wenn Sie noch einmal in die Geschichte eintauchen.

Meine Geschichte: *Mein Körper erinnert sich an das Gefühl, das ich beim Klettern empfand, und an die Energie in meinen Händen und Füßen. Ich spüre, dass ich einen Teil dieser gespannten Erwartung auch heute noch nachvollziehen kann. Während ich die Erinnerung an den Baum Revue passieren lasse, spüre ich wieder, wie sich meine Energie beim Hinaufklettern mit der Energie des Himmels und beim Hinunterklettern mit der Energie der Erde, den starken Wurzeln des Baumes, verbindet.*

Wenn Sie Ihre Geschichte zu Ende geschrieben haben, geben Sie ihr eine Überschrift, lesen Sie sie noch einmal durch, und richten Sie Ihre Aufmerksamkeit auf das Gefühl, sich in Ihrer Geschichte der Sicherheit zu verankern. Viele Leute haben festgestellt, dass die Erinnerung diese Erfahrung in die Gegenwart rückt und aktiviert. Beobachten Sie, ob diese Möglichkeit, sich mit dem Zustand der Sicherheit und Regulation zu verbinden, auch für Sie passt.

Zahlreiche Wege, das Gefühl der Sicherheit zu feiern

Wenn wir unseren Weg in den Zustand der Sicherheit häufiger einschlagen und leichter bewältigen, können wir nach Möglichkeiten Ausschau halten, dort länger zu verweilen, die Erfahrung zu verinnerlichen und die physischen und psychischen Vorteile eines Systems zu genießen, das in dieser regulierenden Energie verankert ist. Wenn das autonome Nervensystem ständig aus seinem ventralen Refugium herausgerissen wird und den Rückweg nicht mehr findet, können sich zahlreiche Gesundheitsprobleme einstellen, zum Beispiel Depressionen, Panikattacken, Verdauungsstörungen, Atemwegsprobleme, chronische Erschöpfung, soziale Isolation und Einsamkeit. Zu den Vorteilen eines flexiblen Systems, das in der Lage ist, sich jederzeit in den ventralen Zustand zurückzuversetzen, gehören unter anderem ein subjektives Gefühl des Wohlbefindens, die zunehmende Fähigkeit, Freundschaften zu schließen, sowie Selbstmitgefühl und Mitgefühl mit anderen zu empfinden.[19]

Wir finden den Rückweg zu einem Anker im ventralen Zuhause sowohl allein als auch gemeinsam mit anderen. Wie immer wir auch dorthin gelangen, wichtig ist, die Rückkehr wahrzunehmen und den Prozess wertzuschätzen. Wertschätzung kann viele Formen annehmen. Sie kann als stillschweigendes Zeichen der Dankbarkeit zum Ausdruck gebracht werden, als Chance wahrgenommen werden, den Zustand der inneren Ruhe und Gelassenheit zu genießen, oder einfach darin, dass man den Moment zu würdigen weiß. Und manchmal haben wir vielleicht das Bedürfnis, diesen besonderen Augenblick auf spektakuläre, energiegeladene Weise zu feiern. Es gibt keine einzig wahre Art, ihn zur Kenntnis zu nehmen und wertzuschätzen: Wichtig ist allein der Prozess, uns vor Augen zu halten, dass wir den Weg gefunden haben, der in den ventralen

Zustand zurückführt, und die Heimkehr so zu gestalten, wie es sich *für uns* in diesem Augenblick richtig anfühlt.

Eine Freundin schilderte mir ihre Erfahrungen mit diesem Prozess. Sie bezeichnet ihr Zuhause fern von zu Hause als einen Ort der »dorsalen Leichenstarre«. Sie ist vertraut mit der Reise und der Rückkehr in die Sicherheit ihres ventralen Zuhauses und suchte nach einer Möglichkeit, sich in dieser Erfahrung zu verankern. Wir hatten über die Vorteile gesprochen, die mit der Wertschätzung der Rückkehr und Verankerung im Zustand der Regulation verbunden sind, und über einige Optionen, die dabei zur Verfügung stehen. Sie erzählte mir:

> »Ich spürte die ersten Regungen der Energie in mir, die signalisierten, dass meine Lebensgeister aufs Neue erwachten, und ich richtete meine Aufmerksamkeit darauf. Als Nächstes merkte ich, dass ich einen Funken Hoffnung zu schöpfen begann, und damit öffnete sich der Weg zurück in den ventralen Zustand und das Gefühl, wieder lebendig zu sein. Ich habe mit verschiedenen Möglichkeiten experimentiert, diese Erfahrung wertzuschätzen und zu vertiefen, damit ich in diesem Zustand verankert bleiben konnte. Ich entdeckte, dass das Gefühl der Dankbarkeit für die erfolgreiche Rückkehr in den Zustand der Sicherheit und Regulation nicht ausreichte. Ich brauchte ein Ritual, das meinem System zusätzliche Kraft verlieh. Deshalb sagte ich laut und voller Enthusiasmus: ›Ich bin angekommen! Ich bin ganz bei mir.‹ Damit fühlte ich mich rundum lebendig und wieder fest verankert. Ich stellte fest, dass dieses Ritual, meine Dankbarkeit laut zum Ausdruck zu bringen, für mich ein wichtiger Teil der Erfahrung ist. Wenn ich die Rückkehr auf diese Weise feiere, untermauere ich meine Fähigkeit, im Zustand der Sicherheit verankert zu bleiben.«

Überlegen Sie, ob ein solches Ritual auch für Sie geeignet wäre. Stellen Sie sich vor, Sie werden in einen Schutzzustand hineingezogen, finden den Rückweg in die ventrale Sicherheit und feiern Ihre Ankunft in der Regulation. Formulieren Sie ein paar Aussagen, um zu testen, ob diese Form der Anerkennung für Sie passt. Es kann sein, dass Ihr System nicht darauf anspricht, aber möglicherweise stellen Sie fest, dass Sie sich mit diesem Ritual, genau wie bei meiner Freundin, die Rückkehr und Verankerung im Zustand der ventralen Sicherheit erheblich erleichtern.

Wir finden den Rückweg auch in der sicheren Verbindung mit anderen Menschen und einer stilleren Würdigung dieser Erfahrung. Wir können das Werkzeug der Co-Regulation einsetzen, um die Anzahl der Mobilisierungs- oder Shutdown-Reaktionen einzudämmen und unsere Fähigkeit zu stärken, im Zustand der Sicherheit verankert zu bleiben.

Eine meiner Freundinnen geriet oft in Situationen, in denen sie dazu neigte, die Flucht zu ergreifen, und sie befürchtete, immer wieder in den alten Trott zu verfallen. Diese Reaktion bewirkte, dass die Verbindung zu den Menschen in ihrem Umfeld gekappt wurde. Im Zustand der Erregung hatte sie das Gefühl, dass alle gegen sie waren und ihr keine andere Wahl blieb, als sich einer Konfrontation zu entziehen. Und das war ihre SAFE-Geschichte: Sie setzte sich mit einer Freundin in Verbindung. Dann stellte fest, dass sich dadurch ihre Fähigkeit veränderte, im Zustand der Sicherheit verankert zu bleiben:

> »Obwohl meine Freundin bei mir war, spürte ich nach wie vor die Zugkraft der Mobilisierung und das Bedürfnis, die Flucht zu ergreifen. Rückblickend wurde mir jedoch klar, dass sie mir die Treue hielt, obwohl ich in einen Zustand geraten war, in dem es ums Überleben ging. Sie hatte mir immer zur Seite gestanden.
>
> In dem Moment war ich nicht in der Lage, das zu erkennen. Meine Biologie verhinderte, zu spüren oder zu glauben, dass sie trotzdem meine Freundin blieb. Deshalb bat ich sie, mir bei der Formulierung

einer Aussage zu helfen, die ich laut vorlesen oder mir stillschweigend vor Augen führen konnte, wenn ich im Zustand der Sicherheit verankert war, und einer weiteren Aussage, wenn ich das Bedürfnis verspürte, die Flucht zu ergreifen.

Die Sicherheitsaussage lautete: ›Ich habe das Gefühl, angekommen zu sein, und kann die Gesellschaft anderer genießen.‹ Und die Fluchtaussage lautete: ›Wenn sich das Bedürfnis bemerkbar macht davonzulaufen, begleitet mich meine Freundin.‹ Nach einigen Wochen stellte ich fest, dass sich dieses Fluchtbedürfnis abschwächte und meine Fähigkeit zunahm, im Zustand der Sicherheit verankert zu bleiben.«

Überlegen Sie, ob diese Möglichkeit der Rückkehr zu ventraler Sicherheit und Verankerung für Sie passend ist. Denken Sie an Freunde, deren co-regulierenden Einfluss Sie gern als Ressource nutzen würden. Formulieren und dokumentieren Sie Aussagen, die dazu dienen, jederzeit auf diese Verbindung zuzugreifen, um sich wieder im Gefühl der Sicherheit zu verankern. Probieren Sie aus, ob Ihr System sie nützlich findet oder ob Sie feststellen müssen, dass dies nicht Ihr bevorzugter Weg ist.

Den Augenblick genießen

Das Ritual des Genießens trägt dazu bei, den Augenblick – oder einen Mikromoment der Sicherheit und Regulation – bestmöglich auszuschöpfen. Beim Genießen geht es um die Fähigkeit, auch die kleinen Dinge im Alltag wahrzunehmen und zu feiern. Wir genießen den Augenblick, wenn wir die damit einhergehende Erfahrung wertschätzen, uns eine bestimmte Situation in unserem Leben ins Gedächtnis zurückrufen und in der Erinnerung schwelgen oder unbändig auf ein bevorstehendes Ereignis freuen. Indem wir unsere Aufmerksamkeit auf diese Augenblicke richten und uns ihnen gezielt zuwenden, wenn auch nur für kurze Zeit, machen sich die Vorteile sowohl umgehend bemerkbar, weil wir uns in ventraler Sicherheit verankert fühlen, als auch auf lange Sicht, weil wir damit unser Wohlbefinden auf physischer und psychischer Ebene verbessern. Das Immunsystem wird gestärkt, und wir fühlen uns kreativer, entdecken mehr Möglichkeiten, ein erfülltes Leben zu führen, sind körperlich und mental widerstandsfähiger und verringern das Risiko, an einer Depression zu erkranken. Diese Augenblicke sind keine vereinzelten Erfahrungen, sondern Mikromomente des Genießens, die sich auf der Habenseite unseres Kontos ansammeln. Wenn wir ein Ritual daraus machen und es in unseren Alltag integrieren, summieren sie sich und verleihen unserem System noch mehr Schubkraft auf dem Weg in den Zustand der Verbundenheit.[20]

Erkundungsübung: Wahrnehmen, Würdigen, Erweitern

Unser autonomes Nervensystem kennt auch ohne unsere Mitwirkung den Rückweg zum Zustand der Sicherheit und Regulation, und jeder von uns entwickelt eigene Methoden, diese Erfahrung zu vertiefen. Eine der Optionen, die Verbindung zum ventralen Zustand herzustellen und uns dort zu verankern, ist der Prozess, den Augenblick zu genießen, indem wir die ventrale Erfahrung wahrnehmen, würdigen und erweitern.

Hier eine kurze, aus drei Schritten bestehende Übung, die sich problemlos in jeden Alltagsablauf einpassen lässt:

1. Zuerst gilt es, sich der Erfahrung zuzuwenden. Richten Sie Ihre Aufmerksamkeit auf einen ventral-vagalen Augenblick, und halten Sie inne, um ihn mit allen Sinnen wahrzunehmen.

2. Nun würdigen Sie den Augenblick. Bleiben Sie mit Ihrer Aufmerksamkeit bei dieser Erfahrung.
3. Als Letztes erweitern Sie die Erfahrung. Fokussieren Sie Ihre Aufmerksamkeit zwanzig bis dreißig Sekunden lang darauf. Spüren Sie der ganzen Fülle des Augenblicks nach.

Diese Übung nimmt maximal zwanzig bis dreißig Sekunden in Anspruch, sodass man sie im Verlauf des Tages beliebig oft wiederholen kann. Experimentieren Sie damit. Denken Sie an eine Situation oder auch nur an einen Mikromoment, in dem Sie sich mit der Energie Ihres ventral-vagalen Systems verbunden fühlten. Richten Sie Ihre ungeteilte Aufmerksamkeit auf diese Erfahrung. Spüren Sie den Empfindungen in Ihrem Körper nach, der Ihnen ventral-vagale Energie zuführt und die Erfahrung aktiviert. Bleiben Sie zwanzig bis dreißig Sekunden lang fokussiert. Dann kehren Sie mit Ihrer Aufmerksamkeit langsam in den gegenwärtigen Augenblick zurück.

Vielleicht fällt es Ihnen leicht, Ihre Erfahrung zwanzig Sekunden lang zu genießen. In diesem Fall können Sie das Ritual auf dreißig Sekunden ausdehnen. Oder es stellt eine Herausforderung dar, die in Ihnen kein Bedürfnis weckt, die Erfahrung zu erweitern, weil sie eine dämpfende Wirkung hat, hervorgerufen durch Gedanken, die sich einschleichen, den Prozess des Genießens unterbrechen und zum Stillstand bringen.

Ein solches Ergebnis ist keineswegs ungewöhnlich, wenn wir Möglichkeiten der Wahrnehmung und Würdigung erkunden. Wir denken vielleicht, dass wir es nicht verdient haben, uns gut zu fühlen, dass es gefährlich ist oder ein Unheil heraufbeschwören könnte, wenn wir innehalten, um eine Erfahrung zu genießen. Sollte das passieren, beschränken Sie die Übung zunächst auf fünf bis zehn Sekunden, die Sie nach und nach auf zwanzig oder dreißig Sekunden erweitern können. Finden Sie heraus, welcher Zeitrahmen Ihre Fähigkeit der Wahrnehmung, Würdigung und Erweiterung unterstützt. Sobald dieser Prozess nicht mehr vertieft, sondern gedämpft wird, beenden Sie die Übung. Seien Sie nett zu sich selbst, geduldig und ausdauernd. Im Lauf der Zeit wird sich Ihre Fähigkeit, den Augenblick zu genießen, zunehmend verbessern.

Teilen und vertiefen

Wir genießen den Augenblick noch mehr, wenn wir die Erfahrung verbal zum Ausdruck bringen, um sie mit jemandem zu teilen. Vergessen Sie nicht, dass sich unser Nervensystem nach Verbundenheit sehnt; und unsere Geschichte des Genießens jemandem zu schildern vertieft die Erfahrung. Wählen Sie dazu Personen aus, die Ihnen offenherzig begegnen und bereit sind zuzuhören. Die Erfahrung des Genießens wird beim Erzählen lebendig, und Ihre Zuhörer haben das Gefühl, als würden Sie diesen ventral-vagal inspirierten Moment miterleben.

Am Ende dieses Kapitels, in dem es um die Möglichkeiten der Verankerung im Zustand der Sicherheit geht, möchte ich Ihnen noch eine Zeile aus einem Gedicht des persischen Sufi-Mystikers und Gelehrten Rumi mit auf den Weg geben: »Es ist eine Kerze in deinem Herzen, bereit, angezündet zu werden.« Ich bin überzeugt, dass unser ventral-vagaler Zustand und die Energie, die er aktiviert, eine Kerze ist, die immer angezündet ist. Und wenn sie gehegt und gepflegt wird, brennt sie heller und wärmer, begleitet uns auf dem Weg zu Gesundheit, Wachstum und Regeneration.

8.

SANFTE PRÄGUNG

Mit der Fähigkeit, zu verstehen, wie unser autonomes Nervensystem arbeitet und wie wir es als Verbündeten gewinnen, wenden wir unsere Aufmerksamkeit nun den Möglichkeiten zu, es neu auszurichten. Seine Aufgabe besteht darin, uns auf unserem Weg durchs Leben zu leiten. Fokussieren wir unsere Aufmerksamkeit nicht darauf, werden unsere Reaktionsmuster unbemerkt im Hintergrund abgerufen. Selbst wenn diese Muster regulierend wirken und unser Wohlbefinden fördern, können wir ihr Potenzial nicht vollumfänglich ausschöpfen, sofern wir uns nicht gezielt darauf fokussieren und uns aktiv in den Prozess einbringen. Mit ungeteilter Aufmerksamkeit und einem Beschluss, unser Vorhaben umzusetzen, können wir unser System neu ausrichten und die Leitungspfade als Ressource nutzen, die unser physisches und psychisches Wohlbefinden unterstützen.

Diese Leitungspfade führen oft in eine sogenannte positive Rückkopplungsschleife. In einem biologischen Kontext bedeutet der Begriff *positive Rückkopplung* lediglich, dass ein Muster anhaltend aktiv bleibt und sich selbst verstärkt. Damit ist keine Wertung verbunden. Eine positive Rückkopplungsschleife kann eine Aufwärtsspirale der Verbundenheit in Gang setzen. Sie beginnt vielleicht mit einer Glimmer-Erfahrung, die einen spürbaren Moment der physischen Entspannung mit sich bringt, gefolgt von einem freudvollen Gedanken, der die Bereitschaft weckt, nach weiteren Glimmer-Erfahrungen Ausschau zu halten. Diese positiven Rückkopplungsschleifen wollen wir identifizieren und als Ressource nutzen.

Eine positive Rückkopplungsschleife kann aber auch in einen Teufelskreis der Schutzreaktionen führen, in dem wir stecken bleiben. Diese Überlebenszustände gehen mit massiver Selbstkritik und Selbstvorwürfen einher, Botschaften, die das Überlebensmuster verstärken. Selbst eine flüchtige Erfahrung mit einer Rückkopplungsschleife, die dem Selbstschutz dient, hat eine mächtige Sogwirkung. Und ohne dieses Muster zu durchbrechen, können wir unser System nicht neu ausrichten. Ich neige beispielsweise dazu, mir einzureden, eine Außenseiterin zu sein, nicht hierher zu gehören, kein Recht zu haben, hier zu sein. Diese Botschaft leitet sich aus dem dorsal-vagalen Zustand der Abkopplung her; und jedes Mal, wenn ich mir diese Geschichte anhöre, wird die Anziehungskraft dieses Reaktionsmusters stärker. Es fällt mir zunehmend schwerer, in die ventrale Regulation zurückzufinden oder mich auch nur daran zu erinnern, dass es diese Möglichkeit gibt.

Nehmen Sie sich die Zeit, Ihre eigenen Rückkopplungsschleifen zu entdecken. Beginnen Sie dabei mit einem Moment der Mobilisierung. Spüren Sie die verkörperte Reaktion, und richten Sie Ihre Aufmerksamkeit auf den Gedanken, der diese spezifische Überlebensgeschichte in Gang setzt. Beobachten Sie, wie Ihre Gedanken und Geschichten intensiver werden und diese Erfahrung immer mehr Raum einnimmt. Wählen Sie nun eine Rückkopplungsschleife, die mit einem Kollaps des gesamten Systems endet. Nehmen Sie Ihre verkörperte Reaktion wahr, achten Sie auf den Anfang der Geschichte, und spüren Sie, wie Sie in diese Erfahrung hineingezogen werden, immer tiefer in sie eintauchen, sich mehr und mehr von der Außenwelt abkoppeln. Beenden Sie die Erkundungsübung mit einer Rückkopplungsschleife, die eine Aufwärtsspirale der Verbundenheit in Gang setzt. Achten Sie auf die verkörperte Reaktion. Spüren Sie, wie aktiv und lebendig die ventrale Verbindung in Ihrem System ist, die in eine Rückkopplungsschleife des Wohlbefindens führt. Folgen Sie den Gedanken, die Sie in Ihrer Geschichte der Sicherheit verankern.

Den Erfahrungshorizont ohne Stress erweitern

Mit der inneren Einstellung und dem Beschluss, unser autonomes Nervensystem als Verbündeten zu gewinnen, können wir neue Reaktionsmuster entwickeln und diejenigen vertiefen, die sich bereits bewährt haben. Dabei zielen wir darauf ab, unser System dadurch zu erweitern, ohne es zu belasten. Wir wollen unseren Handlungsradius ausdehnen, der Form eines neuen Musters nachspüren und es einen Moment lang genießen.

> **Wenn wir das Gefühl haben, wir müssten uns den Weg durch eine neue Erfahrung mit Gewalt bahnen oder in Kauf nehmen zu leiden, um Ergebnisse zu erzielen, belasten wir das System und wechseln unwillkürlich in einen der Überlebenszustände über.**

Unter diesen Umständen können wir nicht mehr auf unser System einwirken, sondern bleiben im altüberlieferten Schutzmuster stecken. Das »Ohne-Fleiß-kein-Preis«-Modell funktioniert nicht, wenn es gilt, die Reaktionsmuster des autonomen Nervensystems umzugestalten. Um einen Wandel herbeizuführen, ist es unerlässlich, das Ausmaß der Herausforderung so auszutarieren, dass sie uns sicher im Prägungsprozess verankert.

Prägung, eine unumkehrbare Form des Lernens, ist mit der Fähigkeit verknüpft, in jedem Augenblick die Vorgänge in unserem autonomen Nervensystem wahrzunehmen, sich mit den Informationen zu verbinden und zu respektieren, was wir dabei entdecken. Die positive oder negative Spannung, die den Prägungsprozess begleitet, geht mit der Unsicherheit einher, wohin der Weg führt. Was sich heute bewährt, kann morgen bereits zu viel oder nicht ausreichend sein. Wir lassen uns auf ein autonomes Abenteuer ein und sollten genügend ventrale Regulation im Gepäck haben, um eine sichere Reise zu gewährleisten. Wenn wir dem Weg folgen, den das Gehirn vorschlägt, wird die Reaktionsbandbreite unseres Nervensystems nicht erweitert und neu ausgerichtet, sondern belastet und in den Überlebensmodus gedrängt.

Ich habe aus meinen eigenen Erfahrungen gelernt, mein Nervensystem nicht zu ignorieren. Mein Gehirn mag eine Idee haben, was zu tun sei, doch ungeachtet seiner Entscheidung wird das Nervensystem diejenigen Maßnahmen einleiten, die unerlässlich sind, um mein Leben zu erhalten. Unlängst hatte ich mir vorgenommen, den Tag langsam angehen zu lassen. Ich hatte die feste Absicht, mir Zeit zu lassen und nicht schon frühmorgens in Hektik zu verfallen, doch die mobilisierende Energie meines sympathischen Nervensystems erwies sich als zu stark, und mein Beschluss, langsam und leicht in den Tag zu starten, war dahin. Ich hörte meine selbstkritischen Stimmen und musste kämpfen, um mich dem Sog der vertrauten Geschichte der Scham- und Schuldgefühle zu widersetzen. Als es mir gelang, meine Aufmerksamkeit dem autonomen Nervensystem zuzuwenden, konnte ich wahrnehmen, dass es an diesem Vormittag andere Pläne hatte.

Sobald ich mit Respekt und Neugierde die Verbindung zu ihm hergestellt hatte, spürte ich, was es mir unterschwellig mitzuteilen versuchte: Das sympathische Nervensystem übte Druck aus. Es drängte mich, »in die Gänge zu kommen«, aus Angst, dass ich mein Arbeitspensum sonst nicht schaffen und meine Termine verpassen würde. Und diese Angst führte umgehend zu der Geschichte, eine Versagerin zu sein. Da ich die Geschichte, die meine Reaktion auslöste, hinlänglich kannte, konnte ich daraus die Informationen ableiten, die ich benötigte, um meine Pläne für den Vormittag anzupassen und die mobilisierende Energie zu nutzen, um produktiv zu sein, ohne mich getrieben zu fühlen.

Ich änderte meine To-do-Liste und schrieb »Wochenliste« darüber, um mich daran zu erinnern, dass ich noch genug Zeit hatte.

Da ich keine Lust verspürte, mich kopfüber in Arbeit zu stürzen, aber gleichzeitig die Notwendigkeit einsah, aktiv zu werden, setzte ich mich mit meinem Morgenkaffee an einen meiner Lieblingsplätze im Haus und nahm mir die Zeit, einen Plan aufzustellen, wie ich die Einträge meiner To-do-Liste auf die kommende Woche verteilen und abhaken würde. Obwohl ich an diesem Morgen nicht ganz so faul war, wie ich es mir vorgenommen hatte, gelang es mir, mich mit meinem Nervensystem zu verbünden und allen Ansprüchen gerecht zu werden: Statt sofort mit der Arbeit zu beginnen, konnte ich mir Zeit zum Nachdenken einräumen und den Tag mit einer gewissen Sorglosigkeit in Angriff nehmen.

Probieren Sie es nun selbst aus. Rufen Sie sich eine Situation in Erinnerung, in der es anders kam als gedacht. Spüren Sie der Überlebensreaktion nach, die einer Verwirklichung Ihrer Vorstellungen im Wege stand. Wie versuchte Ihr Nervensystem, Ihre Aufmerksamkeit zu wecken? Wie reagierten Ihr Gehirn und Ihr Nervensystem auf die Tatsache, nicht am gleichen Strang zu ziehen? Was für ein Gefühl löste dieser innere Kampf bei Ihnen aus? Und nun stellen Sie sich vor, dass Sie Ihre Aufmerksamkeit der Reaktion zuwenden, die sich als Hindernis für Ihre Pläne erwies, und hören Sie der Geschichte zu, die Ihr Nervensystem Ihnen übermitteln wollte. Was trieb diese Verhaltens- und Denkmuster an? Spüren Sie, wie sich die Erfahrung verändert, wenn Sie diese Geschichte hören?

Das Erweiterungs-Stress-Kontinuum stellt eine wirksame Möglichkeit dar, Anzeichen zu erkennen, die auf den Erweiterungs- und Prägungsprozess hinweisen, und Ihnen vor Augen zu führen, wann Sie im Begriff sind, die Grenze zur Gefahrenzone der Stress- und Überlebensreaktion zu überschreiten.

Erkundungsübung:
Erweiterung, Genießen, Stress, Überleben

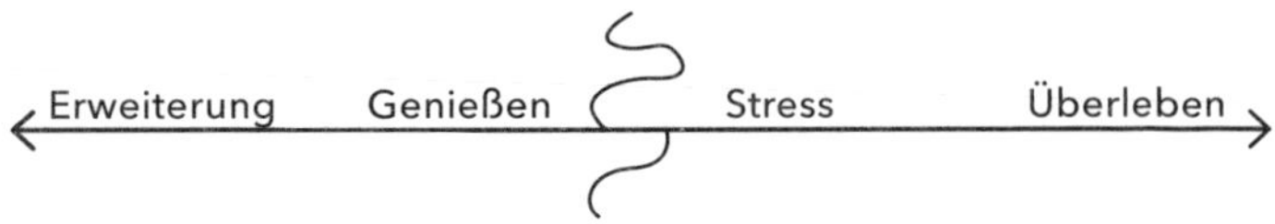

Abbildung 8.1: Erweiterungs-Stress-Kontinuum

Zeichnen Sie eine Linie auf ein Blatt Papier, und unterteilen Sie diese gleichmäßig in die Bereiche *Erweiterung*, *Genießen*, *Stress* und *Überleben*. Der Punkt in der Mitte der Linie sollte sich zwischen Genießen und Stress befinden, mit Erweiterung und Genießen auf der einen Seite und Stress und Überleben auf der anderen Seite. Markieren Sie diesen Kipppunkt, sodass er Aufmerksamkeit weckt. Bis zu diesem Punkt reicht der ventrale Bereich, dahinter beginnen der sympathische und dorsale Bereich. Farben, Texturen, Länge und Breite der Linie können Sie ganz nach Lust und Laune gestalten.

Viele Leute haben festgestellt, dass die Verbindung vertieft wird, wenn sie Bilder hinzufügen. Auf meinem Kontinuum habe ich den Erweiterungsbereich mit einem Drachen an einer langen Schnur, den Bereich des Genießens mit einer Meeresschnecke, den Stressbereich mit einer gezackten Herzform und den dorsalen Überlebenszustand mit einem hohläugigen Emoji für mein Zuhause fern von zu Hause gekennzeichnet. Richten Sie Ihre Aufmerksamkeit auf die Bilder, die sich mit den Worten auf Ihrem Kontinuum einstellen.

In dieser Erkundungsübung benutzen wir unsere Finger, um die Linie auf dem Papier nachzuverfolgen, aber sie können auch in dem Raum, in dem Sie sich derzeit befinden, eine Linie markieren und darauf entlanggehen.

Legen Sie nun beide Finger auf den Kipppunkt in der Mitte der Linie, und erinnern Sie sich an eine Situation, in der Sie sich im Gleichgewicht fühlten, aber spüren konnten, dass eine Änderung bevorstand. Geben Sie dieser Stelle einen Namen. Ich bezeichne sie als *Rand*. Laden Sie Ihr autonomes Nervensystem ein, Ihnen einen Begriff zu übermitteln. Spielen Sie mit Worten, bis Sie etwas finden, was sich für Sie richtig anfühlt. Markieren Sie diese Stelle, die sich an der Grenze zwischen Gestalten und Überleben befindet. Und nun legen Sie einen Finger auf die Seite, auf der Erweiterung und Genießen verortet sind, und einen Finger auf die Stress- und Überlebensseite. Spüren Sie den unterschiedlichen Energien in den beiden Bereichen nach. Verlagern Sie nun das Gleichgewicht der Kräfte zwischen Ihren beiden Fingern, und richten Sie Ihre Aufmerksamkeit darauf, was mit Ihrem Gefühl der Verankerung im Zustand der ventralen Sicherheit passiert.

Gehen Sie jetzt an den Anfang der Linie, an die Stelle, die Sie mit *Erweiterung* markiert haben. Nehmen Sie wahr, wie es sich anfühlt, wenn Sie sich an diesem Ausgangspunkt befinden und bereit sind, zum ersten Mal aktiv zu werden und Ihr System umzugestalten, wie geringfügig auch immer. Spüren Sie, wie Ihr autonomes Nervensystem Ihnen die Information zukommen lässt, dass es Sie bei diesem Prozess unterstützt, sich mit an Bord befindet, um den Wandel einzuleiten.

Bewegen Sie Ihre Finger nun zu der Stelle, die Sie mit *Genießen* markiert haben. Halten Sie sich vor Augen, wie es sich anfühlt, innezuhalten und eine Veränderung zu verinnerlichen, sie mit allen Sinnen wahrzunehmen, sie vielleicht sogar zu feiern.

Bewegen Sie sich zwischen diesen beiden Punkten hin und her, um zu verinnerlichen, wie der Prägungsprozess durch die Bewältigung eines kleinen Teils Ihrer Wegstrecke und durch die Fähigkeit unterstützt wird, diesen Augenblick zu genießen. Wenn Sie bereit sind, begeben Sie sich auf den Kipppunkt in der Mitte und halten einen Moment inne, bevor Sie auf die andere Seite des Kontinuums überwechseln. Erinnern Sie sich daran, dass es bei dieser Erkundung ausschließlich darum geht, Informationen zu sammeln.

Wir unternehmen nur einen kurzen Ausflug in den Stress- und Überlebensbereich, um die Fakten auszugraben. Bei dieser Erkundungsübung geht es nicht darum, voll in die damit einhergehenden Zustände einzutauchen, sondern lediglich ein Gespür für sie zu entwickeln. Bewegen Sie Ihre Finger zur Stressmarkierung, und stellen Sie sich diese Erfahrung bildlich vor. Wie teilt Ihr Nervensystem Ihnen mit, dass Sie den Kipppunkt in der Mitte überschritten haben und nicht mehr aktiv am Prägungsprozess beteiligt sind?

Und nun geht es weiter zur letzten Station mit der Markierung *Überleben*. Bleiben Sie nur so lange dort, bis Sie erkennen, dass Ihr sympathischer und dorsal-vagaler Zustand eine adaptive, sprich anpassungsfähige Überlebensreaktion eingeleitet haben. Spüren Sie, wie Sie dadurch Ihre Schutzmuster an dieser Stelle des Kontinuums verstärken. Kehren Sie zur Stressmarkierung zurück, und nehmen Sie den Unterschied wahr. Was passiert, wenn Sie vom Überlebens- wieder in den Stressbereich kommen?

Kehren Sie nun zum Kipppunkt zurück, um die Bereichswechsel, die Ihr Nervensystem mitgetragen hat, und die dabei auftauchenden Gedanken nachzuverfolgen. Begeben Sie sich wieder auf die regulierte Seite der Linie, und kehren Sie zum Ausgangspunkt, der Erweiterungsmarkierung, zurück. Denken Sie über die Erfahrung nach, sich zwischen den einzelnen Punkten Ihres persönlichen Kontinuums problemlos hin- und herzubewegen. Nehmen Sie sich die Zeit, Ihre Entdeckungen und Erkenntnisse zu dokumentieren und das, was Ihnen wichtig und erinnerungswürdig erscheint, schriftlich festzuhalten.

Es gibt verschiedene Möglichkeiten, dieses Werkzeug zu benutzen. Sobald Sie das Gefühl bekommen, den Kipppunkt überschritten zu haben und in einen Stresszustand geraten zu sein, kehren Sie mithilfe Ihres Kontinuums auf die Erweiterungsseite zurück. Wenn Sie sich am Ende der Linie in einem Überlebensmodus befinden, trägt Ihr Kontinuum dazu bei, die Reaktion abzuschwächen, schrittweise in den Stressbereich und im Anschluss zum Kipppunkt in der Mitte zurückzukehren. Von diesem Punkt aus können Sie in aller Ruhe darüber nachdenken, was diese Erfahrung zu einer Herausforderung machte, die Sie nicht bewältigen konnten.

Wenn Sie eine neue Erfahrung ins Auge fassen und daran arbeiten wollen, können Sie Ihr Kontinuum verwenden, um auf der Erweiterungs- und Genießen-Seite zu bleiben. Wollen Sie die Randzonen der Erfahrung erforschen, begeben Sie sich auf den Kipppunkt und richten Ihre Aufmerksamkeit auf den Moment, in dem Sie in den Stressbereich überwechseln. Bewegen Sie sich zwischen Erweiterung und Genießen hin und her, um neue Pfade zu vertiefen.

Aufbauende und auslaugende Erfahrungen

Es gibt zwei Pfade, denen wir bei der Neuausrichtung unserer Systeme folgen können. Der eine erfordert, diejenigen Muster zu erkennen, die von Mobilisierung und Abkopplung getrieben werden, Muster, die uns auslaugen und reduziert oder aufgelöst werden sollten. Der andere Pfad erfordert, diejenigen Muster zu erkennen, die uns aufbauen, um sie zu vervielfältigen, zu vertiefen und sie verstärkt abrufen zu können. Auslaugende Muster fallen uns naturgemäß eher auf, weil wir die Auswirkungen zu spüren bekommen, die ihren Niederschlag in physischen Symptomen und emotionalem Stress finden. Die Aufmerksamkeit gezielt der Veränderung dieser Muster zuzuwenden ist oft ein Anfang, aber nicht das Ergebnis, das wir anstreben. Um Wohlbefinden auf der physischen und psychischen Ebene vollumfänglich genießen zu können, sollten wir unsere Aufmerksamkeit nicht nur den Pfaden zuwenden, die an unseren Kräften zehren, sondern auch denjenigen, die sie aufbauen.

Der erste Schritt ist die Fähigkeit, zu erkennen, wie wir Erfahrungen als auslaugend oder aufbauend wahrnehmen. Danach können wir dazu übergehen, die auslaugenden Erfahrungen zu reduzieren oder aufzulösen und die aufbauenden zu vervielfältigen. Nutzen Sie die hierarchische Anordnung der Schaltkreise des autonomen Nervensystems, und beginnen Sie mit dem Baustein auf der untersten Ebene, dem dorsalen Zustand, und einer Erfahrung, die Sie als auslaugend empfinden.

Wenn ich den Sog meines dorsalen Systems wahrnehme, fühle ich, wie sich ein Gefühl der Betäubung in meinem Körper auszubreiten beginnt, und ziehe mich von meinem sozialen Umfeld zurück, weil ich mir einrede, ich gehöre nicht dazu. Lassen Sie eine Erfahrung aus jüngster Zeit Revue passieren, die zu einem dorsalen Kollaps des gesamten Systems geführt hat, und richten Sie Ihre Aufmerksamkeit auf die Vorgänge in Ihrem Körper. Welche Verhaltensweisen und Überzeugungen machen sich in diesem autonomen dorsalen Zustand der zunehmenden Kraftlosigkeit bemerkbar? Wenn Ihnen klar wird, was in diesem Zustand mit Ihnen geschieht, nehmen Sie sich einen Augenblick Zeit, um Ihre Entdeckungen und Erkenntnisse zu dokumentieren.

Wechseln Sie auf die nächsthöhere Ebene der Hierarchie über, und denken Sie an eine Erfahrung, die den Mobilisierungszustand und die vom Sympathikus gesteuerte Kampf-oder-Flucht-Reaktion auslöste. An dieser Stelle spüre ich, wie sich meine Oberarme anspannen und mein Bauch verkrampft. Ich kann nicht untätig bleiben, habe das dringende Bedürfnis, mich der Situation zu entziehen. Achten Sie darauf, wie sich dieses auslaugende Muster in Ihrem Körper, auf Ihr Verhalten und auf Ihre Überzeugungen auswirkt. Wenn Ihnen klar wird, was in diesem Zustand mit Ihnen geschieht, nehmen Sie sich einen Augenblick Zeit, um Ihre Entdeckungen und Erkenntnisse zu dokumentieren.

Wenn wir die Spitze der Hierarchie, den Zustand der Sicherheit und Regulation, erreicht haben, ändern sich die Erfahrungen: Sie werden nicht länger als auslaugend, sondern als aufbauend empfunden. Bei mir stellt sich dann ein Gefühl der Leichtigkeit ein, das sich im ganzen Körper bemerkbar macht: Ich bringe mehr Schwung in meinen Alltag und bin überzeugt, dass die Welt zahlreiche Chancen für mich bereithält, die es zu erkunden lohnt.

Denken Sie an eine Situation zurück, in der Sie die Erfahrung gemacht haben, auf ventral-vagale Ressourcen zugreifen zu können. Achten Sie darauf, was mit Ihnen geschieht. Wie äußert sich eine aufbauende Erfahrung in Ihrem Körper, in Ihrem Verhalten und in Ihren Überzeugungen? Wenn Sie herausgefunden haben, wie sich dieser Zustand bei Ihnen auswirkt, nehmen Sie sich einen Augenblick Zeit, um Ihre Entdeckungen und Erkenntnisse zu dokumentieren.

Mit der Fähigkeit, auslaugende und aufbauende Erfahrungen als solche zu identifizieren, haben Sie nun die nötigen Orientierungshilfen zur Hand, um sie genauer unter die Lupe zu nehmen. Nutzen Sie diese, um sich damit einen ersten Überblick zu verschaffen. Lassen Sie Situationen jüngeren Datums Revue passieren, die ein überwältigendes, kräftezehrendes Kampf-oder-Flucht-Bedürfnis in Ihnen auslösten, und Situationen, die in einen Zustand der Betäubung, des Zusammenbruchs und einer grenzenlosen Erschöpfung führten. Und dann werfen Sie einen Blick auf die Erfahrungen, die Sie als aufbauend und erfüllend erlebten.

Die Neuausrichtung unserer Systeme geschieht mithilfe eines sanften Prägungsprozesses, der sich im Lauf der Zeit entfaltet. Sosehr wir uns auch wünschen, der Wandel möge unverzüglich, im Handumdrehen eintreten – das autonome Nervensystem findet seinen Weg sowohl zur Ausbildung neuer Muster als auch zur Vertiefung bereits vorhandener und aufbauender Pfade in kleinen Schritten, durch fortwährende Wiederholung von Aktivitäten, die Verbindungen innerhalb seines Netzwerks festigen. Die Physikerin Marie Curie schrieb in ihren *Autobiographical Notes*: »Mir wurde beigebracht, dass der Weg des Fortschritts weder schnell noch einfach ist.« Auch Prägungsprozesse finden nicht im Bruchteil von Sekunden und mit einem Paukenschlag statt, sondern vollziehen sich in vielen unspektakulären Momenten, die sich addieren. Es erfordert Geduld, Beharrlichkeit und Durchhaltevermögen. Die nächsten Abschnitte und Erkundungsübungen in diesem Kapitel tragen dieser Notwendigkeit Rechnung.

Zustände und Zustandsbeschreibungen

Ich erinnere mich an einen Song von Hank Williams, »I'm So Lonesome I Could Cry« (»Ich bin so einsam, dass ich weinen könnte«), der zur nächsten Übung passt. Wir haben oft Gedanken, die der Satzstruktur folgen: »Ich bin so … [Gefühl], dass ich am liebsten … [Handlung].« Ein Beispiel: »Ich bin so erschöpft, dass ich am liebsten aufgäbe«, »Ich bin so wütend, dass ich am liebsten laut schreien würde« oder »Ich bin so glücklich, dass ich am liebsten die ganze Welt umarmte« – mit solchen Sätzen übermittelt uns jeder autonome Zustand eine Botschaft.

Erkundungsübung: Ich bin so ..., dass ich am liebsten ...

Beginnen Sie diese Erkundungsübung, indem Sie aufmerksam zuhören, was Ihnen Ihr System zu sagen hat. Ergänzen Sie den Satz »Ich bin so …, dass ich am liebsten …«, um diesen Moment mit allen Sinnen wahrzunehmen und ihn schriftlich festzuhalten, gleichgültig, welche Worte Ihnen »in den Sinn kommen«.

Denken Sie über Ihre Aussage nach, und achten Sie darauf, welcher Zustand Ihnen eine Botschaft geschickt hat. Stammte sie aus einem ventralen Zustand, in dem sich die Worte reguliert, interessant und aufbauend anfühlen? Leitete sie sich aus einem sympathischen Zustand her, der den Vorgeschmack einer Bedrohung und das Gefühl mit sich bringt, von überbordender Energie getrieben zu sein? Oder war sie auf den dorsalen Zustand zurückzuführen, in dem das Gefühl dominiert, die Hoffnung zu verlieren, abgekoppelt zu sein, für niemanden mehr zugänglich?

Der nächste Schritt besteht darin, für jeden der drei Zustände eine Aussage zu notieren. Beginnen Sie damit, sich mit Ihrem dorsalen und Ihrem sympathischen Überlebenszustand zu verbinden. Achten Sie auf die Gefühle und Handlungsimpulse, die bei der Vervollständigung der Sätze auftauchen. Und zum Schluss notieren Sie die Gefühle und Handlungsimpulse, zu einer ventral inspirierten Aussage geführt haben.

Mithilfe dieser Aussagen können wir nun anfangen, die Prägung neuer Muster zu erkunden, indem wir jede einzelne mit begleitenden Zustandsbeschreibungen versehen, bei denen die Gefühle bestehen bleiben (»Ich bin so …«), die Handlungsimpulse jedoch verändert werden (»dass ich am liebsten …«). Das Ziel besteht darin, genug regulierende Energie in die Zustandsbeschreibung einzubringen, um die beiden Überlebenspfade aufzuweichen und den Pfad der Sicherheit und Verbundenheit zu vertiefen.

Wenn wir die zuvor genannten Beispiele verwenden, könnte der Satz aus dem Zustand des dorsalen Zusammenbruchs »Ich bin so erschöpft, dass ich am liebsten aufgäbe« in die Aussage »Ich bin so erschöpft, dass ich mich am liebsten eine Weile hinlegen würde« abgewandelt werden.

Und der Satz »Ich bin so wütend, dass ich am liebsten laut schreien würde«, der auf die sympathische Aktivierung zurückzuführen ist, könnte in die Aussage »Ich bin so wütend, dass ich mich jetzt am liebsten ausklinken und zu einem späteren Zeitpunkt auf das Thema zurückkommen würde«.

Und den ventral-inspirierten ursprünglichen Satz »Ich bin so glücklich, dass ich am liebsten die ganze Welt umarmen würde« könnte man ebenfalls umformulieren, zum Beispiel: »Ich bin so glücklich, dass ich am liebsten meine Freunde anrufen und Zeit mit ihnen verbringen würde.«

Kehren Sie zu Ihren drei Sätzen und den Gefühlen in Ihrem dorsal, sympathisch und ventral gesteuerten Zustand zurück (»Ich bin so …«), und ziehen Sie eine andere Reaktion in Betracht (»dass ich am liebsten …«). Bringen Sie ventrale Energie in die Aussagen aus dem sympathischen und dem dorsalen Zustand ein, und formulieren Sie das jeweilige Satzende neu.

Zur Unterstützung des Prozesses können Sie sich das Bild von Ihrem äußeren vagalen Regelkreis vor Augen halten und die Leuchtkraft der Farben visualisieren, Sie können die ventrale Landschaft betrachten, die Sie mental angefertigt haben, oder Sie stellen den Kontakt zu der Stelle in Ihrem Körper her, die Sie mit Ihrem ventral-vagalen Zustand verbindet. Wenn Sie das Gefühl haben, dass Sie fest genug im ventralen System verankert sind, um mit einem anderen Satzende zu experimentieren, füllen Sie die Leerstelle im Handlungsteil Ihrer Aussagen aus. Fügen Sie eine vom ventralen System gesteuerte Handlungsoption hinzu, mit Formulierungen, die eine sanfte, prägende Wirkung auf Ihre Überlebensreaktion haben.

Beenden Sie die Erkundungsübung mit der Aussage, die Sie aus Ihrer Verankerung im ventralen System geschrieben haben. Fügen Sie eine Handlungsoption hinzu, die auf eine Erweiterung der Erfahrung abzielt und Sie einlädt, den Augenblick zu genießen.

Damit haben Sie eine Methode zur Hand, mit der Sie Reaktionsmuster schnell und problemlos unter die Lupe nehmen und mithilfe des Prägungsprozesses umgestalten können. Wir hören uns oft selbst sagen: »Ich bin so …, dass ich am liebsten …« In diesem Fall nehmen Sie sich einen Augenblick Zeit, um sich dem ersten Teil der Aussage zuzuwenden, ein wenig ventrale Energie einzubringen und nach einem anderen Satzende Ausschau zu halten.

Durch Atmung in den Zustand der Regulation gelangen

Die Atmung ist eine weitere Methode, um unser System neu zu prägen. Die Atmung wird vom autonomen Nervensystem gesteuert. Es handelt sich um einen Prozess, der automatisch abläuft, sich aber gezielt beeinflussen lässt. Die Atmung bietet uns einen direkten Leitungspfad zum autonomen Nervensystem, und ist somit sowohl eine regulierende Ressource als auch ein Treiber der Aktivierung unserer Überlebenszustände. Die Pranayama-Atmung ist seit Jahrhunderten ein Bestandteil der Yogaübungen, und es gibt noch viele weitere Ressourcen, die Sie bei einer tiefgreifenden Erforschung der Macht des Atems unterstützen.

Wenn wir die Atmung für die Prägung unserer Systeme nutzen, gilt es, sich daran zu erinnern, dass jeder Mensch auf seine eigene Art atmet. Für viele weisen Atemübungen auf eine potenzielle Gefahr hin. Ein Eingriff in den Atemrhythmus und Atemzyklus kann schnell eine Veränderung des autonomen Zustands auslösen. Allein die Wahrnehmung, dass sich der Atem verlangsamt und vertieft, reicht oft schon für einen Wechsel aus. Wenn wir also beginnen, auch nur eine Spur langsamer oder tiefer zu atmen, können wir in einen Zustand der Abkopplung und des systemischen Kollapses geraten, statt einen Weg in den Zustand der Sicherheit und Regulation zu finden.

Die normale Atemfrequenz von Erwachsenen rangiert zwischen zwölf und zwanzig Zügen pro Minute. Sie können Ihre eigene Frequenz ganz leicht berechnen, wenn Sie im Verlauf einer Minute Ihre Ausatmungszüge zählen. Damit haben Sie einen Normwert, mit dem Sie arbeiten mögen, wenn Sie andere Atemtechniken erkunden. Indem wir uns die Atemmuster genauer anschauen, spüren wir, dass eine Verlängerung der Ausatmung (eine lange Ausatmung lässt sich beispielsweise üben, wenn Sie Seifenblasen erzeugen), eine Verlangsamung der Atmung (mithilfe Ihrer errechneten Atemzüge pro Minute) und die Ausatmung gegen einen Widerstand (Sie entwickeln ein Gefühl dafür, wenn Sie sich vorstellen, durch einen Strohhalm auszuatmen) mehr ventral-vagale Energie mit sich bringt. Schnelle Atmung, unregelmäßige Atmung und abruptes Ein- oder Ausatmen erhöhen das Aktivitätsniveau des sympathischen Systems, während eine Angleichung der Ein- und Ausatmungslänge für ein paar Atemzyklen dafür sorgt, dass der Zustand des autonomen Gleichgewichts erhalten bleibt.[21]

Bevor wir zur Erkundungsübung übergehen, beginnen wir, die Wahrnehmung unseres Atems zu schärfen. Halten Sie nach einer Stelle in Ihrem Körper Ausschau, an der Sie Ihre Atembewegungen spüren können, beispielsweise im Brustkorb, im Bauchbereich, in den seitlichen Rippen, im unteren Rücken oder unterhalb der Nasenlöcher. Nehmen Sie sich Zeit, um die Stelle zu lokalisieren, an der Sie sich am besten mit Ihrem Atem verbinden können. Folgen Sie dem Pfad der Ein- und Ausatmung für ein paar Atemzyklen, um sich mit ihm vertraut zu machen.

Richten Sie Ihre Aufmerksamkeit noch einmal auf Ihre Vagalbremse und wie sie funktioniert. Erinnern Sie sich, dass beim Einatmen jedes Mal eine leichte Lockerung der Vagalbremse und eine Erhöhung der Herzfrequenz erfolgt und das Ausatmen von einem Anziehen der Vagalbremse und einem Absenken der Herzfrequenz begleitet wird. Folgen Sie Ihrem Atem für ein paar Zyklen, ohne etwas zu ändern. Bleiben Sie mit Ihrer Aufmerksamkeit einfach bei Ihrem Atem. Nehmen Sie sich einen Augenblick Zeit, um wahrzunehmen, wie Ihr Atem und Ihr derzeitiger Zustand miteinander verknüpft sind.

Bewegen Sie sich nun auf den Hierarchieebenen des autonomen Nervensystems hinauf und hinunter, und spüren Sie, wie sich Ihr Atemrhythmus verändert. Beobachten Sie, wie Sie atmen, wenn Sie in den dorsalen Zustand des Kollapses hineingezogen werden, wenn sich die Mobilisierung einer sympathisch gesteuerten Kampf-oder-Flucht-Reaktion bemerkbar macht und wenn Sie in der ventralen Sicherheit und Regulation verankert sind.

In den folgenden Übungen erkunden wir einfache Möglichkeiten, mit der Aufmerksamkeit bei Ihrem Atem zu bleiben und ihn zu nutzen, um Ihre Pfade in die Regulation mithilfe des Prägungsprozesses neu auszurichten. Lassen Sie sich bei diesen Übungen von Ihrem autonomen Nervensystem leiten. Bleiben Sie im ventralen Zustand verankert und in Ihrem Kontinuum im Bereich der Erweiterung und des Genießens verwurzelt.

Erkundungsübung: Atemrhythmus

Eine Möglichkeit, die Aufmerksamkeit auf Ihre Atemrhythmen zu richten und sie gezielt zu lenken, besteht darin, Worte hinzuzufügen, die jeden Ein- und Ausatmungszug begleiten. Halten Sie nach Wortpaaren Ausschau, die den leichten Energieanstieg beim Einatmen aufgreifen und die Rückkehr zu der Leichtigkeit fördern, die mit dem Ausatmen einhergeht. Ein Beispiel wäre *hochfahren* und *runterfahren* oder *ausströmen* und *einströmen* der Energie. Experimentieren Sie so lange, bis Sie eine Kombination finden, die für Sie passt. Sie haben vielleicht das Gefühl, sie sei optimal, um die Verbindung zu Ihrem Atem herzustellen, wie für Sie gemacht. Oder Sie haben lieber mehrere Wortpaare zur Auswahl, mit denen Sie sich auf Ihren Atem einstimmen.

Sobald Sie die richtigen Worte gefunden haben, versuchen Sie, damit Ihre Aufmerksamkeit auf Ihren Atemrhythmus zu fokussieren. Vergegenwärtigen Sie sich die Worte bei jedem Ein- und Ausatmungszug, und beobachten Sie, was passiert. Achten Sie nun darauf, was geschieht, wenn Sie die Worte laut aussprechen. Legen Sie eine Hand auf die Stelle Ihres Körpers, an der Sie den Atem in der vorherigen Erkundungsübung gespürt haben, und nehmen Sie wahr, wie sich die Erfahrung verändert.

Es ist beruhigend, Worte zu haben, die uns verlässlich in Kontakt mit unserer Atmung bringen. Aber es gibt Zeiten, in denen Sie gern einmal experimentieren und herausfinden möchten, welche Worte Ihnen spontan in den Sinn kommen. Stimmen Sie sich darauf ein, und hören Sie zu, welche Worte beim Einatmen und Ausatmen in Ihrem Inneren auftauchen. Vielleicht beginnt sich ein Muster abzuzeichnen, oder jeder Atemzyklus bringt eine neue Wortkombination mit sich. Um Neues zu entdecken, müssen wir neugierig und offen bleiben.

Jeder Atemzug wird von Bewegungen begleitet. Die beiden Lungenflügel füllen und leeren sich, das Zwerchfell verändert seine Form, schafft zuerst Platz für die einströmende Luft und trägt im Anschluss dazu bei, sie wieder auszustoßen, und Brust- und Bauchraum heben und senken sich. Diese biologisch vorprogrammierten Bewegungen sind mit den Atemrhythmen verknüpft, aber wir können unsere Ein- und Ausatmungszüge durch gezielte Bewegungen ergänzen und spüren, wie der Atem uns auf den Weg in den Zustand der Regulation führt.

Erkundungsübung: Sich mit dem Atem bewegen

Bei dieser Übung können Sie sich die Bewegungen entweder bildlich vorstellen oder physisch ausführen. Beides aktiviert die Erfahrung, deshalb sollten Sie darauf achten, auf der Erweiterungsseite des Kontinuums zu bleiben.

Beginnen Sie damit, eine Bewegung beim Einatmen einzuladen. Als Nächstes erkunden Sie eine Bewegung, die Ihre Ausatmungszüge begleitet. Und nun führen Sie die beiden Bewegungen mit Ihrem Atemzyklus zusammen. Spüren Sie, wie sich Ihr Körper und Ihr Atem gemeinsam bewegen.

Eine andere Möglichkeit, den Atem als prägende Übung zu nutzen, ist Seufzen. Seufzen ist eine natürliche Methode, für den Erhalt einer gesunden Lungenfunktion zu sorgen. Wir seufzen mehrmals in der Stunde ganz spontan, nehmen dabei einen tieferen Atemzug, wobei sich Abermillionen Luftbläschen in unserer Lunge aufblähen, und atmen dann gleichermaßen tief aus.

Es heißt, dass Seufzer einen Mechanismus darstellen, der einen Neustart unserer Systeme ermöglicht: Eine hörbare Ausatmung, das Kennzeichen des Seufzers, hat nachweislich eine direkte Auswirkung nicht nur auf unsere Physiologie, sondern auch auf unsere Gedanken. Zusätzlich zu den spontanen, im Hintergrund mitlaufenden Seufzern, die Momente der Regulation fördern, können wir gezielt mit Seufzern arbeiten, um einen aktuellen Zustand zu unterbrechen, einen Moment der Ruhe und Entspannung zu finden und die Erfahrung der Regulation und Verbundenheit zu vertiefen.[22]

Erkundungsübung: Seufzen

Beginnen Sie damit, Ihre Aufmerksamkeit auf den Atem zu richten, ihn nicht zu verändern, sondern ihm einfach nur zu folgen. Beobachten Sie, wie er in Ihren Körper einströmt, ihn auf seine eigene Weise füllt und wieder ausströmt. Spüren Sie dem Rhythmus Ihres Atemzyklus nach. Nun unterbrechen Sie Ihr Atemmuster, indem Sie beim nächsten Atemzug tiefer einatmen und die Ausatmung in einen hörbaren Seufzer umwandeln. Wiederholen Sie die Übung für ein paar Atemzyklen, und fügen Sie hin und wieder einen Seufzer hinzu.

Wir seufzen aus verschiedenen Gründen. Wir seufzen, weil wir frustriert sind und Dampf ablassen müssen, und wir seufzen, wenn wir uns ausgelaugt oder deprimiert fühlen, um ein bisschen Energie zu tanken. Wir seufzen vor Erleichterung, wenn wir den Rückweg in die Regulation gefunden haben, und atmen zufrieden auf, wenn wir die Erfahrung genießen, fest in diesem Zustand verankert zu sein.

Erforschen Sie die verschiedenen Formen des Seufzens, und achten Sie auf Ihre Reaktion. Beginnen Sie mit einem Seufzer der Verzweiflung. Spüren Sie den Sog des Kollapses und der schwindenden Energie, die damit einhergehen. Wandeln Sie Ihren nächsten Ausatmungszug in einen tiefen Seufzer um, und nehmen Sie wahr, was passiert, wenn Sie das Atemmuster unterbrechen.

Als Nächstes lassen Sie einen Teil der Kampf-oder-Flucht-Energie aufkommen, die das sympathische Nervensystem zur Verfügung stellt. Spüren Sie in den Zustand der Dysregulation hinein, und seufzen Sie frustriert. Lassen Sie mit Ihrem Seufzer einen Teil dieser mobilisierenden Energie los. Beobachten Sie die Gedanken, die mit diesem Seufzer aufkommen, und nehmen Sie wahr, wie sich Ihr Zustand verändert. Spüren Sie ein wenig in den Zustand der Dysregulation hinein, bevor Sie sich auf den Rückweg in die Regulation begeben.

Atmen Sie erleichtert auf, und beobachten Sie die Gedanken, die diese Erfahrung begleiten. Und wenn Sie sich im Zustand der Verbundenheit gehalten fühlen, seufzen Sie zufrieden. Lassen Sie Ihren Atem die Geschichte der Leichtigkeit, der Gelassenheit und der aufbauenden und erfüllenden Erfahrungen erzählen. Hören Sie aufmerksam zu, verinnerlichen Sie die Geschichte, genießen Sie sie.

Gezieltes Seufzen stellt eine sanfte Methode dar, die dazu beiträgt, das autonome Nervensystem aktiv zu prägen.

Sich berührt fühlen

Die Berührung ist eine grundlegende Kommunikationsmethode des Nervensystems. Wenn wir jemanden berühren, findet eine Übertragung statt: Wir teilen Informationen über den Zustand unseres Nervensystems mit ihm. Und wenn wir von jemandem berührt werden, erfahren wir etwas über den Zustand seines neuronalen Systems. Eine Berührung kann unwillkürlich ein Gefühl der Verbundenheit mit sich bringen oder Leitungspfade aktivieren, die in den Schutzzustand führen. Gleich, ob eine Berührung intim, eine gesellschaftliche Gepflogenheit oder herzlich und freundlich ist, sie ist essenzieller Bestandteil unseres körperlichen und seelischen Wohlbefindens. Sie stimuliert das autonome Nervensystem, trägt zum Abbau von Depressionen, Ängsten und Stress bei. Sie beruhigt das Herz-Kreislauf-System, erhöht die Immunfunktion und wirkt schmerzlindernd.

Der US-amerikanische Psychologe Dacher Keltner vom Greater Good Science Center der University of California in Berkeley betrachtet die Berührung als probates Mittel in der Präventivmedizin. Selbst unsere Sprache spiegelt die Bedeutung wider, die wir der Berührung zuordnen. Wir fühlen uns durch bestimmte Ereignisse tief berührt oder gehen mit anderen auf »Tuchfühlung«.[23]

Erkundungsübung: Das Berührungskontinuum

Bei einem Mangel an Berührung hungern wir nach Körperkontakt. Ausreichende Berührungen stillen die Sehnsucht nach Nähe und Verbundenheit. Wir bewegen uns fortwährend zwischen diesen beiden Enden unserer Berührungserfahrungen hin und her und können daher ein Kontinuum nutzen, um Aufschluss über die einzelnen Etappen des Weges zu gewinnen.

Zeichnen Sie eine Linie, und markieren Sie oberhalb dieser Linie das eine Ende mit »Mangel« und das andere Ende mit »Fülle«. Finden Sie Ihre eigenen Bezeichnungen für die entgegengesetzten Enden des Kontinuums, und schreiben Sie diese unter die Linie. Stellen Sie den Punkt in der Mitte fest, den Kipppunkt, an dem sich der Übergang vom Mangel zur Fülle bemerkbar zu machen beginnt. Und nun bewegen Sie sich in beide Richtungen und benennen mehrere Punkte entlang des Weges. Richten Sie Ihre Aufmerksamkeit auf die Vorgänge in Ihrem Nervensystem, wenn Sie sich den Bereichen *Mangel* oder *Fülle* nähern.

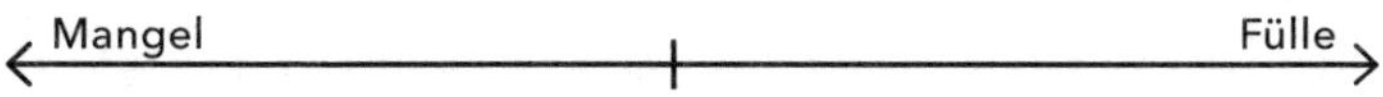

Abbildung 8.2: Berührungskontinuum

Mit Ihrem persönlichen Berührungskontinuum können Sie nun die Stelle, an der Sie aktuell auf dieser Linie verortet sind, mit Offenheit und Neugierde betrachten. Nehmen Sie sich einen Augenblick Zeit, um sich auf der Linie hin- und herzubewegen und die Stelle zu finden, die Ihre gegenwärtige Erfahrung repräsentiert. Mit dem Wissen, wo Sie stehen, haben Sie die Informationen, die Sie brauchen, um eine Veränderung herbeizuführen.

Wenn Sie sich auf dem Kipppunkt befinden, gelangen Sie mit den nächsten Entscheidungen in puncto Berührung in den Bereich des Mangels oder der Fülle. Erkunden Sie nun im Bereich des Mangels die Möglichkeiten, Momente der Berührung herbeizuführen, die Ihr System schmerzlich vermisst. Im Bereich der Fülle sollten Sie als Erstes feststellen, ob Sie sich derzeit an der Stelle befinden, die Ihren derzeitigen Bedürfnissen entspricht. Wenn ja, halten Sie inne und genießen die Erfahrung. Wenn Sie dessen ungeachtet noch Sehnsucht nach Berührung empfinden, halten Sie nach Möglichkeiten Ausschau, die Sie näher an das Gefühl der Fülle heranrücken.

Die Erinnerungen an Berührungen sind in unserem Nervensystem abgespeichert, und wenn wir sie abrufen, aktivieren wir wieder das damit verknüpfte Schutz- oder Verbindungsmuster. Die Erinnerung an Situationen, in denen Berührung stattfand, die unvorhersehbar oder unerwünscht war, aktiviert unsere Überlebenszustände. Denken Sie an Situationen in Ihrem Leben, in denen Berührungen nicht willkommen waren, und stellen Sie fest, wann eine Kampf-oder-Flucht-Reaktion oder ein Kollaps erfolgte.

Eine Berührung kann aber auch eine regulierende Reaktion zur Folge haben und dazu beitragen, uns im Zustand der Verbundenheit zu verankern. Halten Sie nach Situationen Ausschau, in denen eine Berührung willkommen war, und nehmen Sie wahr, wie diese Erfahrung ein Gefühl der Sicherheit und Verbundenheit in Ihnen wachrief. Neuere Studien belegen, dass wir ähnlich wie bei den autonomen Reaktionsmustern verschiedene Berührungserinnerungen abrufen und neue Erinnerungsmuster schaffen können.[24]

Wenn es in Ihrem Leben Menschen gibt, bei denen Sie sich sicher genug fühlen, um Berührungen auszuprobieren, können Sie Ihren ventral-vagalen Zustand und Ihre Überlebenszustände aktivieren. Lädt jemand, der Ihnen die Hand entgegenstreckt, Ihr System der sozialen Verbundenheit zu einer Kontaktnahme ein, oder ruft diese Geste eine Schutzreaktion hervor? Fördert eine Hand auf Ihrem Rücken den Zustand der Regulation oder eine Überlebensreaktion? Stellen Sie fest, welche Berührungen eine Abkopplung zur Folge haben und welche Formen der Berührung regulierend wirken und Ihnen helfen, in den Zustand der Regulation zurückzufinden und sich in Ihrem Zuhause zu verankern.

Die Selbstberührung ist eine weitere weit verbreitete Möglichkeit, Berührung zu erfahren. Wenn wir uns überfordert fühlen, legen wir eine Hand auf die Stirn. Sind wir überrascht oder fassungslos, schnappen wir nach Luft und greifen uns ans Herz – eine natürliche Geste. Wir legen die Hand aufs Herz, um anzuzeigen, uns berührt etwas tief. Viele stellen fest, dass die Rückkehr in die Regulation gefördert wird, wenn sie eine Hand auf ihr Herz legen, und dass sich dieser Zustand vertieft, wenn sie die Hand dort eine Weile liegen lassen. Versuchen Sie es selbst: Legen Sie eine Hand auf Ihr Herz, und spüren Sie der autonomen Reaktion nach. Finden Sie die richtige Stelle und den richtigen Druck, um diese Geste zu einer sicheren und regulierenden Erfahrung zu machen. Richten Sie Ihre Aufmerksamkeit auf die Geschichte, die mit der Berührung einhergeht.

Hier noch einige weitere Vorschläge, die Selbstberührung zu erkunden: Umfangen Sie Ihren Hals mit beiden Händen, und stellen Sie sich dabei bildlich vor, dass Sie mit der Stelle in Ihrem Körper verbunden sind, an der Ihr System des sozialen Engagements verortet ist. Oder legen Sie eine Hand auf Ihr Herz und die andere auf Ihr Gesicht, wobei Sie sich die Aktivitäten der Gesichts-Herz-Verbindung vor Augen halten. Sie können auch die Arme kreuzen und sich selbst umarmen, Ihre Hände halten, sie wie zum Gebet falten oder wie bei der *Namaste*-Grußformel in Brusthöhe aneinanderlegen. Experimentieren Sie mit den Möglichkeiten, Ihre Beine und Füße zu berühren. Einige Berührungen können als aufbauend, andere als neutral und wieder andere als unangenehm empfunden werden. Nehmen Sie sich die Zeit, verschiedene Optionen auszuprobieren. Achten Sie darauf, welche davon einen Vorgeschmack des sympathischen oder dorsalen Zustands mit sich bringen und welche die ventrale Erfahrung vertiefen. Nutzen Sie Ihre Erkenntnisse hinsichtlich der Faktoren, die dazu beitragen, Ihr autonomes Nervensystem auszulaugen oder aufzubauen.

Und schließlich können wir die Selbstberührungen durch gespiegelte Berührungen ergänzen. Eine Übung, bei der Selbstberührungsgesten nachgeahmt werden: Die eine Person führt, die andere folgt. Dann werden die Rollen getauscht. Manchmal bewirken gespiegelte Berührungen eine Vertiefung der Erfahrung und rufen ein stärkeres Gefühl der Verbundenheit hervor, während sie in anderen Situationen eine Schutzreaktion auslösen. Die beiden Beteiligten können das Gefühl haben, dass sich ihre Systeme entweder in dieselbe oder in entgegengesetzter Richtung bewegen. Wenn Sie mit der gespiegelten Berührung experimentieren, sollten Sie sich vor Augen führen, dass es hier kein Richtig und kein Falsch gibt, sondern nur die Reaktion Ihres Nervensystems in ebendiesem Augenblick richtungsweisend ist.

Am Ende des Kapitels denken Sie noch einmal über den Prägungsprozess nach. Er findet schrittweise im Lauf der Zeit und auf unterschiedliche Weise statt. Wenn wir mit der Erkundung beginnen, wissen wir nicht, welche Praktiken zum Zustand der Regulation führen. Probieren Sie daher verschiedene Methoden aus, sodass Sie besser einschätzen können, wie groß die Herausforderungen sein dürfen, die Ihr System in einem bestimmten Augenblick braucht, um Sie im *Erweiterungs-* und *Genießen*-Bereich Ihres Kontinuums zu halten. Die Neuausrichtung unserer Systeme mithilfe des Prägungsprozesses erfordert zum einen Ausdauer, um das, was sie gelernt haben, durch Wiederholung zu festigen, und zum anderen Geduld, um den Veränderungen die Zeit zu geben, die sie brauchen, um sich zu entfalten. Treffen Sie die Entscheidung, mit der Neuausrichtung Ihres Systems zu beginnen und Übungen zu finden, die Sie beibehalten können. Tauchen Sie in den Prozess ein, und lassen Sie einen freundlichen und sanften Umgang mit sich selbst einfließen.

9.

GESCHICHTEN NEU ERZÄHLEN

Aus der Perspektive des Nervensystems werden auch subtile Veränderungen unserer autonomen Zustände und Muster in neue Geschichten übertragen, die erzählen, wer wir sind und wie wir unser Leben bewältigen.

> **Menschen sind die geborenen Geschichtenerzähler, sinnsuchende Lebewesen, die mithilfe ihres autonomen Nervensystems Narrative entwickeln, die sie dann in ihr Leben integrieren, um sich »häuslich darin einzurichten«.**

Die Informationen, die dabei zum Tragen kommen und in unserer Biologie ihren Anfang nehmen, werden über autonome Pfade an unser Gehirn weitergeleitet, und das Gehirn verknüpft sie zu einer Geschichte, um den Geschehnissen in unserem Körper einen Sinn zu verleihen. Verändern sich unsere biologischen Parameter, verändern sich auch die Geschichten.

Jeder Zustand bringt Geschichten ganz eigener Art mit sich. Im dorsalen Zustand des Shutdowns entstehen Geschichten der Hoffnungslosigkeit, der Orientierungslosigkeit oder der Abschottung von der Welt und von anderen Menschen. Es sind Geschichten, die das Gefühl zum Thema haben, nirgendwo dazuzugehören, ausgegrenzt oder nicht wahrgenommen zu werden – und ganz auf sich gestellt zu sein. Welche Facetten entdecken Sie in den Geschichten, die auftauchen, wenn Sie Kontakt zu Ihrem dorsalen Überlebenszustand aufnehmen?

Im Zustand der Mobilisierung, der vom Sympathikus gesteuert wird, geht es um Geschichten, die von Gegnern oder Feinden handeln. Menschliche Beziehungen fallen in diesem Augenblick nicht ins Gewicht. Wir sind ausschließlich auf den Erhalt des Lebens fokussiert. Es sind Geschichten, die sich um Wut- und Angstgefühle, blinden Aktionismus und Chaos ranken. Welche Geschichten bekommen Sie zu hören, wenn Sie sich auf Ihren sympathischen Überlebenszustand einstimmen?

Der Zustand der Regulation im ventralen Zustand geht mit Geschichten von Chancen und Wahlmöglichkeiten einher. Es sind Geschichten der Verbundenheit, die etwas über Herausforderungen erzählen, die sich bewältigen lassen, und über ein Gefühl der Sicherheit, das ausreicht, um sich in die Welt hinauszuwagen und sie zu erkunden. Welche Geschichten tauchen auf, wenn Sie sich im ventralen Zustand der Sicherheit befinden?

Wenn wir lernen, unser autonomes Nervensystem als Verbündeten zu betrachten, entdecken wir, dass die Geschichten, die es uns einflüstert, keineswegs rigide oder in Stein gemeißelt sind, sondern sich mit der Zeit ändern. Während wir lernen, uns auf sie einzustimmen und uns mit ihnen zu verbinden, stellen wir fest, dass mindestens drei Geschichten immer darauf warten, abgerufen und gehört zu werden, aus jedem Zustand eine. Die Geschichte, die unsere Aufmerksamkeit weckt und unsere Erfahrung leitet, stammt aus demjenigen autonomen Zustand, der in ebendiesem Augenblick der aktivste ist. Wenn wir uns vor Augen halten, dass wir Zugang zu mehr als einer Geschichte haben, können wir jedem Zustand mit Neugierde und Offenheit begegnen, unser Überlebensnarrativ unterbrechen und das Sicherheitsnarrativ vertiefen.

Eine Möglichkeit, die drei Geschichten anzuhören, besteht darin, eine bestimmte Erfahrung auszuwählen und sie aus der Warte jedes einzelnen Zustands zu begutachten. Ich stelle mir dabei vor, dass ich sie durch die Brille des jeweiligen Zustands betrachte. Auf diese Weise verbinden wir uns mit diesem Zustand und nehmen die Welt aus seiner Perspektive wahr. Für die folgende Erkundungsübung wählen Sie am besten eine ganz unspektakuläre, alltägliche Erfahrung aus, die Ihnen nur einen kleinen Vorgeschmack auf den Stress vermittelt, mit dem sie behaftet ist. Nehmen Sie sie auf allen Ebenen der Hierarchie, aus jedem Zustand heraus, unter die Lupe, und richten Sie Ihre Aufmerksamkeit auf die Geschichten, die dabei auftauchen.

Hier ein Beispiel aus meinem eigenen Leben, eine bestimmte Erfahrung aus der Perspektive jedes einzelnen Zustands zu betrachten und drei völlig verschiedenen Gefühlen nachzuspüren. Die Erfahrung, die ich genauer durchleuchten wollte, war eine Situation, in der ich meinen Morgenkaffee verschüttet hatte. Kein Drama, wie Sie sehen, so etwas kommt häufiger vor. Es beeinträchtigte weder mein Gefühl der Sicherheit, noch hatte es nachhaltige Auswirkungen auf mein Leben. Bei dieser Erkundungsübung achtete ich darauf, dass ich mich zuerst reguliert und in ventraler Sicherheit verankert fühlte. Dann begann ich, mich kurz in den dorsalen Zustand der Abkopplung zu versetzen, und schon tauchte die Geschichte auf: *Du bist zu nichts fähig, unverbesserlich, also spar dir die Mühe, etwas ändern zu wollen.* Als Nächstes war die sympathisch gesteuerte Mobilisierung an der Reihe, wo ich zu hören bekam: *Wenn du dir mehr Mühe geben, härter an dir arbeiten und dich konzentrieren würdest, wärst du nicht so unfähig.* Und bei einem Blick aus der Perspektive der ventralen Regulation verwandelte sich die Geschichte plötzlich: *Das ist nichts weiter als ein kleines Missgeschick und kein unheilvolles Vorzeichen für den weiteren Verlauf des Tages.*

Erkundungsübung: Die drei Geschichten anhören

Jetzt sind Sie an der Reihe. Beginnen Sie mit einer unspektakulären, gewöhnlichen Erfahrung, die Sie jedoch als eine kleine Herausforderung betrachten und Ihre Neugierde weckt. Bevor Sie Ihre Aufmerksamkeit darauf richten, verankern Sie sich fest im ventralen Zustand. Nutzen Sie einige der Möglichkeiten, die Sie in den vorherigen Erkundungsübungen ausprobiert haben, um sich reguliert und ausreichend gerüstet zu fühlen, um sich sicher darauf einzustimmen und zuzuhören. (Sie können beispielsweise auf das zweite Kapitel und Ihre ventrale Landschaft zurückgreifen, sich wie im sechsten Kapitel mit den Hinweisen verbinden oder sich wie im siebten Kapitel schrittweise auf Ihrem ventralen Kontinuum hin- und herbewegen.)

Fangen Sie auf der untersten Ebene der Hierarchie beim dorsalen Baustein an. Blicken Sie aus der Perspektive des dorsalvagalen Systems auf Ihre Erfahrung, und hören Sie, nur einen Augenblick lang, in die Geschichte hinein, die dabei auftaucht. Begeben Sie sich nun auf die nächsthöhere Hierarchieebene, in den sympathisch gesteuerten Zustand. Spüren Sie einen Hauch der Energie, die Sie mobilisiert, in Handlungsbereitschaft versetzt. Betrachten Sie die Situation aus der Warte des sympathischen Nervensystems. Wie hat sich die Geschichte geändert, die Ihre Erfahrung begleitet? Kehren Sie nun auf die oberste Ebene der Hierarchie in den ventralen Zustand zurück. Setzen Sie hier Ihren Anker, blicken Sie aus der Perspektive des ventralen Systems auf Ihre Erfahrung, und hören Sie sich diese Geschichte an.

Machen Sie sich bewusst, dass sich hinter jedem Zustand eine andere Geschichte verbirgt. Wie hat es sich auf Ihre Erfahrung ausgewirkt, dass es nicht nur eine, sondern drei unterschiedliche Versionen der Geschichten gibt?

Diese kurze Übung, die erfordert, dass Sie die Aufmerksamkeit nach innen richten und zuhören, bietet eine unkomplizierte Möglichkeit, unterschiedliche Geschichten ins Bewusstsein zu rücken und sich vor Augen zu halten, dass wir nicht ewig in einem bestimmten Zustand und seiner Geschichte feststecken müssen.

Die Entwicklung der Fähigkeit, den autonomen Geschichten aufmerksam zuzuhören, unterstützt den nächsten Schritt der Erkundungsreise, wie man sie neu erzählt. Wenn wir unsere Systeme einem sanften Prägungsprozess unterziehen und dabei die aufbauenden Muster der Verbundenheit vertiefen, treten wir in eine Transformationsphase ein, in der die Neuerzählung unserer Geschichte ihren Anfang nimmt. In dieser Phase richten wir die Aufmerksamkeit auf subtile autonome Veränderungen, die sich bemerkbar machen, und weben Sie in ein neues Narrativ ein. Wir haben verschiedene Optionen, Geschichten zu erzählen und anzuhören, zum Beispiel mithilfe von Vorstellungsbildern, Bewegungen und Worten, und jeder bevorzugt bestimmte Möglichkeiten, sie zu verinnerlichen, zu entwickeln und zu teilen.

Ich liebe Worte. Dieses Medium zu nutzen und mit Worten zu spielen fühlt sich für mich sicher an und fördert die Verbindung mit den Vorgängen in meinem Innern. Bewegungen stellen eine Erfahrung dar, die eine größere Herausforderung bedeutet und oft einen Vorgeschmack des Abkopplungsgefühls erzeugt, wenn mein dorsales System aktiviert wird, und Schaubilder können bei mir eine ähnliche autonome Reaktion hervorrufen. Ich befragte Freunde und Kollegen und stellte fest, dass es gang und gäbe ist, bestimmte Pfade zu bevorzugen. Denken Sie über die Optionen Schaubilder, Bewegungen und Worte nach, und spüren Sie, wie Ihr autonomes Nervensystem darauf reagiert. Statt Ihrem Gehirn und der kognitiven Geschichte Gehör zu schenken, die es erzählt, überlassen Sie

Ihrem Nervensystem die Führung. Was sagt das autonome Nervensystem zu den von Ihnen bevorzugten Methoden, Geschichten zu verinnerlichen, zu entwickeln und zu teilen, und welche Pfade empfinden Sie als Herausforderung?

Welchen Pfad wir auch wählen, wir können mit dem Zuhören experimentieren, eine geringfügige Veränderung einleiten und unsere Aufmerksamkeit abermals nach innen richten, um festzustellen, wie sich die Geschichte verwandelt hat. Die folgenden Möglichkeiten tragen dazu bei, diese Pfade mithilfe von Bewegungen, Vorstellungs- oder Schaubildern und Worten zu erkunden. Wenn Sie sich im Augenblick durch eine dieser Optionen überfordert fühlen, kehren Sie später zu der Übung zurück. Mit Ihrer Erfahrung im Bereich der Erweiterung und des Genießens zu bleiben ist wichtig und die autonome Weisheit anzuerkennen von essenzieller Bedeutung.

Erkundungsübung: Sich mit der Geschichte bewegen

Bewegungen stellen eine Möglichkeit dar, Zustände des Schutzes und der Verbundenheit erfahrbar zu machen; und die Geschichten, die in jedem einzelnen Zustand auftauchen, folgen ihrem eigenen Rhythmus. Gleich, ob wir eine Bewegung tatsächlich oder in unserer Vorstellung ausführen, sie ist ein neuronaler Pfad, der zur Neuerzählung einer Geschichte führt.

Muster verändern

Kehren Sie zur Erinnerung in eine Situation zurück, in der Sie in den Zustand eines dorsalen Shutdowns oder einer sympathisch gesteuerten Mobilisierung hineingezogen wurden, und halten Sie nach einer Bewegung Ausschau, die dieses Schutzmuster repräsentiert. Es sollte sich um eine Bewegung handeln, die das Gefühl spiegelt, im Überlebensmodus gefangen zu sein, unfähig, einen Ausweg zu finden. Bei dieser Bewegung kann der Körper teilweise oder vollständig einbezogen sein (siehe »Sich aus alten Mustern befreien« dort finden Sie ein Beispiel aus meinem Repertoire).

Beginnen Sie damit, sich diese Bewegung bildlich vorzustellen. Damit ist Ihr autonomes Nervensystem imstande, ihr nachzuspüren, und der motorische Cortex – ein Bereich der Großhirnrinde – klinkt sich in die Erfahrung ein und aktiviert sie. Stellen Sie sich Ihre Bewegung bis in alle Einzelheiten vor, und spüren Sie dem Gefühl nach, in jenem Muster festzustecken. Versuchen Sie nun, diese Bewegung in die Praxis umzusetzen. Sie können Sie im Sitzen oder Liegen ausführen. Wenn Sie sich dadurch überfordert fühlen und die Grenze zwischen Erweiterung und Stress überqueren, kehren Sie einfach zur bildlichen Vorstellung zurück. Sobald sich die Bewegung sicher und machbar anfühlt, führen Sie sie physisch aus und spüren den Empfindungen nach, die sich einstellen, wenn Ihr Körper Sie in die Erfahrung dieses Schutzmusters bringt. Hören Sie der Geschichte zu, die Ihnen Ihr Nervensystem über diese spezifische Form der Bewegung erzählt.

Nun verändern Sie dieses Muster ein wenig, entweder mit einem Vorstellungsbild oder mit einer physischen Ausführung der Bewegung. Machen Sie sich mit dem veränderten Muster vertraut. Wohin hat diese geringfügige Abwandlung geführt? Richten Sie Ihre Aufmerksamkeit auf die Geschichte, die sie begleitet. Wenn Sie dadurch den Schutzzustand verlassen konnten, ein Gefühl der Verbundenheit entwickelten und eine neue Geschichte auftauchte, eine Geschichte der Hoffnung, bleiben Sie bei dieser neuen Bewegung und spüren ihrem Rhythmus nach. Falls die Veränderung Sie nicht aus dem Schutzzustand und der daran gekoppelten Geschichte herausführen konnte, probieren Sie eine andere geringfügige Anpassung der Bewegung aus.

Experimentieren sie so lange, bis Sie eine Phase erreichen, in der Sie den Anhauch einer Veränderung und der Möglichkeit spüren, dass Ihnen andere Wege offenstehen. Richten Sie Ihre Aufmerksamkeit auf den Beginn Ihrer neuen Geschichte. Nutzen Sie diese Bewegung, die Sie in den Zustand der Verbundenheit bringt, um zwischen den alten und den neuen Mustern hin- und herzupendeln. Nehmen Sie den Unterschied in Ihrem Körper und die Veränderung in Ihrem Zustand wahr. Verinnerlichen Sie die Erfahrung, dass Sie imstande sind, flexibel zwischen den einzelnen Zuständen hin- und herzuwechseln, den Übergang zu meistern. Hören Sie sich die Geschichten an, die dabei auftauchen.

Sich aus alten Mustern befreien

Manchmal bleiben wir in einem Schutzmuster stecken, aus dem wir allem Anschein nach nicht herausfinden. Wenn das geschieht, ist die Bewegung eine sichere Methode, die Erfahrung der Ausweglosigkeit zu erkunden, ein neues Muster zu entwickeln und dem Beginn einer neuen Geschichte Vorschub zu leisten.

Beginnen Sie Ihre Erkundungsübung mit der Suche nach einem Bewegungsmuster, das Ihr Gefühl repräsentiert, in der Falle zu sitzen. Stellen Sie sich diese Bewegung bildlich vor oder führen Sie sie physisch aus, und achten Sie darauf, welche Bilder und Gefühle auftauchen. Richten Sie Ihre Aufmerksamkeit auf die Geschichte, die sich in diesem sich ständig wiederholenden Muster verbirgt.

Nun wandeln Sie diese Bewegung in einer Weise ab, die dazu beiträgt, dieses Muster aufzulösen. Achten Sie darauf, was mit dem Vorstellungsbild, den Gefühlen und der Geschichte passiert, wenn Sie sich nicht länger in Geiselhaft befinden, sondern sich befreien konnten. Und zum Schluss wechseln Sie zwischen beidem hin und her und spüren den jeweiligen Veränderungen Ihres Zustands nach.

Hier ist mein Beispiel: Meine erste Bewegung bestand darin, dass ich mit einem Zyklus von Schritten vor und zurück, und wieder vor und zurück aus einem Kreis herauszukommen versuchte. Ich stellte mir vor, wie ich in diesem Muster gefangen war, in einem sich endlos drehenden Kreis feststeckte, aus dem es kein Entrinnen gab. Ich spürte die Hoffnungslosigkeit angesichts des Gedankens, nie mehr einen Ausweg zu finden. Ich stand auf, als wollte ich diesen Weg tatsächlich einschlagen, wiederholte die endlose Vor-und-zurück-Bewegung, bekam immer wieder die Geschichte von der Falle zu hören und meiner Machtlosigkeit, ihr zu entfliehen.

Und dann wich ich einfach einen kleinen Schritt von diesem Weg ab. Ich trat einen Schritt zur Seite statt ständig vor und zurück. Damit durchbrach ich das Muster und stand einen Augenblick still, verinnerlichte das Gefühl, dass ich es geschafft hatte, den alten ausgetretenen Pfad zu verlassen.

Als ich mich sicher genug fühlte, experimentierte ich mit dem Vor-und-zurück-Muster und der simplen Bewegung, einen Schritt zur Seite zu treten. Ich wiederholte die Abfolge einige Male, um die Veränderungen in meinem Körper und in meinem Zustand mit allen Sinnen wahrzunehmen. Nun bekam ich eine andere Geschichte zu hören, eine Geschichte, die erzählte, dass ich nicht länger machtlos war.

Das Muster der Verbundenheit vertiefen

Bewegung kann dazu beitragen, uns tiefer im Gefühl der Verbundenheit zu verankern. Rufen Sie sich eine Situation ins Gedächtnis zurück, in der Sie ventral verankert waren, und entwickeln Sie ein Bewegungsmuster, das diesen Zustand der Verbundenheit, Regulation und Sicherheit repräsentiert. Diese Bewegung sollte das Gefühl manifestieren, dass sich alles im Fluss befindet, dass Ihnen ungezählte Möglichkeiten offenstehen.

Wie bei der Bewegung im Schutzzustand kann auch sie teilweise oder vollständig physisch ausgeführt werden. Wenn sich Ihr Nervensystem in dieser Bewegung verankert, spüren Sie, wie sich Ihr motorischer Cortex in die Erfahrung einklinkt und aktiviert. Machen Sie sich mit dem wiederkehrenden Rhythmus dieses Musters vertraut. Versuchen Sie nun, falls Sie mit einem mentalen Bild gearbeitet haben, diese Bewegung in die Praxis umzusetzen. Auch hier gilt wieder: Wenn Sie sich überfordert fühlen und die Grenze zwischen Erweiterung und Stress zu überschreiten beginnen, kehren Sie einfach zu Ihrem Vorstellungsbild zurück. Wenn Sie sich, auf welche Weise auch immer, mit dieser Form der Bewegung verbinden, sollten Sie es Ihrem Körper überlassen, Ihnen das Gefühl zu vermitteln, in diesem Muster der Verbundenheit gehalten zu sein.

Um diese Erfahrung zu vertiefen, wandeln sie das Muster nun ein wenig ab. Halten Sie nach einer Veränderung Ausschau, die dazu beiträgt. Spielen Sie mit den Optionen, bis Sie eine entdeckt haben, die sich richtig anfühlt. Richten Sie Ihre Aufmerksamkeit auf die Geschichte, eine Geschichte des Wohlbefindens, die durch diese Bewegung hervorgerufen wird. Und im Anschluss setzen Sie diesen Bewegungsablauf in die Praxis um, spüren, wie sich das Muster mit jedem Mal vertieft, und richten Ihre Aufmerksamkeit auf die Geschichte, die dabei auftaucht.

Erkundungsübung: Sich eine neue Geschichte vorstellen

Die menschliche Vorstellungskraft erleichtert die perzeptive Wahrnehmung – die Wahrnehmung mit allen Sinnen ohne bewusstes Erfassen – und beschwört machtvolle Botschaften herauf. Auch wenn ein Vorstellungsbild nur eine Minute andauert, wirkt es sich auf das autonome Nervensystem aus.[25] Die folgende Erkundungsübung basiert auf dem Verständnis, wie unser Nervensystem geprägt wird und welche Macht Vorstellungsbilder bei der Entwicklung einer neuen Geschichte haben.

Folgen Sie diesen grundlegenden Schritten, die zur Entwicklung einer neuen Geschichte führen:

1. Verbinden Sie sich mit einem Schutz- oder Verbindungszustand.
2. Entwickeln Sie ein Vorstellungsbild, das diesen Zustand repräsentiert.
3. Richten Sie Ihre Aufmerksamkeit auf die Geschichte, die Ihnen dieses Vorstellungsbild vor Augen führt.
4. Verändern Sie dieses Vorstellungsbild, indem Sie ein kleines Element hinzufügen oder entfernen.
5. Halten Sie inne, und nehmen Sie wahr, was mit Ihrer Erfahrung und mit Ihrer Geschichte passiert.
6. Wiederholen Sie den Anpassungsprozess, bis Sie das Gefühl haben, einen Punkt zu erreichen, an dem Sie die Grenze vom Erweiterungs- in den Stressbereich Ihres Kontinuums überschreiten würden.
7. Halten Sie an diesem neuen Vorstellungsbild fest, und richten Sie Ihre Aufmerksamkeit auf die neue Geschichte.
8. Halten sie inne, um die Erfahrung zu genießen.

Mit der Erkundung des Schutzzustands, sei es die sympathisch gesteuerte Mobilisierung oder der dorsale Shutdown, zielen Sie darauf ab, subtile Veränderungen des Vorstellungsbildes zu erreichen, sodass die dabei auftauchende Geschichte Sie in Richtung der gefühlten Sicherheit und Verbundenheit führt. Wenn Sie einen Zustand der Verbundenheit erkunden, ist das Ziel eine subtile Veränderung des Vorstellungsbildes, das die Geschichte der Sicherheit vertieft.

Hier ein Beispiel aus meiner eigenen Erkundung des dorsalen Zustands der Abkopplung, die den Schritten zur Neuerzählung der Geschichte folgt. Mein Vorstellungsbild begann mit einem Szenario, das trostlos anmutete, alles rundum wirkte wie erstarrt, die einzigen Farben waren verschiedene Grauschattierungen. Die Geschichte, die dieses Bild begleitete, hatte die Unsichtbarkeit in einer Welt zum Thema, in der ich nicht willkommen war. Das Erste, was ich hinzufügte, war ein Hauch Farbe, einige zarte Blautöne. Die Geschichte änderte sich ein wenig, aus der unwirtlichen Welt wurde eine schlafende Welt. Dann fügte ich eine kleine grüne Pflanze hinzu, die gerade zu sprossen begann, und die Geschichte veränderte sich abermals. Nun sah ich, dass die Welt aus ihrem Dornröschenschlaf zu erwachen schien, überall regte sich das Leben. An dieser Stelle hielt ich inne, spürte, dass ich das richtige Maß an Erweiterung erreicht hatte und jede zusätzliche Bewegung in den Stressbereich führen würde.

Probieren Sie diese Erkundungsübung selbst aus. Beginnen Sie damit, sich eine Schutz- oder Verbindungssituation ins Gedächtnis zu rufen, die Sie mit einem Vorstellungsbild aktivieren. Fügen Sie Farben, Geräusche oder Klänge, Gerüche oder Düfte, ein Gefühl der Energie und jedes beliebige andere Element hinzu, um das Bild zu vervollständigen. Wenn Sie das Gefühl haben, das Bild sei ausgestaltet, richten Sie Ihre Aufmerksamkeit auf die Geschichte, die sich nun präsentiert.

Dann wandeln Sie das Bild leicht ab. Verändern Sie ein Element, eine Kleinigkeit, die eine gerade richtige Menge an regulierender Energie mit sich bringt. Wie lautet die Geschichte jetzt? Nehmen Sie sich Zeit, um aufmerksam zuzuhören.

Ändern Sie ein weiteres Element, und hören Sie abermals zu. Wie hat sich die Geschichte jetzt verändert? Setzen Sie die Übung fort, spielen Sie mit kleinen Abwandlungen, und richten Sie Ihre Aufmerksamkeit auf die neue Geschichte, die entsteht. Denken Sie daran, dass es bei diesem Prozess der Neuerzählung um Erweiterung und Stressvermeidung geht. Halten Sie inne, wenn Sie das Gefühl haben, die Grenze der Erweiterung erreicht zu haben, und denken Sie darüber nach, wie sich Ihre Geschichte verändert hat. Vertiefen Sie den Neuerzählungsprozess, indem Sie folgendes Ritual einführen, das dazu beiträgt, den Augenblick zu genießen:

1. *Aufmerksamkeit:* Fokussieren Sie sich auf das neue Vorstellungsbild und die neue Geschichte.
2. *Anerkennung:* Spüren Sie dem Facettenreichtum der Vorstellungsbilder und Worte nach.
3. *Ausdehnung:* Dehnen Sie die Erfahrung auf maximal dreißig Sekunden aus.

Erkundungsübung: Geschichten mit Worten

Die Sprache ist ein wesentliches Element, das uns Menschen kennzeichnet. Die Worte, die wir wählen, können uns helfen, uns aus einem Schutzmuster zu lösen und unsere Erfahrungen der Sicherheit und Verbundenheit zu vertiefen. Selbst die Veränderung von ein oder zwei Worten kann eine machtvolle Auswirkung auf den Zustand unseres Nervensystems haben.

Mit einem einfachen, aus drei Schritten bestehenden Prozess können wir unsere autonomen Zustände und Geschichten verbal beeinflussen:

1. Schreiben Sie einen Satz auf, der Ihre Überzeugungen bezüglich des Schutz- oder Verbindungszustands anschaulich macht.
2. Wandeln Sie den Satz leicht ab, indem Sie ein Wort austauschen, streichen oder hinzufügen. Für eine Überzeugung, die das Schutzmuster betrifft, erkunden Sie Veränderungen, die eine Verlagerung in Richtung Verbundenheit erzeugt. Ein Beispiel: Den Satz »Beziehungen sind bedrohlich, deshalb ist es immer besser, wenn ich mich auf mich selbst verlasse« könnte man folgendermaßen umformulieren: »*Einige* Beziehungen sind bedrohlich, deshalb ist es *manchmal* besser, wenn ich mich auf mich selbst verlasse.« Für eine Überzeugung, die den Verbindungszustand betrifft, erkunden Sie Veränderungen, die das Gefühl der Verbundenheit vertiefen. Ein Beispiel: Den Satz »Ich bin in meinem Zustand der Sicherheit und Verbundenheit verankert« könnte man folgendermaßen umformulieren: »Ich bin *fest* in meinem Zustand der Sicherheit und Verbundenheit verankert.«
3. Machen Sie sich bewusst, was angesichts dieser Veränderungen mit Ihrem Zustand und Ihrer Geschichte passiert.

Versuchen sie es nun selbst. Beginnen Sie damit, einen Satz niederzuschreiben, der einen dorsal geprägten Schutzzustand beschreibt. Verändern Sie ein Wort (Worte), und notieren Sie den neuen Satz, der die Bedeutung in einen neuen Rahmen stellt und in Richtung potenzieller Verbundenheit verschiebt. Denken Sie darüber nach, wie sich diese neue Formulierung auf Ihren Zustand und Ihre Geschichte auswirkt.

Wiederholen Sie die Übung mit einem Satz, der den sympathisch gesteuerten Schutzzustand aktiviert. Verändern Sie ein Wort (Worte), und notieren Sie den neuen Satz. Halten Sie nach Worten Ausschau, die Ihre Überzeugung in einen neuen Rahmen stellen und in Richtung Verbundenheit verschieben. Denken Sie darüber nach, wie sich diese neue Formulierung auf Ihren Zustand und ihre Geschichte auswirkt. Schreiben Sie am Schluss einen Satz auf, der von der Überzeugung inspiriert ist, dass Verbundenheit mit einem Gefühl der Sicherheit einhergeht. Verändern Sie ein Wort (Worte), und notieren Sie den neuen Satz, der die Erfahrung vertieft. Denken Sie darüber nach, wie sich das auf Ihren Zustand auswirkt und Ihre Geschichte umgestaltet.

Mit dieser einfachen Übung, bei der Sie nur ein Wort oder zwei verändern, bekommen wir das erste Kapitel einer neuen Geschichte zu hören.

Die Erfahrung der Übergangsphase

Das Wort *Chaos* stammt aus dem Griechischen *(cháos)* und bedeutet »der unendlich leere Raum (des Weltalls)« oder »der Raum, den es gibt, bevor die Dinge Gestalt annehmen«. Die Neuerzählung einer Geschichte ist ein Prozess des Werdens, der von uns erfordert, die Verletzlichkeit auszuhalten, die sich einstellt, wenn wir uns in der Übergangsphase befinden. Wir sind nicht länger in der alten Geschichte verhaftet, haben in der neuen aber noch nicht richtig Fuß gefasst. Wir gleichen Trapezkünstlern bei einer Luftakrobatiknummer: Sie haben die Trapezstange losgelassen und schwingen durch den Raum, die Hände nach der nächsten Haltestange ausgestreckt. Wenn wir loslassen und den Absprung wagen, strecken wir die Hände vertrauensvoll nach dem aus, was kommt.

Ich habe diesen Prozess im Verlauf meines Lebens zur Genüge kennengelernt, habe viele Sprünge und Landungen erlebt. Halten Sie einen Moment inne, und denken Sie an die Sprünge, die *Sie* in Ihrem Leben gemacht haben. Wenn es Ihnen dabei so erging wie mir, waren einige Landungen vermutlich sanfter als andere.

Erkundungsübung: Sprünge und Landungen

Ich bin sicher, dass wir alle noch einige Sprünge und Landungen vor uns haben. Die folgenden vier Schritte dienen als Orientierungshilfe auf dem Weg zur Neuerzählung Ihrer Geschichte: (1) die aktuelle Position bestimmen; (2) loslassen, (3) springen und (4) sicher landen.

Die aktuelle Position bestimmen

Denken Sie an das Muster, in dem Sie sich gerade befinden, und an das Gefühl, dass es Ihr Nervensystem nicht gerade aufbaut, also ein Muster, das im Überlebenszustand wurzelt. Nehmen Sie sich die Zeit, Ihre Aufmerksamkeit darauf zu richten und herauszufinden, wie dieses Schutzmuster funktioniert. Dokumentieren Sie die Entdeckungen und Erkenntnisse, die Sie für wichtig halten, in Ihrem Reisetagebuch.

Loslassen

Überlegen Sie, wie es wäre, wenn Sie sich aus Ihrem Muster befreiten. Stellen Sie sich bildlich vor, wie Sie sich aus ihm lösen. Während Sie sich dabei beobachten, halten Sie nach Sorgen und Befürchtungen Ausschau, die Ihnen durch den Kopf gehen, indem Sie folgenden Satz ergänzen: »Wenn ich mich aus diesem Muster lösen würde, dann …« Wiederholen Sie diesen Schritt mehrere Male, bis Sie das Gefühl haben, die Sorgen, die

Ihnen den Weg versperren, voll und ganz zu verstehen. Wenn Sie Ihre Sorgen identifiziert haben, benutzen Sie denselben Satz »Wenn ich mich aus diesem Muster lösen würde, dann …«, um Hoffnung zu schöpfen. Wiederholen sie auch diesen Schritt mehrere Male, bis Sie spüren, dass die Hoffnung Sie beim Loslassen zu unterstützen vermag.

Beenden Sie diesen Teil der Übung, indem Sie Ihre Aufmerksamkeit darauf richten, was in Ihrem Nervensystem geschieht, wenn Sie sich das Loslassen bildlich vorstellen.

Springen

Stellen Sie sich anhand der bisher gesammelten Informationen bildlich vor, dass Sie sich aus Ihrem vertrauten Muster lösen und zu neuen Ufern aufbrechen. Der Weg dorthin ist für Sie unbekanntes Terrain. Sie sehen vielleicht nur die erste Stufe einer Treppe vor sich oder eine Brücke, von der Sie nicht wissen, wohin sie führt. Oder Sie fühlen sich wie ein Trapezkünstler, der ohne Sicherheitsnetz durch die Luft fliegt. Wenn Sie sich vorstellen, dass Sie den Absprung wagen, erinnern Sie sich daran, dass Sie gut darauf vorbereitet sind, sich aus einem alten adaptiven Muster zu lösen, auch wenn Sie nicht wissen, was danach auf Sie wartet. Bringen Sie gerade genug ventral-vagale Energie in den Absprung ein, um die Vorwärtsbewegung zu regulieren und ihr Schwung zu verleihen, und dann sehen Sie sich beim Sprung auf ein neues, noch unbekanntes Terrain zu. Dokumentieren Sie die Erfahrung in Ihrem Reisetagebuch.

Sicher landen

Und zum Schluss stellen Sie sich Ihre Landung auf unbekanntem Terrain bildlich vor. Sie müssen nicht alle Elemente in den Blick nehmen. Spüren Sie Ihre ventral-vagale Energie, die Sie im Zustand der Sicherheit hält, und begrüßen Sie die Neugierde und Offenheit, die damit einhergehen. Es ist völlig okay, an einem Ort gelandet zu sein, den Sie noch nicht kennen. Schauen Sie sich um, und dokumentieren Sie Ihre Entdeckungen in Ihrem Reisetagebuch.

Nun kehren Sie zu den vier Schritten zurück und überprüfen, was Sie bei jedem einzelnen entdeckten. Spüren Sie den Zuständen, Zustandsänderungen und Erweiterungen Ihres Systems durch die Geschichten nach, die damit verknüpft sind. Gibt es genügend Hinweise auf einen sicheren Absprung, die Sie motivieren, Ihr Vorhaben in die Tat umzusetzen? Sie können jederzeit zurückkehren, die Einzelheiten Ihrer Sprung- und Landungstechnik überprüfen und einige Elemente hinzufügen, die das Gefühl der Verbundenheit mit der ventralen Regulation verstärken. Greifen Sie auf diesen Prozess mit seinen vier Schritten zurück, wenn Sie merken, dass Sie im Begriff sind, eine Geschichte neu zu erzählen, und in eine Übergangsphase gelangen, in der Sie sich verunsichert fühlen, oder nutzen Sie ihn als Ressource, auf die Sie jederzeit zugreifen können, wenn Sie einen Absprung in Betracht ziehen.

Ich möchte dieses Kapitel mit einer Geschichte über den Wandel beenden. Darin sind die vier Schritte der Erkundungsübung »Sprünge und Landungen«, Glimmer in den energiespendenden Sonnenstrahlen und die Macht der verlässlichen Co-Regulation (durch Tiere) verwoben. Sie schaffen ein Gefühl der Sicherheit, das unerlässlich ist, um sich auf eine Abenteuerreise und eine neue Geschichte einzulassen.

Die Reise

Es war einmal eine junge Frau, die sich zu Fuß auf eine weite Reise begab. Wie alle Frauen in ihrer Familie trug sie dabei ein schweres Kanu auf ihrem Rücken. Der Pfad war steinig, und viele Male fühlte sie sich so erschöpft, dass sie nahe daran war aufzugeben. Immer wenn sie glaubte, nicht mehr weiterzukönnen, brachen Sonnenstrahlen durch die Wolkendecke und wärmten ihr Herz.

Schließlich gelangte sie an das Ufer eines tosenden Flusses. Er sah gefährlich aus, es schien unmöglich, ihn zu überqueren, doch auf der anderen Seite entdeckte sie eine verlockende grüne Weide. Wenn ich doch nur dorthin gelangen könnte, dachte sie, dann würde ich mich sicher genug fühlen, um eine Rast einzulegen.

Die junge Frau nahm allen Mut zusammen, ließ das Kanu zu Wasser und wurde sogleich von der Strömung erfasst. Sie kämpfte unverdrossen, war jedoch nicht stark genug, um den reißenden Fluss zu bezwingen. Und so ließ sie sich mit der Strömung treiben, viele Meilen stromabwärts, bis es ihr schließlich gelang, den Ast eines Baumes zu ergreifen, der tief in das Flussbett hineinragte. Sie klammerte sich daran, bis sie genug Kraft gesammelt hatte, um sich selbst und ihr Kanu aus dem Wasser zu ziehen. Sie ruhte sich am Ufer aus und kauerte sich schutzsuchend unter das Kanu. Sie wusste, dass sie nicht für immer in diesem Refugium bleiben konnte, und außerdem wollte sie die Welt auf dieser Seite des Flusses kennenlernen. Deshalb schnellte sie sich das Kanu erneut auf den Rücken und setzte ihren Weg fort. Sie wanderte über Berge und durch Täler, wobei sie vielen freundlichen Tieren begegnete, die sich wunderten und wissen wollten, warum sie ein Kanu mitschleppte. Sie erklärte ihnen, das sei so Brauch bei den Frauen in ihrer Familie und dass es erforderlich gewesen sei, um den Fluss zu überqueren.

Die Tiere wiesen sie darauf hin, dass es in diesem Teil des Landes keine weiteren Flüsse mehr gab und dass es besser wäre, ohne das schwere Kanu weiterzugehen. Die Frau setzte das Kanu ab, aber nach ein paar Schritten kam sie zurück und nahm es wieder auf. Sie konnte sich nicht vorstellen, ohne die vertraute Last weiterzugehen. Es fühlte sich merkwürdig an, sie nicht zu spüren.

Nachdem sie eine lange Wegstrecke zurückgelegt hatte, gelangte die junge Frau an einen Berg. Auf der anderen Seite lockte die Aussicht auf eine Wiese voller Blumen. Aber wie sollte sie mit einem Kanu auf dem Rücken den Berg erklimmen? Konnte sie dem Tier trauen, das ihr gesagt hatte, sie brauche das Kanu nicht mehr? Konnte sie sich überhaupt ein Leben vorstellen, in dem sie das Kanu nicht auf ihrem Rücken trug? Die Tiere leisteten ihr Gesellschaft, während sie sich hinsetzte und nachdachte. Sie war weit gekommen, und die Reise war ungeheuer beschwerlich gewesen. Sie wünschte sich nichts sehnlicher, als die Blumenwiese zu erreichen.

Die Tiere hatten sie die ganze Zeit begleitet, von dem Augenblick an, als sie ihnen begegnet war. Vielleicht sollte sie darauf vertrauen, dass sie auch weiterhin an ihrer Seite blieben, und glauben, was sie ihr erzählt hatten. Möglicherweise benötigte sie das Kanu wirklich nicht mehr. Vielleicht war es an der Zeit, es zurückzulassen. Es würde immer ein Teil ihrer Erinnerung bleiben, aber ihr war klar, dass sie es nicht mitnehmen und den Berg hinaufschleppen konnte.

Die junge Frau weinte, als sie das Kanu absetzte. Sie hatte schon so oft versucht, sich davon zu trennen. Würde es dieses Mal anders sein? Die Sonnenstrahlen, die immer wieder ihr Herz erwärmten, hatten sich inzwischen in hellen Sonnenschein verwandelt. Sie wusste die Tiere, die zu Freunden geworden waren, als Weggefährten. Ihr war klar, dass es schwierig sein würde, den Berg zu erklimmen, aber sie war bereits dem reißenden Fluss entronnen und hatte viele bedrohliche Hindernisse überwunden. Die junge Frau berührte das Kanu ein letztes Mal, dann drehte sie sich um, wandte sich dem Berg zu und machte sich gemeinsam mit ihren Weggefährten aus dem Tierreich an den Aufstieg.

10. SELBSTTRANSZENDIERENDE ERFAHRUNGEN

Das Wort *transzendent*, also *die Grenzen der erkennbaren Welt überschreitend*, leitet sich vom lateinischen *scandere* für *klettern* ab, und *trans* bedeutet *darüber hinaus*. Eine selbsttranszendierende Erfahrung führt über das Alltagsgeschehen hinaus, wir überschreiten dabei eine Grenze. In solchen Momenten gelangt unser individuelles Selbst auf eine höhere Ebene der Erfahrung, auf der wir eine tiefe zwischenmenschliche Verbundenheit verspüren. Wir fühlen uns eins mit den Menschen und der gesamten Schöpfung, empfinden uns als Teil eines größeren Ganzen.

Solche selbsttranszendierenden Erfahrungen sind kein Einzelfall, sondern weit verbreitet, unabhängig von der kulturellen Zugehörigkeit oder dem jeweiligen Lebensraum. Zu ihnen zählen unter anderem Ehrfurcht, Dankbarkeit, Mitgefühl, Grenzerweiterung und Stille, die ihre Wurzeln ausnahmslos im autonomen Nervensystem haben. Wenn wir verstehen, wie das autonome Nervensystem in diese machtvollen Momente eingebunden ist, können wir sie umfassender, sprich mit allen Sinnen genießen und die Bedingungen schaffen, die eine fortlaufende Verbindung mit Augenblicken der transzendenten Erfahrungen unterstützen.[26]

Von Ehrfurcht erfüllt

Ehrfurcht ist ein Gefühl, das Staunen mit sich bringt und Neugierde weckt. Es führt uns über den Alltag hinaus in eine Erfahrung, die von Hochachtung oder größter Wertschätzung geprägt ist. In einem Moment der Ehrfurcht wird eine nach innen gerichtete, ventral inspirierte Verbindung zu uns selbst und eine nach außen gerichtete Verbindung zu anderen Menschen, zur Welt und zur spirituellen Ebene spürbar. Ehrfurcht hat zahlreiche positive Auswirkungen auf die Gesundheit: Unter anderem weckt sie das Bedürfnis, aus uns herauszugehen und die Welt ringsum zu erforschen, erhöht das Interesse an zwischenmenschlichen Kontakten und solidarischem Handeln, verringert körperliche Entzündungsprozesse und steigert das Gefühl des Wohlbefindens auf physischer und psychischer Ebene.[27]

In einem Augenblick der Ehrfurcht spüren wir die Präsenz einer Realität jenseits von Kategorien wie Zeit und Raum, die unsere Weltanschauung grundlegend verwandelt. Wir fühlen uns klein und zugleich als Teil eines größeren Ganzen und merken, dass unsere alte Denkweise nicht länger passt. Wir betrachten unseren Platz in der Welt mit Demut und Staunen. Selbst unsere Wahrnehmung von Zeit verändert sich, sie wird nicht mehr als konkrete und begrenzte Größe empfunden, sondern scheint sich auszudehnen und zeitlos zu werden. Die ersten Regungen der Ehrfurcht zu verspüren ist eine Erfahrung, die jeder Mensch für sich allein macht, aber uns allen zugänglich ist, wenn wir die Einsamkeit als Resonanzraum empfinden, gleich, ob aufgrund eigener Entscheidung oder äußerer Umstände. Wenn wir diesen Augenblick verinnerlicht haben, entwickelt sich oft das Bedürfnis, auf andere zuzugehen und diese Erfahrung mit ihnen zu teilen.

Das Gefühl der Ehrfurcht stellt sich oft in außergewöhnlichen Momenten ein. Wir sehen uns einer Erfahrung gegenüber, die uns abrupt innehalten lässt und bewirkt, dass wir von Ehrfurcht ergriffen werden. Ich habe einen derart bewegenden Augenblick erlebt, als ich in der Mitte des Steinkreises von Stonehenge stand.

Können Sie sich an eine Erfahrung erinnern, die Ehrfurcht in Ihnen geweckt hat? Das Gefühl der Ehrfurcht kann aber auch bei ganz alltäglichen Erfahrungen aufkommen: beim Gesang eines Vogels, beim Anblick einer Blume im Garten, die ihre Blütenpracht entfaltet, bei einem Musikstück. Augenblicke der Ehrfurcht sind in unserer Alltagswelt im Überfluss vorhanden. Und wie erkennen wir sie? Halten Sie nach etwas Ausschau, das Sie in Staunen versetzt, verwundert oder mit Respekt erfüllt.

Wir fühlen uns magisch hingezogen zu den Orten, an denen wir Ehrfurcht empfinden. Sie werden zu Kraftorten in unserem unmittelbaren Lebensraum. Es sind Orte, an die wir jederzeit zurückkehren können, um verlässlich einen Moment der Ehrfurcht zu erfahren. Ich lebe an der Küste, und bei einem Spaziergang am Meer befinde ich mich in einer Umgebung, die mich immer wieder aufs Neue mit ehrfürchtigem Staunen erfüllt. Eine weitere ehrfurchtgebietende Erfahrung ist für mich der Anblick des Sternenhimmels, wenn ich vor Sonnenaufgang nach draußen gehe, und danach das erste Licht des anbrechenden Morgens am Firmament entdecke. In diesen Momenten, die ich an jederzeit erreichbaren Kraftorten erlebe, verbinde ich mich mit dem ehrfürchtigen Staunen, das mir der Alltag bietet.

An welchen Ort können Sie problemlos gelangen, um einen Augenblick des ehrfürchtigen Staunens zu erleben? Halten Sie nach einem Kraftort in der Natur Ausschau, an dem Sie das Gefühl haben, ein Teil der Gemeinschaft aller Lebewesen und mit der Erde verbunden zu sein. Wenn Sie ihn gefunden haben, können Sie das Ritual entwickeln, dieses Gefühl der Ehrfurcht regelmäßig in Ihr Leben einzuladen.

> **Genau wie bei unserem Nervensystem, das auch durch geringfügige, aber sich ständig wiederholende Erfahrungen beeinflusst wird, hat es den Anschein, als würden sich diese unspektakulären Momente des ehrfürchtigen Staunens summieren und Voraussagen über das künftige Wohlbefinden ermöglichen. Sie haben eine prägende Wirkung auf das autonome Nervensystem.**

Fassen Sie den Beschluss, sich jeden Tag mit einem Augenblick der Ehrfurcht zu verbinden.

Mein jüngster Beschluss lautet: »Ich werde jeden Morgen früh aufstehen, nach draußen gehen und nach dem Großen Wagen Ausschau halten.« Halten Sie Ihren Beschluss schriftlich fest, um sich mit Erfahrungen zu verbinden, die Ehrfurcht wecken und überall zu finden sind.

Das Gefühl der Dankbarkeit

Dankbarkeit ist eine Art der Anerkennung von Erfahrungen, die für uns wertvoll und von Bedeutung sind. Sie stellt sowohl ein verkörpertes Gefühl als auch eine Haltung dar, die Handlungsimpulse auslöst, und sie ist wie die Ehrfurcht engmaschig mit dem ventralvagalen System verknüpft. In einem Augenblick tief empfundener Dankbarkeit werden auf der physischen Ebene der Herzrhythmus reguliert, der Blutdruck abgesenkt, die Immunfunktion gestärkt, Stress abgebaut und Schlaflänge und -tiefe optimiert. Auf der psychischen Ebene sind wir imstande, Freude zu empfinden, sind lebendiger, großherziger, empathischer und anderen mehr zugewandt. Wir sind zufriedener mit unserem Leben und reduzieren das Risiko, an einem Burn-out zu erkranken, uns ausgebrannt und kraftlos zu fühlen.[28] Diese Erfahrungen auf der physischen und psychischen Ebene sind das Ergebnis einer festen Verankerung im ventralen Zustand.

Dankbarkeit ist gelebte Verbundenheit. Sie bringt ein Gefühl mit sich, das sich in unseren sozialen Beziehungen auswirkt und den Wunsch in uns weckt, zwischenmenschliche Kontakte zu knüpfen oder zu vertiefen. Wir merken, dass wir viel Gutes durch die Zuwendung von anderen Menschen erfahren. Wenn wir Dankbarkeit empfinden, haben wir das Bedürfnis, anderen im Gegenzug etwas Gutes zu tun, eine Dankesschuld zu begleichen. Dankbarkeit aktiviert das Element der Gegenseitigkeit in der Verbindung zu anderen Menschen und erzeugt eine positive Rückkopplungsschleife. Denken Sie einen Augenblick über das Thema *Dankbarkeit* nach. Nehmen Sie das Gefühl der Gegenseitigkeit und den Fluss der ventralen Energie in der Erfahrung wahr, Gutes zu tun und zu empfangen.

Es gibt unzählige Möglichkeiten, mehr Dankbarkeit in unser Leben zu integrieren, von der Aufzählung der Privilegien, die wir genießen dürfen, bis hin zum Anlegen eines Tagebuchs der Dankbarkeit, zum Beten oder zum Dank jemandem gegenüber, in welcher Form auch immer. Dankbarkeitsrituale zeichnen sich durch eine Gemeinsamkeit aus: Sie sind dem ventral-vagalen Zustand der Sicherheit und der Anziehungskraft geschuldet, die der Zustand der Verbundenheit auf unser Nervensystem ausübt. Bei dem Gedanken an Dankbarkeitsrituale kommt mir zuerst der Welleneffekt in den Sinn, der entsteht, wenn man einen Kieselstein ins Wasser wirft. Ein einziger Akt der Dankbarkeit, eine gute Tat in aller Stille, kann Wellen schlagen, die sich ausdehnen, immer mehr Menschen erreichen, einen nach dem anderen, und die konzentrischen Kreise der ventral-vagalen Verbindungen widerspiegeln, die in die Welt hinausführen und sie umfassen.

Guten Taten den Weg ebnen

Der Begriff *Elevation* ist nicht gerade geläufig, aber diese Erfahrung haben Sie vermutlich schon recht häufig in Ihrem Leben gemacht. Eine solche *Erhebung* im Sinne einer Grenzerweiterung ist mit einer inspirierenden Erfahrung gekoppelt, die wir machen, wenn wir uns einem Akt der Güte, der Zuwendung, des Muts oder Mitgefühls gegenübersehen. Wenn wir uns auf diese Weise berührt fühlen, wird eine zweifache Reaktion in Gang gesetzt: Wir haben das Bedürfnis, anderen zu helfen, und wir haben gleichzeitig den Wunsch, ein besserer Mensch zu werden. Aus der Perspektive des autonomen Nervensystems betrachtet, aktivieren solche Erfahrungen sowohl den ventralen als auch den sympathischen Regelkreis.[29] Das sympathische System sorgt für die mobilisierende Energie, während das ventrale System durch die Aktivitäten der Vagalbremse regulierend wirkt und Mitgefühl in unsere Aktivitäten einbringt. Wir fühlen uns von einer Erfahrung tief berührt und veranlasst, anderen mit einem Akt der Zuwendung etwas Gutes zu tun. Diese Form der Grenzerweiterung – von innen nach außen, vom Selbst zur sozialen Gemeinschaft – regt dazu an, Gutes mit Gutem zu vergelten.[30]

Gelegenheiten für solche erhebende Grenzerweiterungserfahrungen gibt es überall in unserem Alltag. Wir fühlen uns tief berührt von Nachrichten über solidarisches Handeln. Berichte über Menschen, die mit ihren Aktionen einen bemerkenswerten Beitrag zum Wohl anderer geleistet haben, wecken das Bedürfnis, ihrem Beispiel zu folgen. Erinnern Sie sich an eine Situation, die Sie so erlebt haben. Wurden Sie dadurch beeinflusst und angeregt, sich für einen guten Zweck zu engagieren? Unverhoffte Verhaltensweisen, die von Güte, Zuwendung, Mut oder Mitgefühl zeugen, gibt es in unserem Umfeld in Hülle und Fülle, doch oft halten wir nicht lange genug inne, um sie wahrzunehmen. Genau wie die Rituale der Dankbarkeit haben auch gute Taten einen Welleneffekt, der in die Welt hinausreicht und sie verändert, Tat für Tat. Sie inspirieren uns nicht nur zu einer Reaktion, sondern rufen eine Kettenreaktion hervor, die Grenzen erweitert und guten Taten allgemein den Weg in die Welt ebnet. Fassen Sie einen Beschluss in Form einer schriftlichen Absichtserklärung, die dazu beiträgt, Ihnen die Augen für gute Taten zu öffnen, sie zu bezeugen und selbst in die Welt hinauszutragen.

Mitfühlende Verbindungen

Der verstorbene südafrikanische Erzbischof Desmond Tutu schrieb einmal, wir seien alle für Güte, Liebe und Mitgefühl geschaffen; unser Leben verändere sich so sehr wie die Welt, wenn wir mit diesen Wahrheiten lebten.

Wenn Empathie die Fähigkeit ist, das Leid anderer nachzuempfinden, ist Mitgefühl Empathie in der Praxis. Ich sehe, dass du leidest, ich spüre, dass du leidest, und ich möchte dir in irgendeiner Weise helfen. Mitgefühl verknüpft eine emotionale Reaktion mit dem inneren Bedürfnis zu helfen. Genauso, wie wir darauf programmiert sind, Beziehungen einzugehen, sind der Impuls zu helfen und die Fähigkeit, Mitgefühl zu empfinden, in unsere DNA eingeschrieben. Studien belegen, dass Mitgefühl ein Teil unserer menschlichen Natur ist. Sowohl Mitgefühl zu zeigen als auch Mitgefühl zu empfangen hat positive Auswirkungen auf unser physisches und psychisches Wohlbefinden. Unter anderem wird dadurch das Risiko einer Herzerkrankung verringert, das Immunsystem gestärkt und die Resilienz gegen Stress erhöht.[31]

Erinnern Sie sich an eine Situation, in der Sie Mitgefühl empfanden, das Leid eines anderen Menschen nachvollziehen konnten und das Bedürfnis hatten zu helfen. Lassen Sie diese Situation noch einmal Revue passieren, und spüren Sie der Energie Ihres ventral-vagalen Systems nach. Und nun rufen Sie sich eine Situation ins Gedächtnis zurück, in der Ihnen Mitgefühl entgegengebracht wurde, und spüren abermals der Energie Ihres ventral-vagalen Systems nach.

Der ventrale Vagus ist ein unabdingbares Element der Erfahrung, Mitgefühl zu empfinden und zu empfangen. Deshalb wird er bisweilen auch als *Tor zum Mitgefühl* bezeichnet.

> **Wenn wir uns in einem chronischen Zustand der sympathischen Mobilisierung oder des dorsalen Kollapses befinden, verlieren wir unsere Fähigkeit, Mitgefühl zu empfinden.**

Nur wenn wir von der Energie der Verbundenheit gehalten werden, in unserem ventral-vagalen System verankert sind, können wir über uns selbst hinausblicken und Mitgefühl entwickeln. Nur dann nehmen wir wahr, dass jemand leidet, können das Leid nachempfinden, Solidarität zum Ausdruck bringen und Unterstützung anbieten.

Wir können unsere Empathiefähigkeit fördern. Eine Möglichkeit besteht darin, die Fähigkeit zu verbessern, im Zustand der ventral-vagalen Regulation zu bleiben. Alle Übungen in den vorherigen Kapiteln, die Ihnen helfen, sich im ventralen System zu verankern, unterstützen unsere Empathiefähigkeit. Den Beschluss zu fassen, empathischer zu sein, ist eine weitere Möglichkeit, auf diese Ressource zuzugreifen. Halten Sie sich vor Augen, dass Mitgefühl nur im ventral-vagalen Zustand zugänglich ist, und finden Sie Ihren eigenen Weg durch dieses »Tor«, das zu Ihrem ventralen Zuhause führt, um sich dort zu verankern. Wenn Sie sich an diesem Ort der Sicherheit und Verbundenheit befinden, halten Sie Ihren Beschluss schriftlich fest. Mit jeder dieser Absichtserklärungen stärken Sie Ihre Empathiefähigkeit; deshalb sollten Sie sie regelmäßig durch weitere Beschlüsse ergänzen.

Aus der Perspektive des Mitgefühls erkennen wir, dass Menschen mit sich ringen oder scheitern, und verzichten darauf, ein Werturteil über sie zu fällen. Sie sind nicht schlecht oder gebrochen, sondern Gefangene eines adaptiven Überlebenszustands. Wir haben begriffen, dass ihr autonomes Nervensystem sie aus dem gefühlten Zustand der Sicherheit in einen Schutzzustand geführt hat, und können diese Erfahrung nachempfinden. Wir wissen aus eigener leidvoller Erfahrung, wie es ist, von einem Zustand in Geiselhaft genommen zu werden.

Die Einsicht, dass wir alle ein grundlegend ähnlich vorprogrammiertes Nervensystem haben, ist der Ausgangspunkt für die Entwicklung von Mitgefühl gegenüber Familienmitgliedern und Freunden in unserem sozialen Umfeld, die unsere Bereitschaft Verbindungen einzugehen bisweilen auf eine harte Probe stellen, ganz zu schweigen von Menschen mit völlig anders gearteten Denk- und Handlungsmustern. Zu erkennen, was uns verbindet statt trennt, ist das Fundament des Mitgefühls.

Die folgende Übung bietet Ihnen die Gelegenheit, diese Aufmerksamkeit gegenüber den Gemeinsamkeiten in die Praxis umzusetzen.

Erkundungsübung: Genau wie ich

Diese Übung trägt dazu bei, uns vom »Ich-Gefühl« zur Entwicklung eines »Wir-Gefühls« zu motivieren – mithilfe von Aussagen, die auf das hinweisen, was uns verbindet statt trennt. Jeder Mensch verfügt über Körper, Geist, Seele, Gefühle und Gedanken, hat Freude und Leid erlebt, möchte gesund sein und sich geliebt fühlen, genau wie ich.

Diese Übung fördert die Erkenntnis: Das autonome Nervensystem aller Menschen ist genauso strukturiert, organisiert und aktiviert wie das eigene. Stellen Sie sich bildlich vor, dass die folgenden Aussagen Ihre Freunde betreffen, und richten Sie Ihre Aufmerksamkeit auf das, was passiert, wenn Sie diese Zeilen lesen:

- »Genau wie ich erlebt diese Person Momente der Verbundenheit und des Schutzes.«
- »Genau wie ich reagiert diese Person auf Sicherheits- und Gefahrenhinweise.«
- »Genau wie ich kann sich diese Person von anderen abkoppeln und in der Versenkung verschwinden.«
- »Genau wie ich kann sich diese Person bedroht fühlen.«
- »Genau wie ich kann diese Person warmherzig und zugewandt sein.«

Nehmen Sie sich einen Augenblick Zeit, über diese Aussagen und Ihre autonomen Reaktionen nachzudenken. Welcher Zustand wurde aktiviert? Wie lautete die Geschichte, die ihn begleitete?

Und nun stellen Sie sich dieselben Aussagen über eine Person vor, die nicht zu Ihrem Freundeskreis gehört, zu der Sie sich nicht im Mindesten hingezogen fühlen oder mit der Sie sogar Probleme haben:

- »Genau wie ich erlebt diese Person Momente der Verbundenheit und des Schutzes.«
- »Genau wie ich reagiert diese Person auf Sicherheits- und Gefahrenhinweise.«
- »Genau wie ich kann sich diese Person von anderen abkoppeln und in der Versenkung verschwinden.«

- »Genau wie ich kann sich diese Person bedroht fühlen.«
- »Genau wie ich kann diese Person warmherzig und zugewandt sein.«

Was haben Sie dieses Mal festgestellt? Welcher Zustand wurde aktiviert; und welche Geschichten bekamen Sie zu hören?

Als Nächstes schreiben Sie eigene Aussagen auf, die zur Kenntnis nehmen, wie die Natur uns alle mit einem Regulierungsmechanismus ausgestattet hat, der bewirkt, dass wir zeitweilig in einen Überlebensmodus abdriften, im Zustand der Verbundenheit Ruhe und Gelassenheit erfahren und in Schutzreaktionen hineingezogen werden. Notieren Sie vier oder fünf Aussagen mit den autonomen Gemeinsamkeiten, die Sie hervorheben möchten. Lesen Sie jede Aussage durch, und richten Sie dabei Ihre Aufmerksamkeit auf die betreffende Person und die Geschichten, die in Ihrem Inneren auftauchen.

Und nun wiederholen Sie die Übung: Wählen Sie dafür jemanden, der oder die nicht zu Ihrem Freundeskreis gehört, lesen Sie Ihre Aussage durch, und richten Sie Ihre Aufmerksamkeit auf diese Person. Nehmen Sie wahr, wie Ihr autonomes Nervensystem reagiert und welche Geschichten Gestalt annehmen.

Greifen Sie beliebig oft auf diese Übung zurück. Mit jeder schriftlichen Formulierung neuer Aussagen vertiefen Sie die Verbindung zu den Menschen, die Ihnen nahestehen, und erhalten einen Vorgeschmack auf das Gefühl, mit jemandem verbunden zu sein, mit dem Sie Probleme haben.

Das autonome Nervensystem ist der gemeinsame Nenner unserer menschlichen Erfahrungen. Es ermöglicht uns die Erkenntnis, dass andere Menschen im Grunde genauso sind wie wir. Unsere Empathiefähigkeit wurzelt in der Fähigkeit, uns im Zustand der ventral-vagalen Regulation zu verankern, die im Lauf der Zeit und mit entsprechender Übung wächst. Und mit der Fähigkeit, uns im ventralen System zu verankern, vertieft sich auch unsere Empathiefähigkeit.

Versöhnung

Mitgefühl hat in der Fähigkeit, jemandem die Hand zur Versöhnung zu reichen, einen natürlichen Partner gefunden. Mit Empathie ist es möglich, über den Schaden hinauszublicken, den uns andere zugefügt haben, und ihre Menschlichkeit in den Fokus zu nehmen. Empathie öffnet die Tür zum Akt der Vergebung. Vergeben ist nicht mit Vergessen gleichzusetzen, sondern mit einer Erinnerung, die im Zustand der ventral-vagalen Regulation verortet ist. Wenn wir nicht vergeben oder verzeihen können und unversöhnlich bleiben, hält unser autonomes Nervensystem mit einer Aktivierung des sympathischen Überlebenszustands an dieser Erfahrung fest. Wir profitieren vom autonomen Schutz der Versöhnung und leiden unter den autonomen Risiken der Unversöhnlichkeit. Die Fähigkeit, Brücken zu bauen und Frieden zu schließen, ungeachtet dessen, wer den ersten Schritt macht, ist eng mit einem regulierten Nervensystem verknüpft.[32] Versöhnung wird mit positiven Auswirkungen auf unsere Gesundheit in Verbindung gebracht, sie mindert Ängste, Depressionen und das Risiko einer Herz-Kreislauf-Erkrankung. Verharren wir im Zustand der Unversöhnlichkeit und denken wir an das Leid oder an die Person, die uns das Leid zugefügt hat, aktivieren wir unseren sympathisch gesteuerten Überlebensmodus.[33] Wenn wir eine Versöhnung anstreben, durchbrechen wir den Zustand der autonomen Dysregulation, der mit der Unversöhnlichkeit einhergeht.

Denken Sie an eine Person, mit der Sie sich entzweit haben, und stellen Sie sich vor, dass jeder von Ihnen das Ende eines Taus in den Händen hält, an dem Sie beide zerren. Nehmen Sie wahr, wie Ihr Körper auf das Vorstellungsbild reagiert. Diese toxische Verbindung verhindert, dass Sie den Rückweg zu Ihrem Anker im Zustand der Regulation finden. Und nun stellen Sie sich vor, dass Sie Ihr Ende des Taus loslassen. Treten Sie aus dem Zustand der Unversöhnlichkeit heraus. Vergessen Sie nicht, dass die andere Person noch an ihrem Ende der toxischen Verbindung festhält und ihren Anteil an Arbeit leisten muss, um eine Versöhnung herbeizuführen oder mit einem Akt der Wiedergutmachung Vergebung zu erlangen. Richten Sie Ihre Aufmerksamkeit nach innen, vielleicht spüren Sie einen Anflug von Mitgefühl und den Beginn der Bereitschaft zu verzeihen. Stellen Sie sich vor, dass Sie damit den ersten Schritt in Richtung Wohlbefinden einleiten. Selbst wenn Ihnen der Sprung von der Unversöhnlichkeit zur Aussöhnung im Moment noch zu groß erscheint, sollten Sie an dem Gedanken festhalten, dass Sie in Zukunft jederzeit die Möglichkeit haben, sich mithilfe dieser Brücke den Weg zu einer gesundheitsfördernden Versöhnung zu bahnen.

In Sicherheit und Stille

Während Stille nicht unbedingt als selbsttranszendierende Erfahrung gilt, schließe ich sie in diesem Kapitel ein, weil ich überzeugt bin, dass sie uns aus den alltäglichen Erfahrungen heraus an einen Ort führt, an dem wir ein tiefes Gefühl der Verbundenheit erleben können. In seinem Buch *Jetzt! Die Kraft der Gegenwart* beschreibt Eckhart Tolle, wie man in der Stille die eigene form- und zeitlose Realität spüren kann. Dieser Blick über die »Schleier von Form und

Trennung« hinaus ermögliche die Erkenntnis des Einsseins mit allem, was ist.[34]

Die Fähigkeit, in die Stille zu gehen, ohne eine Überlebensreaktion auszulösen, ist ein komplizierter und herausfordernder Prozess. Der folgende Auszug aus dem Gedicht »After a Blizzard«[35] von Gary Whited bringt den Kampf zum Ausdruck, den viele von uns erleben, wenn wir versuchen, an einem Augenblick der Stille festzuhalten:

> »In diesem Lichtbogen aus Schnee,
> Der sich nun über dem Flussufer wölbt,
> In der reglosen Luft,
> Liegt eine Stille so lautlos und ruhevoll,
> dass ich sie nicht zu fassen vermag.«

Wir wenden uns nun abermals unserem Nervensystem zu und beginnen die Erfahrung zu erkunden, in die Stille zu gehen. Aus biologischer Sicht ist die Stille eine Verschmelzung von mehreren autonomen Zuständen, bei denen die beiden Verzweigungen des Vagus-Nervs, der älteste dorsale und der jüngste ventrale Vagus-Strang, zusammenarbeiten, damit wir ohne Angst alle Systeme auf null herunterfahren können. Der ventrale Zustand wirkt belebend und bringt uns in Kontakt mit einem Gefühl leidenschaftlicher Hingabe, Leichtigkeit und Gelassenheit, während der dorsale Zustand durch Fühllosigkeit und Kollaps, vergleichbar mit Erstarren oder Totstellen, dem Erhalt des Lebens dient. Nur wenn diese beiden Vagus-Pfade zusammenwirken – die urzeitliche Energie der Immobilisierung und die zu einem späteren geschichtlichen Zeitpunkt entwickelte Energie, die mit dem System der sozialen Verbundenheit einhergeht –, können wir mit einem Gefühl der Sicherheit in die Stille gehen.

Erkundungsübung: Stille finden

Wenn wir die Stille als einen Hort der Sicherheit erleben, können wir die Lautlosigkeit als angenehm empfinden, als einen Raum, in dem wir ungestört über uns selbst nachdenken, uns auf andere Personen einstimmen, eine wortlose Verbindung zu ihnen aufbauen und die Freude vollumfänglich ausschöpfen können, die mit Erfahrungen der Nähe einhergehen. Jeder von uns hat seine eigene Art, die Erfahrung der Stille zu beschreiben. Sie kann mit Ruhe, Alleinsein oder vollkommener Präsenz im Hier und Jetzt identisch sein. Finden Sie Bezeichnungen, die für Sie passend sind.

Erforschen Sie Ihre Erfahrungen mit der Stille. Notieren Sie eine Aussage über die Stille, die einen Absturz in den dorsalen Kollaps nach sich zieht, eine, die einen sympathisch gesteuerten Energieanstieg mit sich bringt, und eine, die zu einer sicheren Verbindung mit einem Augenblick der Stille einlädt. Ein Beispiel: »Wenn ich still werde, verschwinde ich in der Versenkung.« – »Stille ist furchteinflößend, ich muss mich von ihr fernhalten.« – »Wenn ich in die Stille gehe, empfinde ich das Gefühl der Ruhe als wohltuend.«

Im Leben jedes Menschen existieren vermutlich bestimmte Personen und Beziehungen, die dazu einladen, in einträchtigem Schweigen dazusitzen und sich wortlos miteinander zu verbinden. Gibt es Menschen in Ihrem Leben, in deren Gegenwart Sie sich auch dann sicher fühlen, wenn keiner etwas sagt? Denken Sie darüber nach, welche Voraussetzungen für das Gefühl der Sicherheit unerlässlich sind, um die Erfahrung der Stille zu teilen.

Auch bestimmte Orte in unserem Alltag bieten uns die Chance, uns mit einem Moment der Sicherheit und Stille zu verbinden. Halten Sie sich die Rahmenbedingungen vor Augen, die dazu einladen. Fühlen Sie sich eher zu einem Ort hingezogen, der absolute Ruhe ausstrahlt, oder sollte er auditive Reize bieten, zum Beispiel bestimmte Geräusche oder Klänge? Es kann ein Ort sein, an dem Sie sich allein oder mit anderen befinden, im Innern eines Gebäudes oder draußen in der freien Natur. Richten Sie Ihre Aufmerksamkeit auf Ihr autonomes Nervensystem, wenn Sie den Ort erkunden, der Ihnen eine Gelegenheit zur Einkehr in die Stille bieten könnte. Sie sollten in der Lage sein, ihn jederzeit aufzusuchen, um einen Augenblick der Stille zu finden.

Es gibt Zeiten, in denen wir völlig problemlos Momente der Stille erleben. Dabei kann es sich um eine bestimmte Tageszeit oder einen bestimmten Wochentag handeln. Manchmal ergibt sich dieser Augenblick von selbst, wenn wir mit einer Tätigkeit befasst sind, die auf natürliche Weise Stille gebietet. Blicken Sie sich um, und stellen Sie fest, ob sich diese Einladungen zur Stille auch in Ihrem Alltag finden.

Und schließlich ist das Wissen erforderlich, wann wir dringend einen Augenblick der Stille benötigen. Dazu müssen wir den Blick nach innen richten, um die Hinweise wahrzunehmen, die uns das autonome Nervensystem übermittelt. Welche Signale deuten darauf hin, dass Sie einen Augenblick der Ruhe oder Abgeschiedenheit gut gebrauchen könnten, wenn Sie an Ihr persönliches Bedürfnis nach Stille denken?

Sofern Sie die Menschen, Orte und Zeiten kennen, die Ihnen die Möglichkeit bieten, sich sicher zu fühlen, wenn Sie in die Stille gehen, und mit den Hinweisen vertraut sind, die Sie auf Ihr Bedürfnis nach einem Augenblick des Alleinseins aufmerksam machen, haben Sie die nötigen Informationen, um Momente der Stille in Ihr Leben zu integrieren. Damit beginnen Sie, Ihr Nervensystem neu zu prägen, und vertiefen die Fähigkeit, in der Stille Sicherheit zu finden. Jeder Augenblick der Stille ist ein Moment, der Ihr Nervensystem aufbaut.

Wohlwollen

Wohlwollen passt hervorragend zu den transzendenten Erfahrungen, die wir in diesem Kapitel unter die Lupe genommen haben. Damit ist eine freundschaftliche Gesinnung oder ein Akt des Entgegenkommens gemeint. In unserer Erkundungsübung bezieht sich Wohlwollen auf die aktive, fortlaufende und gezielte Nutzung der ventral-vagalen Energie im Dienst der Heilung oder Regeneration.

Meditation des Wohlwollens[36]

Richten Sie Ihre Aufmerksamkeit von der Wahrnehmung der Außenwelt auf die Wahrnehmung der inneren Verbundenheit. Halten Sie Ausschau nach der Stelle in Ihrem Körper, an der Sie die ersten Regungen der ventral-vagalen Energie spüren. Sie kann in Ihrem Herzen, in Ihrem Brustraum, im Gesicht, hinter den Augen oder anderswo in Ihrem System verortet sein. Spüren Sie der positiven Energie nach, die durch die Zuwendung entsteht, und fokussieren Sie Ihre Aufmerksamkeit für einen Moment auf diesen Raum. Tauchen Sie in den Fluss der ventral-vagalen Energie ein, die durch Ihren Körper strömt. Vielleicht spüren Sie, wie sich ein Gefühl der Wärme in Ihrem Körper ausbreitet. Vielleicht haben Sie das Gefühl, als würde sich Ihr Herz ausdehnen oder Ihr Brustraum zunehmend füllen. Vielleicht macht sich aber auch ein Prickeln in den Augen oder ein Kloßgefühl im Hals bemerkbar.

Nehmen Sie sich einen Augenblick Zeit, um sich mit Ihrer persönlichen Erfahrung dieses ventral-vagalen Energieflusses vertraut zu machen. Halten Sie inne, und genießen Sie diesen Zustand.

Und nun stellen Sie sich bildlich vor, wie Sie diese Energie in den Dienst der Heilung und Regeneration stellen. Spüren Sie die Kraft, die sie mit sich bringt, um einen anderen Menschen oder sozial benachteiligte Gruppen durch Anteilnahme und Mitgefühl zu unterstützen. Visualisieren Sie die zahlreichen Möglichkeiten, diesen Zustand proaktiv zu nutzen, um die Welt ein wenig zu verändern. Vielleicht lassen Sie einen Menschen, der Ihnen nahesteht, an Ihrem ventral-vagalen Energiestrom teilhaben, um seinen Kummer zu lindern. Möglicherweise sind Sie der einzige Mensch mit einem aktivierten ventral-vagalen System in einem dysregulierten, sprich fehlgesteuerten sozialen Umfeld. Nehmen Sie sich einen Augenblick Zeit, um herauszufinden, welche Menschen und Orte in Ihrer Welt Ihrer ventral-vagalen Präsenz bedürfen. Stellen Sie sich vor, wie Sie sich aus Ihrem Zustand der ventral-vagalen Fülle heraus in diese Verbindungen einbringen.

Wenn Sie andere proaktiv, kontinuierlich und gezielt an Ihrer ventral-vagalen Energie teilhaben lassen, werden Sie zu einem Leuchtfeuer der Zugewandtheit, Großherzigkeit, Güte, Empathie, Freundschaft und Menschlichkeit. Fassen Sie den Beschluss, Wohlwollen auszustrahlen.

11.

DER FÜRSORGLICHE UMGANG MIT DEM NERVENSYSTEM

Bisher erkundeten wir die Arbeitsweise des autonomen Nervensystems und die Möglichkeiten, es neu auszurichten und einen Zustand zu erreichen, der uns in einem Gefühl der Sicherheit und Verbundenheit verankert. In diesem Kapitel wenden wir unsere Aufmerksamkeit der Frage zu, wie wir unser Nervensystem bei seinen Aufgaben unterstützen. Das Wissen, was unsere Gesundheit fördert und wie wir uns mit diesen Erkenntnissen verbinden, um sie in unseren Alltag zu integrieren, ist Teil einer fortlaufenden Erfahrung des körperlichen und seelischen Wohlbefindens, die sich auf die Verankerung im ventralen Zustand zurückführen lässt.

Einstimmen, Verinnerlichen, Zuwenden

Diese drei Schritte – einstimmen, verinnerlichen, zuwenden – stellen eine wirksame Methode dar, unser Nervensystem optimal zu unterstützen. Einstimmen und Verinnerlichen repräsentieren Erfahrungen der Verbundenheit und des aufmerksamen Zuhörens, während sich das Handeln auf begleitende Maßnahmen bezieht, basierend auf den *Einsichten*, die wir durch die Verbindung mit den

Bedürfnissen und aufmerksames Zuhören gewonnen haben. Wir fassen den Beschluss, uns auf die Vorgänge in unserem Nervensystem einzustimmen, nicht nur um bereits die ersten Anzeichen eines Wechsels in den Überlebensmodus wahrzunehmen, sondern auch um zu erkennen, wann wir im ventralen Gefühl der Sicherheit verankert sind. Wir schenken unserem neurozeptiven Überwachungsprogramm Gehör, verinnerlichen die Sicherheits- und Gefahrenhinweise, sehen, was erforderlich ist, um den Rückweg in den Zustand der Regulation zu finden, oder vertiefen die Erfahrung, um sicher verankert und gebunden zu sein. Und schließlich wenden wir uns den aktuell vorhandenen Bedürfnissen zu, nehmen Sie in den Blick, um konkrete Abhilfemaßnahmen einzuleiten. Machen Sie sich nun mit diesen drei Schritten vertraut:

1. *Einstimmen:* Stellen Sie fest, in welchem der Zustände Sie sich derzeit befinden. Stimmen Sie sich auf den Tonus dieses Zustands ein, um einen Vorgeschmack zu erhalten.
2. *Verinnerlichen:* Welche Sicherheits- und Gefahrenhinweise entdecken Sie? Welche Informationen übermittelt Ihnen Ihr neurozeptives Überwachungsprogramm?
3. *Zuwenden:* Welche konkreten Maßnahmen können Sie angesichts dieser Informationen ergreifen, um in den ventralen Zustand der Sicherheit und Regulation zu gelangen oder sich dort tiefer zu verankern? Was braucht Ihr Nervensystem in ebendiesem Augenblick, um sich unterstützt zu fühlen?

Mithilfe dieser einfachen Schritte sammeln wir die Informationen, die wir brauchen, um unterstützende Maßnahmen in die Wege zu leiten. Fassen Sie den Beschluss, diese Praxis in Ihren Alltag zu integrieren. Dabei ist es wichtig, die Herausforderung für Ihr Nervensystem auszutarieren. Oft haben wir das Bedürfnis, etwas Neues auszuprobieren, aber unrealistische Erwartungen, was die Umsetzung des Vorhabens in die Praxis betrifft. Wenn sich das Gehirn nicht auf der gleichen Wellenlänge wie das autonome Nervensystem befindet, können Beschlüsse Gefahrensignale darstellen und die Fähigkeit blockieren, sich aktiv einzubringen, statt Sicherheitshinweise zu übermitteln und den Erfahrungshorizont des Systems zu erweitern.

Fassen Sie einen Beschluss, der Ihr Nervensystem weder unter- noch überfordert. Wie oft sollten Sie die geplante Neuerung nach Ihrer Einschätzung in die Praxis umsetzen, um sie als festen Bestandteil in Ihren Alltag zu integrieren? Stündlich? Dreimal täglich? Einmal am Tag? Halten Sie Ihren Beschluss schriftlich fest, und dann lesen Sie ihn noch einmal durch und achten dabei auf die Reaktion Ihres Nervensystems. Entdecken Sie ein ventral-vagal inspiriertes »Ja«, ein sympathisch gesteuertes Gefühl der Überforderung, das Ängsten und Rückschlägen Vorschub leistet, oder ein dorsales Gefühl, dass Ihr Vorhaben völlig unrealistisch ist und keine Hoffnung besteht, jemals etwas zu ändern? Wenn wir einen Beschluss fassen mit dem Ziel, ihn regelmäßig umzusetzen, ohne unser autonomes Nervensystem einzubeziehen und eine entsprechende Vereinbarung mit ihm zu treffen, ist unser Vorhaben von vornherein zum Scheitern verurteilt – nicht, weil es uns an Willensstärke mangelt, sondern weil unsere Biologie nicht mitspielt.

Überprüfen Sie Ihren Beschluss noch einmal, und bessern Sie ihn in einer Weise nach, die seine Umsetzung unterstützt. Halten Sie ihn schriftlich fest, in partnerschaftlicher Übereinstimmung mit Ihrem Nervensystem, und entwickeln Sie einen konkreten Aktionsplan, der nicht über den Erweiterungsbereich des Erweiterungs-Stress-Kontinuums hinausgeht. Halten Sie sich noch einmal vor Augen: Sobald wir den Kipppunkt in der Mitte überschreiten und in den Stressbereich geraten, blockiert unser System jede Veränderung. Wenn die Verbindungs-/Schutzmuster-Gleichung mehr Gefahren- als Sicherheitshinweise aufweist, sind wir nicht mehr in der Lage, ein Vorhaben zu verwirklichen.

Mit dem neuen Aktionsplan – Einstimmen, Verinnerlichen, Zuwenden –, den sie im Zuge der Zusammenarbeit zwischen Gehirn und Körper entwickelt haben, können Sie überprüfen, ob Sie Ihren Beschluss tatsächlich umzusetzen vermögen. Ihr Beschluss muss Ihr Interesse wecken und langfristig aufrechterhalten. Entsprechend den Herausforderungen des Alltags, die Ebbe und Flut gleichen, ist die Fähigkeit, uns an die eigenen Beschlüsse zu halten, zeitweilig mehr oder weniger ausgeprägt. Behalten Sie Ihre Fähigkeit im Blick, Ihrem Aktionsplan treu zu bleiben, und passen Sie Ihren Beschluss an, wenn sich Ihre Erfahrungen ändern. Nutzen Sie, wenn Sie einen Beschluss fassen, diesen Prozess in drei Schritten, um das richtige Maß an Herausforderung für Ihr Nervensystem zu finden und zu bewahren.

Flexibilität und Resilienz

Flexibilität und Resilienz gehen Hand in Hand. Ein anpassungsfähiges System ist widerstandsfähig, und ein widerstandsfähiges System ist anpassungsfähig.

> **Wir sollten uns daran erinnern, dass Wohlbefinden nicht von einem Nervensystem definiert wird, das sich stets im regulierten Zustand befindet.**

Auch ein Nervensystem, das Anzeichen des Wohlbefindens mit sich bringt, neigt bisweilen noch zur Fehlsteuerung, doch statt im Überlebensmuster steckenzubleiben, findet es dank Flexibilität und Resilienz in den Zustand der Regulation zurück. Was für Erfahrungen haben Sie heute gemacht? Denken Sie an tiefgreifende Veränderungen, die Sie von einem Zustand in den anderen versetzt haben, und an die subtilen Bewegungen innerhalb eines Zustands. Nehmen Sie sich einen Augenblick Zeit, um über die autonome Reise nachzudenken, die zu diesem gegenwärtigen Augenblick geführt hat.

Wenn wir unser Nervensystem unterstützen und mehr Raum für die ventral-vagale Energie schaffen, reagieren wir, kehren in den Zustand der Regulation zurück und denken über die Erfahrung nach. Lassen Sie eine Situation Revue passieren, in der Sie sich heute befunden haben, und probieren Sie diese drei Schritte aus:

1. *Reaktion:* Halten Sie sich eine Situation vor Augen, die sie als gravierend empfunden haben. Wie haben Sie darauf reagiert? Wohin hat Ihr Nervensystem Sie geführt?
2. *Rückkehr zur Regulation:* Erinnern und verbinden Sie sich mit dem Gefühl der Rückkehr und Verankerung im Zustand der Regulation.
3. *Reflexion:* Nehmen Sie sich die Zeit, um auf die Erfahrung zurückzublicken. Was können Sie aus der Reaktionsweise Ihres Nervensystems lernen?

Wenn wir Resilienz aus der Perspektive des autonomen Nervensystems betrachten, können wir das Ausmaß der Widerstandsfähigkeit bestimmen, und zwar anhand der Häufigkeit (wie oft wir aus dem Zustand der Verbundenheit in den Schutzzustand geraten), der Intensität (wie stark die Überlebensreaktion ist) und der Dauer (wie lange wir im sympathischen oder dorsalen Modus gefangen sind, bevor wir in den Zustand der ventralen Regulation zurückfinden). Wir sollten uns daran erinnern, dass unser Resilienz-Niveau nicht in Stein gemeißelt ist; der Pegel gleicht Ebbe und Flut, je nach physischer Gesundheit, Anzahl der Anforderungen, denen wir gerecht zu werden versuchen, Ausmaß der sozialen Unterstützung und Anzahl der sozialen Beziehungen.

Erkundungsübung: Resilienz-Kontinuum

Mit einem Resilienz-Kontinuum lässt sich das aktuelle Ausmaß unserer Widerstandsfähigkeit gut kenntlich machen und nachverfolgen. Benutzen Sie Papier und Bleistifte oder Marker, um es bildlich darzustellen (siehe Abbildung 11.1). Entscheiden Sie, wie Ihre Linie aussehen soll. Experimentieren Sie mit senkrechten, waagerechten und solchen Linien, deren Kurven in jede beliebige Richtung verlaufen. Zeichnen Sie mehrere davon, um zu sehen, welche sich für diese Erkundungsübung richtig anfühlt. Wenn Sie Markierstifte benutzen möchten, wählen Sie eine Farbe für die Linie und verschiedene Farben für die Punkte, die Sie auf Ihrem Kontinuum vermerken.

Beschriften Sie als Erstes die beiden Enden Ihres Resilienz-Kontinuums. An dem einen Ende ist das Gefühl des Mangels und am anderen Ende das Gefühl der Fülle verortet, zum Beispiel *Keine Energie, kein Interesse* für den Mangel, und *Widerstandsfähig und gerüstet* für die Fülle. Nehmen Sie sich Zeit, um die für Sie passenden Bezeichnungen zu finden.

Nun legen Sie mehrere Punkte zwischen den beiden Enden des Kontinuums fest. Sie benötigen genug Informationen, um Ihre aktuelle Position und Ihr allgemeines Resilienz-Niveau zu bestimmen; vermutlich brauchen Sie mindestens drei Punkte für eine exakte Nachverfolgung Ihrer Widerstandsfähigkeit. Sie werden vielleicht feststellen, dass Sie weitere Punkte leichter ermitteln können, wenn Sie beginnen, Ihre Aufmerksamkeit darauf zu richten. Nehmen Sie sich die Zeit, sie auf Ihrem Kontinuum zu verorten und zu benennen.

Keine Energie, kein Interesse ⟵——⟶ Widerstandsfähig und bereit

Abbildung 11.1: Resilienz-Kontinuum

Und nun bestimmen Sie, an welcher Stelle des Kontinuums Sie sich befinden. Wo würden Sie sich heute verorten? Wie hoch ist Ihr Resilienz-Niveau im gegenwärtigen Augenblick?

Die Nachverfolgung des Resilienz-Niveaus ist eine fortlaufende Aktivität. Wie widerstandsfähig wir uns fühlen, hat maßgeblichen Einfluss darauf, wie wir auf die Herausforderungen in unserem Alltag reagieren, und die Anzahl und Art der alltäglichen Herausforderungen und Ressourcen wirkt sich wiederum auf unsere Widerstandsfähigkeit aus. Führen Sie das Ritual ein, Ihre Aufmerksamkeit regelmäßig auf Ihr Kontinuum zu richten und es zu überprüfen. Wenn wir wissen, wo wir aktuell verortet sind, verstehen wir besser, warum wir auf bestimmte Weise denken, fühlen und handeln, und haben eine Orientierungshilfe bei der Einleitung der nächsten Schritte zu einem fürsorglichen Umgang mit unserem Nervensystem.

Selbstfürsorge

Für viele von uns bedeutet das Konzept der Selbstfürsorge eine Herausforderung. Es wird oft mit Selbstsucht in einen Topf geworfen. Aus der Perspektive des Nervensystems betrachtet, wurzelt Selbstfürsorge im Zustand der ventral-vagalen Sicherheit und Verbundenheit, während Selbstsucht auf einen Überlebenszustand zurückzuführen ist. Wenn wir selbstsüchtig sind, versuchen wir, ein Bedürfnis zu befriedigen, das in Angstgefühlen wurzelt. Nehmen

Sie sich einen Augenblick Zeit, um zu hören, was Ihr Nervensystem zu Selbstfürsorge-Praktiken zu sagen hat. Danach ergänzen Sie folgende Aussagen:

- »Wenn ich mich im dorsalen Zustand des Kollapses und der Abkopplung befinde, ist Selbstfürsorge …«
- »Wenn ich mich im sympathischen Zustand der Mobilisierung befinde, ist Selbstfürsorge …«
- »Wenn ich im ventralen Zustand verankert bin, ist Selbstfürsorge …«

In einem dorsalen Zustand könnte ich zum Beispiel sagen, dass Selbstfürsorge ein Gedanke ist, der mir gar nicht kommt oder sich außerhalb meiner Möglichkeiten befindet. In einem sympathisch gesteuerten Zustand wird Selbstfürsorge vielleicht als Zeitverschwendung oder als Hindernis betrachtet. Und in einem ventralen Zustand ist sie ein unverzichtbarer Bestandteil der Gesundheit, der Freude bereitet.

Uns selbst einzureden, dass wir etwas »tun« oder »lassen« sollten, kommt häufig vor, wenn wir beginnen, uns näher mit dem Thema *Selbstfürsorge* zu befassen. Doch diese Worte stellen keine Einladung, sondern eine Forderung dar, übermitteln keine aufbauende Botschaft, die erforderlich wäre, sondern den Hinweis auf eine Gefahr, zum Beispiel »Du solltest mehr Sport treiben/meditieren/dich mit deinen Freunden treffen«, »Du solltest nicht so viel Junkfood zu dir nehmen/nicht so viel fernsehen/nicht so viel Zeit allein verbringen« … Achten Sie darauf, wie häufig Sie »Du solltest« oder »Du solltest nicht« sagen, und halten Sie inne, um wahrzunehmen, welcher Zustand gerade aktiv ist und was sich unter der Oberfläche dieser Forderung verbirgt.

Wenn die Selbstfürsorge vom autonomen Nervensystem geleitet wird, gilt es, zwei wichtige Fragen in Betracht zu ziehen: »Was braucht mein Nervensystem aktuell in ebendiesem Augenblick?« Und: »Unterstützt das, was ich tue, mein Nervensystem?« Diese beiden Fragen bilden das Fundament, auf dem wir nachhaltige Selbstfürsorge-Praktiken einführen können, die sich an den Bedürfnissen des autonomen Nervensystems orientieren.

Selbstfürsorge entsteht durch eine Vielzahl von Optionen, die in unserem ventralen System zu finden sind. Statt einer starren Routine schließt eine autonom orientierte Selbstfürsorge eine ganze Palette von Wahlmöglichkeiten ein. An manchen Tagen ist Ihr Nervensystem infolge einer gelösten Vagalbremse aufnahmefähig und voller Energie, während zu anderen Zeiten die gemächlicheren Energieströme des ventralen Zustands dominieren. Wir brauchen eine Vielfalt von Selbstfürsorge-Aktivitäten, damit wir uns jeden Tag in etwas einbringen können, was passgenau unseren wechselnden Bedürfnissen nach autonomer Unterstützung entspricht.

Unsere persönlichen Überzeugungen hinsichtlich des Themas *Selbstfürsorge* werden von Menschen und Orten beeinflusst, die Teil unseres Alltags sind. Ermutigen die Menschen in Ihrem Umfeld Sie dazu, gut für sich selbst zu sorgen, oder halten sie das für unwichtig? Leben Sie an einem Ort, an dem Selbstfürsorge problemlos in die Praxis umzusetzen ist? Arbeiten Sie in einer Umgebung, die Selbstfürsorge gutheißt? Wenn wir von Menschen mit starren Ansichten über die Definition von Selbstfürsorge umgeben sind und an Orten leben und arbeiten, die diese Haltung nicht wertschätzen, ist es schwieriger, die eigenen Bedürfnisse wahrzunehmen und ihnen gerecht zu werden. Sind wir dagegen von Menschen umgeben, die zur Selbstfürsorge ermutigen, und an Orten leben und arbeiten, die Selbstfürsorge wertschätzen, fällt es uns leichter, sie auszuüben und Rituale einzuführen, die unser Nervensystem unterstützen.

Erkundungsübung: Der Selbstfürsorge-Kreis

Der Selbstfürsorge-Kreis bietet eine Möglichkeit, Ihre eigenen autonom orientierten Selbstfürsorge-Rituale einzuführen. Zeichnen Sie einen Kreis auf ein Blatt Papier, und unterteilen Sie ihn in vier Quadranten, wobei die Linien ein Stück weit über den Kreis hinausgehen sollten. Benutzen Sie Bleistifte oder farbige Markierstifte, um die vier Quadranten – *Physische Ebene*, *Beziehungsebene*, *Mentale Ebene* und *Spirituelle Ebene* – zu beschriften.

Die folgenden Anleitungen führen in einer bestimmten Reihenfolge durch den Kreis, Sie können dabei aber jede beliebige Reihenfolge wählen. Wenn Sie Ihren Selbstfürsorge-Kreis gezeichnet haben, besteht Ihre erste Aufgabe darin, Aktivitäten, denen Sie zuverlässig nachgehen wollen, *innerhalb* des jeweiligen Quadranten zu notieren. Machen Sie sich keine Sorgen, wenn die vier Bereiche nicht gleichmäßig gefüllt sind. Es kommt häufig vor, dass wir bestimmten Selbstfürsorge-Aktivitäten den Vorzug geben. Danach kehren Sie zu Ihrem Ausgangspunkt zurück und fügen *außerhalb* des Kreises Aktivitäten, die Sie gern ausprobieren würden, für jeden Quadranten hinzu.

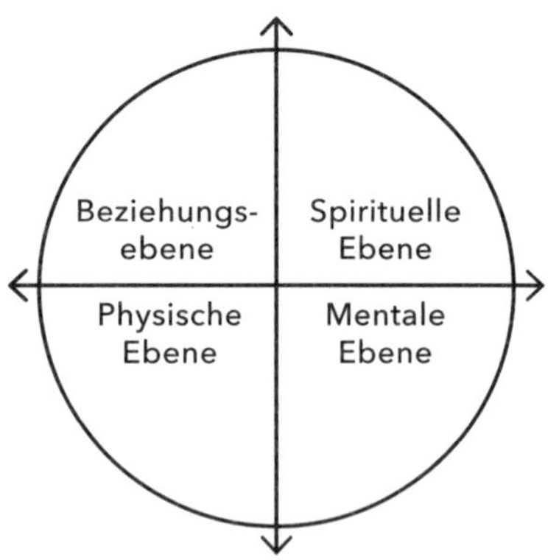

Abbildung 11.2: Selbstfürsorge-Kreis

Innerhalb des Kreises: Die physische Ebene

Beginnen Sie mit der physischen Ebene. Notieren Sie innerhalb des Quadranten die Selbstfürsorge-Aktivitäten, denen Sie auf der körperlichen Ebene verlässlich nachgehen. Während Sie Ihre Optionen in Betracht ziehen, stellen Sie sich die Frage, ob es sich dabei um eine ventral-vagal geprägte Erfahrung, um eine eher sympathisch verortete Pflichtübung oder um eine dorsal-vagale Notwendigkeit handelt, eine Aktivität, der Sie rein mechanisch nachgehen, ohne sich wirklich zu engagieren. Fügen Sie nur diejenigen Aktivitäten in den Kreis ein, die Sie in den ventralen Zustand versetzen oder Ihre Erfahrungen in diesem Zustand vertiefen.

Innerhalb des Kreises: Die Beziehungsebene

Gehen Sie nun zur Beziehungsebene über. Wenn Sie Marker benutzen, nehmen Sie eine andere Farbe für diesen Quadranten und notieren innerhalb des Kreises Aktivitäten, denen Sie gemeinsam mit anderen nachgehen und die für Sie Erfahrungen der Selbstfürsorge bedeuten. Vielleicht tauschen Sie sich regelmäßig mit bestimmten Personen aus, verbringen Zeit mit Freunden und Familienangehörigen oder haben sich einer Gruppe angeschlossen, an deren Aktivitäten und Treffen Sie teilnehmen. Sie sollten bei jeder dieser Aktivitäten ergründen, ob Sie sie als erfüllend oder bereichernd empfinden. Laden Sie Ihr Nervensystem ein, Ihnen bei der Entscheidung zu helfen, welche Aktivitäten für Sie aufbauend und ventral-vagal inspiriert sind. Wenn die sozialen Beziehungen und Aktivitäten auf dieser Ebene kein Gefühl der Bereicherung mit sich bringen oder Ihnen nicht den Weg in einen ventralen Zustand ebnen, gehören Sie nicht in Ihren Selbstfürsorge-Kreis.

Innerhalb des Kreises: Die mentale Ebene

Gehen Sie nun zur mentalen Ebene über, und wählen Sie einen andersfarbigen Markierstift zum Beschriften. Denken Sie an die Aktivitäten, denen Sie nachgehen, um Ihr Gehirn fit zu halten. Lesen Sie viel? Schauen Sie sich bestimmte TV-Programme an? Hören Sie sich Vorträge an? Spielen Sie gern? Denken Sie über Ihre alltäglichen Aktivitäten nach, und notieren Sie fest, welche die mentale Ebene einbeziehen und sich wie Augenblicke der Selbstfürsorge anfühlen.

Innerhalb des Kreises: Die spirituelle Ebene

Beenden Sie die Übung mit der spirituellen Ebene. Wählen Sie für die Beschriftung eine Farbe, die Sie bisher noch nicht benutzten. Bei dieser Kategorie haben wir oft das Gefühl, Teil eines größeren Ganzen und mit der Suche nach Sinn und Zweck unseres Lebens befasst zu sein. Halten Sie nach Erfahrungen Ausschau, die Ihnen die Möglichkeit bieten, in den Fluss der ventral-vagalen Energie einzutauchen und sich mit Ihrer eigenen Definition einer höheren transzendenten Wirklichkeit und Spiritualität zu verbinden. Fügen Sie Ihrem Selbstfürsorge-Kreis die Erkenntnisse hinzu, die Sie dabei gewinnen.

Nehmen Sie sich einen Augenblick Zeit, um wahrzunehmen, wie der Selbstfürsorge-Kreis Gestalt annimmt. Es ist keineswegs ungewöhnlich, dass dieselben Aktivitäten in mehreren Quadranten auftauchen. Yogaübungen könnten beispielsweise in allen vier Quadranten verortet sein: auf der physischen Ebene aufgrund der körperlichen Bewegung, auf der Beziehungsebene, wenn Sie ihnen gemeinsam mit anderen nachgehen, auf der mentalen Ebene, wenn Sie Yogaübungen visualisieren, und auf der spirituellen Ebene, wenn Sie sich mit einer höheren Macht verbunden fühlen. Werfen Sie nun noch einmal einen Blick auf Ihren Kreis, um zu sehen, welche Quadranten gut gefüllt sind mit Aktivitäten, die sich erfüllend oder bereichernd anfühlen, und welchen Sie mehr Aufmerksamkeit widmen könnten.

Außerhalb des Kreises

Der nächste Schritt besteht darin, das Terrain außerhalb des Kreises zu erkunden. Wählen Sie dafür Farben aus, die Sie noch nicht verwendet haben, um den Beschluss zu kennzeichnen, etwas Neues auszuprobieren. Beginnen Sie mit der physischen Ebene, und lassen Sie sich bei dem Gedanken, was Ihnen Spaß machen könnte, von Ihrem Nervensystem leiten. Notieren Sie Ihre Entdeckungen außerhalb des Kreises.

Ich möchte Sie ermutigen, diese spontanen Ideen nicht zu überarbeiten. Eine Aktivität außerhalb des Kreises zu verorten heißt nicht, dass Sie ihr nachgehen *müssen*; Sie haben lediglich einen Hinweis erhalten, dass Sie sich tief in Ihrem Innern nach ein wenig Abwechslung sehnen.

Wiederholen Sie diese Übung für die mentale, spirituelle und Beziehungsebene. Was würden Sie gern ausprobieren? Was taucht vor Ihrem inneren Auge auf? Wonach sehnt sich Ihr Nervensystem?

Zuwendung zur Selbstfürsorge

Sobald Sie Ihren Selbstfürsorge-Kreis vervollständigt haben, werfen Sie einen Blick auf die Aktivitäten im Inneren, um herauszufinden, wie Sie Ihr Nervensystem gegenwärtig unterstützen. Danach nehmen Sie sich die Außenseite mit den Aktivitäten vor, die Sie interessant finden und gern ausprobieren würden. Gefüllte Quadranten weisen auf die Möglichkeiten hin, denen Sie sich bisher zugewandt haben, um gut für sich zu sorgen. Vielleicht möchten Sie den Beschluss fassen, mehr Zeit in einen bestimmten Bereich zu investieren, um ihn genauer in

Augenschein zu nehmen. Wenn wir jedem der vier Quadranten Aktivitäten zugeordnet haben, denen wir verlässlich nachgehen, spüren wir, dass sich unsere Selbstfürsorge-Initiativen im Gleichgewicht befinden und wir von den physischen und psychischen Vorteilen des autonomen Wohlbefindens profitieren.

Der letzte Teil der Übung besteht darin, einen Zeitrahmen für die Umsetzung Ihrer Selbstfürsorge-Initiativen festzulegen. Es dauert eine Weile, bis sie in die Praxis umgesetzt sind und ein Selbstfürsorge-Ritual Fuß gefasst hat. Der übliche Zeitraum ist ein halbes Jahr, aber Sie entscheiden vielleicht, dass sich drei oder neun Monate richtig für Sie anfühlen. Fügen Sie den gewählten Zeitrahmen hinzu. Bewahren Sie Ihren Selbstfürsorge-Kreis an einer Stelle auf, die gut sichtbar ist, damit Sie regelmäßig einen Blick darauf werfen können. Überprüfen Sie, wie es um die Aktivitäten innerhalb des Kreises bestellt ist, und probieren Sie die Aktivitäten außerhalb des Kreises aus.

Ihre Selbstfürsorge-Aktivitäten sind eine fortlaufende, sich stetig weiterentwickelnde Aufgabe. Richten Sie die Aufmerksamkeit auf Ihr Nervensystem, wenden Sie sich den Aktivitäten zu, die aufbauend wirken, und behalten Sie diejenigen im Blick, die Sie neugierig machen. Selbstfürsorge ist keine statische Angelegenheit. Ihr Selbstfürsorge-Kreis spiegelt die Veränderungen der Bedürfnisse und die Veränderungen der Aktivitäten wider, mit denen Sie ihnen entsprechen.

Wenn der von Ihnen gewählte Zeitrahmen abgelaufen ist, wiederholen Sie die Übung. Überprüfen Sie, was sich verändert hat, und legen Sie einen neuen Selbstfürsorge-Kreis an.

Die regulierende Energie teilen

Wenn wir unser Nervensystem unterstützen und uns in der ventralen Energie verankern, fühlen wir uns rundum wohl. Auch falls wir feststellen müssen, dass wir vom Zustand der Regulation in den Zustand der sympathischen und dorsal-vagalen Energie geraten, finden wir den Weg zurück. Sobald wir unser wahres Zuhause im ventral-vagalen System in Besitz nehmen und uns in unserem Alltag von ihm leiten lassen, genießen wir die Vorteile des körperlichen und seelischen Wohlbefindens und können gleichzeitig die Menschen in unserem sozialen Umfeld an unserer regulierenden Energie teilhaben lassen. Sind wir in der ventralen Energie verankert, werden die Vorteile unseres eigenen regulierten Zustands spürbar. Sie motivieren uns, auf andere zuzugehen. Wir übernehmen die Verantwortung für unser Bestreben, einen positiven, regulierenden Einfluss auf sie auszuüben, sehen darin keine Bürde, die wir tragen, sondern ein Privileg, das wir teilen dürfen.

Erkundungsübung: Resonanzgeprägte Beziehungen aufbauen

Indem wir auf andere zugehen mit dem Angebot, eine resonanzgeprägte Beziehungen aufzubauen, um sie an unseren eigenen regulierenden Ressourcen teilhaben zu lassen, stimmen wir uns unbewusst auf die inneren Dialoge unserer autonomen Systeme ein.

Nehmen Sie sich einen Augenblick Zeit, und denken Sie an Menschen, die Ihnen nahestehen. Betrachten Sie sie aus der Perspektive Ihres autonomen Nervensystems. In welchem Ausmaß sind sie autonom reguliert oder fehlgesteuert? Spüren Sie die Sicherheit der Verbindung zu Ihnen, oder stecken sie in einem Schutzmuster fest? Versuchen Sie, ein Gespür für den Zustand zu entwickeln, in dem sie sich gerade befinden. Bringen Sie Neugierde und Offenheit mit, wenn Sie zu ergründen versuchen, was ihr Nervensystem benötigt, um in die gefühlte Sicherheit des ventral-vagalen Zustands zurückzukehren. Wie kann Ihre regulierende Präsenz dazu beitragen?

Wir wissen, dass das Nervensystem hochsensibel auf den Unterschied zwischen Einladung und Forderung reagiert. Die menschliche Sprache stellt eine der Möglichkeiten dar, diesen Unterschied spürbar zu machen. Wenn wir Formulierungen wie »Du sollst«, »Du musst« oder auch nur »Das wäre gut für dich« zu hören bekommen, reagieren wir unter Umständen mit einer Überlebensreaktion darauf. »Ich bin bei dir« kann als Einladung empfunden werden, eine resonanzgeprägte Beziehung einzugehen, während »Ich bin für dich da, falls du mich brauchst« als Hinweis auf emotionale Distanz gedeutet werden kann. Experimentieren Sie mit Formulierungen, die eine Überlebensreaktion »triggern«, und mit Worten, die zur Entwicklung einer resonanzgeprägten Beziehung einladen.

Wenn wir auf andere mit einem Co-Regulationsangebot zugehen, reicht es manchmal aus, Zeit mit ihnen zu verbringen, doch bisweilen ist auch eine aktivere Form der Verbindung erforderlich. Hinweise, wie wir vorgehen sollten, finden wir im Informationsaustausch zwischen den Nervensystemen der beiden Beteiligten. Verankern Sie sich in Ihrem ventralen System, und seien Sie neugierig und offen für die Erkenntnisse, die Ihr Nervensystem im Zuge dieser Kommunikation gewinnt. Experimentieren Sie mit verschiedenen Optionen, bis Sie spüren, dass Sie Signale der Sicherheit und die Einladung übermitteln, in eine resonanzgeprägte Beziehung einzutreten.

Der Zustand der Welt scheint oft völlig fehlgesteuert zu sein, was leicht einen adaptiven Überlebensmodus auslösen kann, der sympathisch gesteuert und auf eine Kampf-oder-Flucht-Reaktion ausgelegt ist oder das dorsal-vagal geprägte Muster abruft, sich abzukoppeln und aufzugeben. Wir können bei den Menschen in unserem sozialen Umfeld beobachten, was in unserer Welt geschieht, doch um die Welt zu verändern und den Weg zu finden, der zu einem Gefühl der Sicherheit und Verbundenheit führt, brauchen wir die Strahlkraft der ventralen Energie. Der folgende Auszug aus dem Gedicht »Startled by Earth«[37] meines Freundes Gary Whited handelt von der ventralen Energie und spricht mich in besonderem Maß an:

> »Frisch entzündet in der Morgendämmerung
> Erhebt die Flamme einer Kerze ihre Stimme,
> so klar, so hell, so einladend,
> dass ich ihr lausche.«

Am Ende des Kapitels möchte ich noch einmal auf die Praxis der Selbstfürsorge zurückkommen. Halten Sie nach dem Weg in Ihr ventrales Zuhause Ausschau. Nehmen Sie sich Zeit, wenn Sie diesem vertrauten Pfad folgen. Verinnerlichen Sie die Landschaften, Geräusche und Empfindungen, denen Sie auf Ihrer inneren Reise begegnen. Laden Sie Ihr autonomes Nervensystem ein, Ihnen zu zeigen, wie es unterstützt werden kann und wonach es sich sehnt.

12.

GEMEINSCHAFT HERSTELLEN

Die wissenschaftlichen Erkenntnisse, die sich um das Gefühl der Sicherheit und Verbundenheit ranken, häufen sich mit jedem Tag, und unser Verständnis, wie das Nervensystem funktioniert, vertieft sich zunehmend. Obwohl die Informationen über das Nervensystem bisweilen sehr fachspezifisch anmuten, öffnen uns diese Einblicke in unsere Biologie die Tür zu den Geheimnissen und der Magie des Lebens. Wenn wir im Zustand der ventralen Regulation verankert sind, nehmen wir die Welt als einen Ort der Fülle wahr. Wir spüren, wie sehr wir mit anderen Menschen und der Schöpfung auf wundersame Weise verbunden sind. Dass wir auf diesen Ort, unser ventrales Zuhause, in dem wir unseren inneren Anker setzen können, aufmerksam geworden sind, verdanken wir nicht zuletzt den bahnbrechenden Entdeckungen der Wissenschaft, die uns den Weg dorthin weisen.

Das Nervensystem mit seinem sich fortwährend verändernden Energiefluss, der uns mit den zahlreichen Facetten eines Zustands in Berührung bringt und uns von einem Zustand zum anderen führt, lädt uns zu einer Abenteuerreise ein. Wenn es uns gelingt, unser autonomes Nervensystem als Verbündeten zu gewinnen, uns im Zustand der ventralen Energie zu verankern und unseren Erfahrungen im Hier und Jetzt ungeteilte Aufmerksamkeit zu widmen, hören wir die Botschaften, die uns das Nervensystem übermittelt, und sind neugierig darauf, wohin sie uns führen. Je stärker der innere Anker ist, den wir im Zustand der Regulation setzen, desto mehr Möglichkeiten entdecken wir, Momente der Dankbarkeit, des Staunens und der Schönheit zu verinnerlichen, die uns sonst vielleicht entgangen wären. Mit jedem Herzschlag, mit jedem Atemzug und in jeder Interaktion übt das Nervensystem einen prägenden Einfluss auf unseren Lebensweg aus und lenkt unsere Erfahrungen. Sobald wir unser Nervensystem als Verbündeten gewinnen und unserem Bedürfnis nach Unterstützung Rechnung tragen, bringen wir eine ventral-vagal inspirierte, uneingeschränkte Präsenz in jede Erfahrung ein.

Wenn wir in der ventralen Regulation verankert sind und unser Leben vertrauensvoll darauf ausrichten, können tiefgreifende Veränderungen eintreten. Wir fühlen uns sicher gehalten und sind gewillt, auf unserem Weg durchs Leben ein Risiko einzugehen, in der festen Überzeugung, dass wir sicher landen werden, und wagen den Sprung. Wenn wir unser Leben aus einem Zustand der sympathischen Mobilisierung heraus gestalten, glauben wir weder an uns selbst, noch vertrauen wir darauf, dass uns die Welt bei der Einleitung von Veränderungen unterstützt. Und im Zustand des dorsalen Kollapses können wir uns die Möglichkeit eines Wandels nicht einmal vorstellen. Während wir uns in einem dieser beiden Zustände befinden, stecken wir in einer Geschichte des Überlebens fest, die auf den neuronalen Leitpfaden zu Schutzreaktionen entsteht. Nur wenn wir die Welt aus der Perspektive der ventralen Verbundenheit betrachten, sind wir in der Lage, anders geartete lebenswichtige Entscheidungen zu treffen.

> **Indem wir unser Nervensystem als Verbündeten gewinnen und unserem Bedürfnis nach Unterstützung Rechnung tragen, bringen wir eine ventral-vagal inspirierte uneingeschränkte Präsenz in jede Erfahrung ein.**

Wenn wir den Weg zur Verankerung in ventraler Regulation finden, spüren wir, dass sich auch das körperliche Befinden verbessert. Mit einem regulierten Nervensystem mehren sich die Momente des Wohlbefindens, und einige der althergebrachten Beschwerden, Schmerzen und chronischen Erkrankungen, mit denen wir gelebt haben, lassen erste Anzeichen eines Umschwungs erkennen. Während wir spüren, dass wir uns auf dem Weg der physischen Genesung befinden, öffnet sich der Blick für neue Möglichkeiten, uns mit anderen Menschen und der Welt zu verbinden. Oft bemerken wir anfangs nur ganz einfache Dinge, die von einem Wandel zeugen, wenn wir zum Beispiel imstande sind, eine Mahlzeit zu genießen oder uns angeregt mit jemandem zu unterhalten. Aus diesem Zustand der Achtsamkeit gegenüber den kleinen Veränderungen heraus beginnen wir auch andere Möglichkeiten zu entdecken, mit unserer Arbeit an der Verankerung in der ventralen Regulation einen Unterschied zu bewirken, der schwerer ins Gewicht fällt. Wir sind nun imstande, für unsere Überzeugungen einzustehen und aus einem Zustand der Regulation das einzufordern, was wir brauchen, statt auf Konfliktsituationen mit einem der Schutzmuster zu reagieren. Wir betrachten die Welt mit Empathie und verbinden uns mit ihr, neugierig und offen. Wir halten uns von Geschichten fern, die Werturteile beinhalten, und verstehen die Menschen in unserem Umfeld nicht über Zuschreibungen, die ihr Verhalten betreffen, sondern über Hinweise, dass sie sich in einem Zustand der Dysregulation befinden. Unsere Interaktionen mit anderen werden von der Frage geleitet: »Was benötigt ihr Nervensystem in ebendiesem Augenblick, um sich sicher zu fühlen?«

Wege zum Wandel

In der Geschäftswelt entwickeln Unternehmen Strategien für die Einführung neuer Produkte, um Aufschluss über die einzelnen Schritte zu gewinnen, die eine erfolgreiche Vermarktung gewährleisten. In der Welt der autonomen Reorganisation können wir einen konkreten Plan aufstellen, um unseren persönlichen Transformationsprozess aktiv und erfolgreich zu unterstützen. Er stellt eine Blaupause für die Neuausrichtung Ihres Nervensystems dar.

Erkundungsübung: Reorganisationsplan für das Nervensystem

Wenn wir unseren Reorganisationsplan ausarbeiten, beginnen wir mit einer Schilderung unserer Wunschvorstellungen. Welche Veränderungen möchten wir einladen? Welche Sprünge wollen wir wagen? Dann fügen wir Beschlüsse, Vorstellungsbilder, Beschreibungen und Möglichkeiten hinzu, uns soziale Unterstützung zu verschaffen, um den Weg zur Realisierung unserer Wunschvorstellungen zu ebnen. Die folgenden Schritte zur Gestaltung eines persönlichen Reorganisationsplans binden Ihr autonomes Nervensystem als Verbündeten ein. Statt sich auf die Führung des Gehirns zu verlassen und einen Konflikt zwischen Kognition und Kompetenz zu riskieren, vergewissern wir uns mit der Einladung zur aktiven Teilnahme am Transformationsprozess, dass unser autonomes Nervensystem die Plattform bereitstellt, die wir brauchen, um den Absprung zu wagen und sicher zu landen.

Folgen Sie diesen vier Schritten, die als Orientierungshilfe bei der Entwicklung Ihres persönlichen Reorganisationsplans dienen:

1. *Den Beschluss fassen:* Halten Sie Ihre Absichten schriftlich fest. Spielen Sie mit Worten, bis Sie eine Aussage formuliert haben, die Ihr Interesse weckt. Überprüfen Sie Ihr Statement, und lesen Sie es sich laut vor. Halten Sie sich vor Augen, dass Ihr Nervensystem »Ja« sagen sollte, und passen Sie die Formulierung so an, dass sich Ihr Nervensystem ohne Einschränkung darauf einlassen kann.
2. *Ein Vorstellungsbild entwickeln:* »Ich glaube nur das, was ich sehe«, heißt es oft. Ein Vorstellungsbild ist ein Gedanke mit sensorischen Aspekten. Entwickeln Sie ein Vorstellungsbild mit möglichst vielen Einzelheiten, die alle Sinne ansprechen. Die folgenden Visualisierungsmethoden laden Sie ein, sich das Ergebnis, die Schritte und die Herausforderungen auf Ihrem Weg zu verbildlichen. Erkunden Sie jede einzelne Option, und motivieren Sie Ihr Nervensystem, an der Realisierung Ihres Reorganisationsbeschlusses mitzuwirken:

- *Visualisierung des Ergebnisses:* Die bildliche Vorstellung, Ihr Ziel zu erreichen, erzeugt das Gefühl, etwas geschafft zu haben. Wenn Sie das Ergebnis in allen Einzelheiten vor sich sehen, wird der ventrale Vagus eingeladen, eine Erfolgserfahrung zu genießen.
- *Visualisierung des Reorganisationsprozesses:* Die Visualisierung Ihres Transformationsvorhabens bringt Sie vom *Ausgangspunkt zum Zielpunkt*. Fest im Zustand der ventralen Regulation verankert, können Sie den Pfad der Veränderung und jeden Schritt entlang des Weges vor sich sehen.
- *Visualisierung der Herausforderungen:* Welche Herausforderungen müssen Sie bewältigen? Spüren Sie den schwierigen Wegstrecken nach, mit denen Ihr autonomes Nervensystem konfrontiert werden könnte. Hier besteht unter Umständen die Notwendigkeit, ihnen mehr Aufmerksamkeit und regulierende Ressourcen zu widmen.

3. *Den Plan schriftlich festhalten:* Verleihen Sie Ihrem Beschluss und den Visualisierungen eine konkrete Form. Wählen Sie ein Format, das übersichtlich und leicht nachzuverfolgen ist. Der Plan kann aus einer kurzen Übersicht, aus einer längeren Abhandlung mit mehreren Absätzen oder aus einem mit Illustrationen angereicherten Text bestehen. Lassen Sie sich von Ihrem autonomen Nervensystem auf das Format hinweisen, das Sie bei der Realisierung Ihres Plans unterstützt.
4. *Den Plan mit anderen teilen:* Erinnern Sie sich daran, dass sich das Nervensystem nach Verbundenheit mit anderen Menschen sehnt und danach Ausschau hält. Suchen Sie sich also eine Person Ihres Vertrauens, die Sie in Ihren Plan einweihen möchten. Wenn Sie eine Mikro-Community gegründet haben (mehr darüber an späterer Stelle des Kapitels), können Sie Ihren Plan mit dieser Gemeinschaft teilen. Wie fühlt es sich an, anderen von Ihrem Vorhaben zu berichten? Achten Sie auf Ihre autonome Reaktion. Sind Sie fest im ventralen Zustand verankert? Tauchen bei dieser Form des Austauschs der Wunsch und Möglichkeiten auf, Ihren Plan nachzuschärfen? Verändern Sie ihn auf eine Weise, die nicht über den Erweiterungsbereich des Erweiterungs-Stress-Kontinuums hinausgeht.

Wenn der Sprung, den Sie ins Auge fassen, einen klar erkennbaren Kipppunkt enthält, ist es gut, ihn bereits in der Planungsphase im Blick zu behalten. Bei der Arbeit mit einem Kontinuum nutzen wir diesen Kipppunkt, um den in beiden Richtungen verlaufenden permanenten Wechsel zwischen den zwei Bereichen nachzuverfolgen. Bei unserem Reorganisationsplan bietet sich die Möglichkeit eines Vergleichs anhand einer Vorher-nachher-Erfahrung. Das ist der Augenblick, in dem uns bewusst wird, dass uns der nächste Schritt aus dem alten in einen neuen Lebensabschnitt führt.

Ich weiß aus eigener Erfahrung, wie es ist, wenn man an einen Kipppunkt gelangt und die ganze Tragweite des Augenblicks zu spüren bekommt. Mir wurde klar, dass dies meine letzte Chance war, mein Leben wieder ins Gleichgewicht zu bringen. Die nächste Station war der Wendepunkt, und um zum Kipppunkt zurückzufinden, musste ich noch einmal meinen Beschluss in Augenschein nehmen und meinen schriftlichen Plan überprüfen, der mir die Bestätigung lieferte, dass ich mich auf dem richtigen Weg befand und den nächsten Schritt in Angriff nehmen konnte. Die Wirkmächtigkeit dieses Augenblicks überraschte mich und erinnerte mich daran, wie wichtig es ist, den Kipppunkten Beachtung zu schenken.

Es gibt zwei Stellen in Ihrem Reorganisationsplan, an denen Sie einen Kipppunkt hinzufügen können: (1) bei der Visualisierung des Prozesses, als eine der Stationen auf Ihrem Weg, und (2) beim dritten Schritt: Wenn Sie den Plan schriftlich festhalten, sollten Sie erwähnen, dass Sie möglicherweise an einen Kipppunkt gelangen, der sich als Herausforderung erweist.

Autonome Dialoge

Tiefes Zuhören entsteht in einem Zustand der ventralen Sicherheit und Regulation, in dem wir ausschließlich die Absicht haben, vollkommen präsent zu sein und uns mit anderen auf einer Ebene zu verbinden, die uns den Zugang zu einem resonanzgeprägten Dialog von Nervensystem zu Nervensystem ermöglicht. Wenn wir zuhören, ohne eine eigene Agenda im Hinterkopf zu haben, ohne schon jetzt darüber nachzudenken, wie wir reagieren sollten oder helfen könnten, bieten wir jemandem die ersehnte und oft fehlende Erfahrung, sich willkommen, wahrgenommen und angehört zu fühlen. Wir können erst dann in eine resonanzgeprägte Beziehung eintreten und die Rolle des Zeugen übernehmen, wenn wir fest im Zustand der ventralen Sicherheit verankert sind. Und wir haben das Gefühl, dass andere nur dann mit ihren Wahrnehmungen zur Klärung des Sachverhalts beitragen, wenn sie uns die gleiche ventrale Erfahrung angedeihen lassen. Sich in der Gegenwart einer anderen Person sicher gehalten zu fühlen ist ein machtvolles Geschenk.

Gary Whited teilte folgende Gedanken über die Erfahrung des tiefen Zuhörens mit mir:

> »Zuhören führt, wenn es offen geschieht und ausreichendes Sicherheitsempfinden vermittelt, zu einem Gefühl der Verbundenheit mit anderen Menschen. Doch das ist noch nicht alles. Es ist darüber hinaus das Vehikel und Medium, sich mit der gesamten Schöpfung zu verbinden. Wenn das Zuhören auf echter Gegenseitigkeit beruht, kommunizieren wir innerhalb des riesigen miteinander verknüpften Netzwerks, das wir *Universum* nennen, das uns umfängt und immer hält, nach dem *Ruf-und-Antwort-Prinzip*. Die Offenheit beim Zuhören wird durch verschiedene Portale herbeigeführt. Im Allgemeinen denken wir dabei an ein Phänomen, das ausschließlich das Gehör betrifft, aber die Reize werden auch durch andere Eingangstore weitergeleitet. Wir hören mit den Ohren zu, das ist richtig, aber unserem autonomen Nervensystem hören wir auch mit den Augen, mit dem Verstand, mit dem Herzen, mit der Berührung und mit allen vorgeschalteten Empfindungen und perzeptiven Wahrnehmungen zu.«

Diese Worte erinnern uns daran, dass Zuhören in seinem Kern eine autonome Erfahrung ist. Um aufmerksam zuzuhören, müssen wir für das Gefühl der Verbundenheit offen sein und uns sicher genug fühlen, um diesen Raum der Verletzlichkeit zu betreten. Tiefes Zuhören ist allein dann möglich, wenn wir uns in einem Zustand der ventralen Sicherheit befinden. Nur wenn wir unser ventrales Zuhause kennen und wissen, wie es sich in all seinen Manifestationen anfühlt, können wir erkennen, wann wir fern von zu Hause sind.

Um unseren Weg zum tiefen Zuhören zu finden, ist Achtsamkeit in Situationen geboten, in denen wir spüren, dass wir nicht fest im Zustand der Sicherheit und Regulation verankert sind. Den Zustand der sympathisch gesteuerten Mobilisierung erkennen wir leicht an seinen Auswirkungen auf unsere Körperempfindungen, an der Art, wie sich die damit einhergehende Energie in der Welt bemerkbar macht, und an der Reaktion auf die Menschen in unserem unmittelbaren sozialen Umfeld. Den Zustand der dorsalen Abkopplung wahrzunehmen erweist sich als schwieriger, denn statt groß und raumgreifend zu sein, verschwinden wir, werden unsichtbar und auf unserem Weg durchs Leben oft übersehen. Die Erkundungsübungen in den vorherigen Kapiteln helfen uns zu erkennen, wann wir uns im Zustand der ventralen Regulation befinden, unserem natürlichen Zuhause, wann wir es verlassen haben und wie wir den Weg zurückfinden, um uns im Zustand der vollkommenen Präsenz zu verankern, die für das tiefe Zuhören unerlässlich ist.

Unser Nervensystem ist eine zentrale Schaltstelle, die Informationen übermittelt und empfängt und uns Orientierungshilfen bietet, um unbeschadet durch die klippenreichen Gewässer unseres Alltags zu navigieren. Es ist rund um die Uhr im Einsatz, befindet sich nicht nur in einem fortwährenden Austausch mit den anderen Systemen in unserem Inneren, sondern steht auch in ständigem Kontakt mit dem Nervensystem der Personen in unserem Umfeld. Dieser autonome Dialog findet in uns selbst und darüber hinaus zwischen uns und anderen Menschen, zwischen uns und unserer Umgebung und zwischen uns und dem Universum – oder der »Weltenseele« – statt. In jedem Augenblick unseres Lebens übermitteln und empfangen wir Energie und Informationen. Ungeachtet dessen, ob wir uns bewusst mit den Menschen in unserem Umfeld verbinden oder nicht, wir sind immer in den autonomen Dialog eingebunden. Wenn wir verstehen, auf welche Weise sich unser Nervensystem auf die Menschen in unserem unmittelbaren Umfeld und auf die Zustände auswirkt, in denen wir uns häuslich einrichten, wird uns bewusst, dass wir Verantwortung dafür tragen, wie wir unseren Weg durchs Leben gehen.

Gleich, ob in der Arbeitswelt oder im Privatleben, die Formel ist dieselbe. Das Gefühl der Verbundenheit beginnt mit der neurozeptiven Wahrnehmung von Sicherheit. Wenn wir im ventralen Zustand verankert sind, stellen wir für die Menschen in unserem Umfeld eine Anlaufstelle dar, die als vollkommen präsent, zugewandt und sicher empfunden wird. Unsere Nervensysteme spüren die Energie, die dieses Sicherheitsempfinden ausstrahlt, und empfangen unsere Einladung, die Verbindung herzustellen. Indem wir aus einem Schutzzustand heraus agieren, übermitteln wir Botschaften, die als potenzielle Gefahr gedeutet werden, und das Nervensystem der Empfänger beherzigt die Warnung. Sobald wir innehalten und über die Kommunikationsmethoden unseres Nervensystems nachdenken, verstehen wir, wie wichtig es ist, den Informationen Beachtung zu schenken, die wir in die weite Welt hinausschicken.

Kommunikationsstörungen: Risse kitten

Auch in gesunden, aufbauenden Beziehungen kann es vorkommen, dass Risse entstehen. Wenn wir oder Menschen in unserer unmittelbaren Umgebung aus dem Zustand der Regulation geraten, sind oft Kommunikationsstörungen und Abkopplung die Folge. Die Risse, die sie hinterlassen, sind normal und in einer Beziehung zu erwarten, und sofern sie beizeiten bemerkt, benannt und behoben werden, bilden sie ein tragfähiges Fundament, auf dem sich starke und resiliente Beziehungen aufbauen lassen. Leider sind wir nicht besonders gut darin, dieses Wissen in die Praxis umzusetzen. Um weitere Kommunikationsstörungen zu vermeiden, müssen wir die Risse wahrnehmen, die sich in einer Beziehung abzuzeichnen beginnen, und uns auf eine passende Methode verständigen, sie zu reparieren.

Erkundungsübung: Risse und Reparaturen

Wenn Risse nicht erkannt und benannt werden, bleiben sie unterhalb der Bewusstseinsschwelle verborgen und beeinflussen unsere Beziehungsgeschichten. Um uns diese unbewussten Erfahrungen bewusst zu machen, müssen wir wissen, auf welche Weise das Nervensystem uns signalisiert, dass ein Riss entstanden ist.

Beginnen Sie damit, sich auf seine Botschaften einzustimmen, indem Sie sich eine Beziehung ins Gedächtnis zurückrufen, die so brüchig wurde, dass es nicht unbemerkt bleiben konnte. Wie hat Ihr Nervensystem Sie darauf aufmerksam gemacht? Dann halten Sie sich einen kleineren Riss vor Augen und achten auf die Signale. Und schließlich denken Sie über eine leichte Kommunikationsstörung und die Art nach, wie Ihr Nervensystem Ihnen diese subtilere Botschaft übermittelt hat.

Da Sie sich nun mit den Anzeichen für einen Riss vertraut gemacht haben, denken Sie an eine Beziehung, die zwiespältige Gefühle in Ihnen auslöst, oder an eine Person in Ihrem Leben, zu der sie ein schwieriges Verhältnis haben. Gibt es in diesen Beziehungen Risse, die unbemerkt geblieben sind? Falls wir einen Riss als solchen erkennen, ihn aber im Beisein der betreffenden Person nicht zur Sprache bringen, bleibt die Erfahrung unter Verschluss, verleiht unserer Geschichte eine subjektive Färbung und beeinträchtigt die Beziehung. Wenn wir die Botschaft von der Kommunikationsstörung erhalten und nicht teilen, nistet sie sich in unserem System ein, unerreichbar für jeden Versuch, die Beziehung zu reparieren und die Verbindung wiederherzustellen.

Sollten wir einen Riss in einer Beziehung entdecken, benennen und unsere Erkenntnisse teilen, aber auf den letzten Schritt verzichten und ihn nicht kitten, wird uns der Schmerz, den diese Erfahrung mit sich gebracht hat, noch lange begleiten. Lassen wir uns nur auf den ersten Teil des Prozesses ein, bestehen die Abkopplung und das Gefühl fort, nicht gesehen oder gehört zu werden. Erst dadurch, dass wir die Schritte Erkennen, Benennen und Reparieren der Risse vollzogen haben, stärken wir die Beziehung.

Auf dem Weg zur Rettung einer Beziehung sind wir gut beraten, wenn wir uns von unserem Nervensystem leiten lassen, sodass die Reparatur verschiedene Formen annehmen kann. Die richtige Methode zu finden erfordert, dass wir aufmerksam zuhören, Angebote unterbreiten und den Prozess so lange fortsetzen, bis wir das Gefühl haben, die Verbindung sei wiederhergestellt. Manchmal reicht ein »Es tut mir leid« aus tiefstem Herzen aus, während in anderen Situationen nicht nur Worte, sondern auch Taten vonnöten sind. Wir haben vielleicht keine andere Wahl, als uns auf lange Diskussionen einzulassen und gemeinsam zu beschließen, Konflikte in Zukunft anders zu handhaben; oder uns reicht eine Bestätigung aus, dass die betreffende Person die Verantwortung für das Dilemma übernimmt und sich zu ändern verspricht. Es gibt keinen einzig richtigen Weg, Risse in einer Beziehung zu kitten. Es gibt nur den Weg, den unser Nervensystem als richtig für diesen Konflikt erachtet.

Es ist wichtig, sich Risse bewusst zu machen und den Weg zurück in die Verbundenheit zu finden, sie aber zu bemerken, zu benennen und zu reparieren geschieht nicht immer gleichzeitig. Wir können sie erkennen und benennen – »Ich habe das Gefühl, als wäre die Verbindung zwischen uns gerade abgerissen« – und erst später den Versuch unternehmen, sie wiederherzustellen, wenn wir bereit dazu sind. Wir können Risse nur dann beheben, wenn wir im Zustand der ventralen Verbundenheit verankert sind, sodass unser affektiver Zustand in dem Augenblick, wenn wir sie bemerken, vielleicht nicht ausreichend reguliert ist, um ein solches Angebot zu unterbreiten. In solchen Situationen können wir den Riss benennen, die andere Person wissen lassen, dass wir uns noch nicht ausreichend für den nächsten Schritt gewappnet fühlen, und uns verpflichten, darauf zurückzukommen, sobald es so weit ist. Zu anderen Zeiten sind wir vielleicht bereit, die Beziehung zu kitten, doch die andere Person ist aufgrund ihres autonomen Zustands noch nicht für ein solches Angebot empfänglich. In solchen Situationen können wir sie wissen lassen, dass wir den Riss erkannt haben und zur Verfügung stehen, wenn sie sich mit uns über die Möglichkeiten austauschen möchte, die Beziehung wiederherzustellen.

Falls wir Kommunikationsstörungen in unserem Nervensystem unter Verschluss halten, tragen wie die damit verknüpften Geschichten dauerhaft mit uns herum, von einer Beziehung zur nächsten. Die Lektionen, die wir durch Risse und Reparaturen in einer Beziehung lernen, werden autonom und oft auch automatisch auf andere Beziehungen übertragen. Manche dieser Lektionen sind an eine bestimmte Personengruppe gekoppelt – Eltern, Geschwister, Freunde und Kollegen –, andere werden generalisiert und sind für alle Beziehungen relevant. Sie beeinflussen nicht nur unsere aktuellen zwischenmenschlichen Beziehungen, sondern werden auch, wenn sie unbeachtet bleiben, von Generation zu Generation weitergegeben. Die autonomen Erwartungen meiner Eltern in Bezug auf Risse in Beziehungen wirken sich auf ihren Umgang mit anderen Menschen aus, und diese Beziehungsregeln wurden unterschwellig an mich weitergegeben.

Neben Erfahrungen wie Kommunikationsstörungen, Abkopplung und Wiederaufnahme der Verbindung sind wir auch in unserem Alltag in einen kontinuierlichen autonomen Dialog mit der Welt eingebunden. Verankert im Zustand der ventralen Regulation, senden wir Energie in die Welt hinaus. Auch in unseren Beziehungen zu Menschen, die wir lieben und uns nahestehen, mit denen wir zusammenarbeiten, in unserer lokalen Gemeinschaft in Kontakt kommen oder denen wir im Verlauf des Tages zufällig begegnen, übt diese positive Energie eine regulierende Wirkung aus. In Zeiten, in denen wir nicht in ventraler Sicherheit verankert sind, gehen Gefahrensignale von uns aus. Und sofern wir uns in einem vom Sympathikus angeheizten Wut- oder Angstzustand befinden oder unseren Aktivitäten dorsal gesteuert nur noch rein mechanisch nachgehen, aber nicht wirklich präsent sind, bekommen die Leute, die uns gut kennen, unsere »Befindlichkeit« zu spüren und reagieren darauf mit ihrem eigenen autonomen Verhaltensmuster.

Während wir Ebbe und Flut der Regulation durchlaufen, senden wir Botschaften in die Welt hinaus, die eine Einladung oder eine Warnung signalisieren. Auch wenn wir im Laufe des Tages nur in flüchtigen Kontakt mit Menschen kommen, die wir gar nicht näher kennen, entstehen kleine Risse, falls unsere auf Selbstschutz gepolte Energie spürbar wird. Wir können die Uhr nicht zurückdrehen und die Verbindung wiederherstellen, die bei der kurzen Begegnung gelitten hat, aber wir können den Schaden beheben, indem wir uns in unserem wahren Zuhause, dem Zustand der ventralen Regulation, befinden und beim nächsten Mal stärker auf die Energie achten, die von uns ausgeht. Damit bemühen wir uns nicht nur, den angerichteten Schaden von Mensch zu Mensch zu beheben, sondern weiten unser Angebot der Sicherheit und Verbundenheit auf eine globale Ebene aus. Genau wie der Zustand der Dysregulation Gefahrensignale aussendet und eine Kaskade autonom gesteuerter Schutzmaßnahmen bei anderen auslöst, kann unsere Verankerung im Zustand der Regulation anderen Menschen über den Dialog der Nervensysteme ausreichende Hinweise auf eine Einladung liefern, ihren Weg in den Zustand der Verbundenheit zu finden.

Gemeinschaften mit starkem »Wir-Gefühl«

Unser Nervensystem sehnt sich nach Zugehörigkeit und Verbundenheit und hält gezielt danach Ausschau. Es sucht ein Leben lang nach Möglichkeiten der Co-Regulation. Wir können unsere physische und psychische Gesundheit grundlegend dadurch verbessern, dass wir unser Nervensystem als Verbündeten gewinnen und lernen, uns im Zustand der Regulation zu verankern. Wenn wir unsere Erfahrungen mit anderen teilen, potenzieren sich diese Vorteile. Um die autonome Reise in Richtung körperliches und seelisches Wohlbefinden zu unterstützen, ist es hilfreich, in unserem Leben Menschen zu wissen, die gewillt sind, aktiv daran teilzunehmen. Ein guter Ausgangspunkt für die Suche ist ein polyvagaler Partner – ein Reisegefährte oder eine Reisegefährtin, die Sie mit Neugierde und Offenheit bei Ihren Erkundungen begleiten, die Veränderungen wahrnehmen, Ihren neuen Geschichten Aufmerksamkeit schenken und es begrüßen, wenn Sie ihnen helfen, ebenfalls neue autonome Leitpfade anzulegen. Damit nutzen Sie die Gelegenheit, das weiterzugeben, was Sie über Ihr Nervensystem gelernt haben, und dem polyvagalen Partner oder der Partnerin zu helfen, sich mit ihrem eigenen Nervensystem zu verbünden. Sie können die Erfahrung teilen, die Welt aus der Perspektive des Nervensystems zu betrachten und den Geschichten, die dabei auftauchen, Aufmerksamkeit zu schenken. Polyvagale Partnerschaften laden zum tiefen Zuhören ein und fördern die emotionale Nähe, die infolge dieser engen Verbundenheit entsteht.

Abgesehen von den engen Partnern, die uns bei diesem Transformationsprozess begleiten, können wir das polyvagale Netzwerk erweitern, indem wir den Grundstein für eine Mikro-Community legen. Diese soziale Gemeinschaft sollte ein starkes »Wir-Gefühl« verbinden, was bedeutet, dass wir gezielt Leute dazu einladen, die uns bei der Neuausrichtung unserer autonomen Erfahrungen und Geschichten unterstützen. Personen, die uns verlässlich ventral willkommen heißen, die unsere Reaktionsmuster aus eigener Anschauung kennen, unsere Erfolge mit uns feiern, die ersten Anzeichen einer Verhaltensänderung mit uns gemeinsam genießen und uns die Augen öffnen, sobald wir wieder in ein Schutzmuster verfallen und darin stecken bleiben. Sie ermutigen uns, wenn wir es benötigen, in der Form, die wir in diesem Augenblick brauchen, um uns anzuspornen, den eingeschlagenen Weg fortzusetzen. Dazu müssen die Mitglieder unserer Mikro-Community grundlegend verstehen, wie das Nervensystem funktioniert, und die spezifischen Verbindungs- und Schutzmuster kennen, auf die unser Nervensystem zurückgreift, um uns bei der Bewältigung unseres Alltags zu helfen.

> **Wir können unsere physische und psychische Gesundheit grundlegend verbessern, wenn wir unser Nervensystem als Verbündeten gewinnen und lernen, uns im Zustand der Regulation zu verankern; wenn wir unsere Erfahrungen mit anderen teilen, potenzieren sich diese Vorteile.**

Erkundungsübung: Der Aufbau einer Mikro-Community

Bevor Sie damit beginnen, sollten Sie folgende Fragen in Betracht ziehen:

- Wen von den Menschen in Ihrem Leben würden Sie gern einladen, sich Ihrer Mikro-Community anzuschließen?
- Welche Charaktereigenschaften bringen sie mit, die Sie wichtig finden und Ihnen helfen, während der Neuausrichtung Ihrer autonomen Erfahrungen und Geschichten im Zustand der Sicherheit verankert zu bleiben?
- Sind sie mit der Sprache des Nervensystems vertraut, oder müssen Sie dieses Wissen vermitteln?
- Welche Lektionen, die Sie über Ihre autonomen Leitpfade gelernt haben, möchten Sie mit ihnen teilen?
- Welche Signale sollten sie kennen, um zu bemerken, wann Sie sich auf dem Weg zu Ihrem Zuhause fern von zu Hause befinden?

Die Strukturen schaffen

Sobald Sie Ihre Mikro-Community ins Leben gerufen haben, besteht der nächste Schritt darin, die Strukturen zu schaffen, die das soziale Miteinander untermauern. Eine Mikro-Community erfüllt unser autonomes Bedürfnis nach Zugehörigkeit und Verbundenheit, eine Ressource, die sich auf unzählige Weise ausschöpfen lässt. Richten Sie die Aufmerksamkeit auf Ihr Nervensystem, und stellen Sie einen Plan auf, der die Interaktionen mit den Mitgliedern Ihrer Community fördert, um die erforderliche Unterstützung bei der Erkundung neuer autonomer Pfade und beim Embodiment neuer Geschichten, sprich der Verkörperung im Zuge der Wechselwirkung zwischen Körper und

Psyche, zu gewinnen. Bei der Ausgestaltung dieser Verbindungen gibt es kein Richtig oder Falsch. Der »richtige« Weg ist derjenige, der eine Beziehung zu den Angehörigen Ihrer Mikro-Community aufbaut und Sie ermutigt, Ihr System zu erweitern, ohne es durch Stress zu belasten. (Lassen Sie sich bei Ihren Entscheidungen von Ihrem Erweiterungs-Stress-Kontinuum aus dem achten Kapitel leiten.) Ihre Mikro-Community sollte Ihnen dabei helfen, die Herausforderungen so auszutarieren, dass Sie sich auch weiterhin zum Absprung ermutigt fühlen, in dem Wissen, dass Sie bei der Landung auf Unterstützung zählen können.

Um die Strukturen für Ihre Mikro-Community zu schaffen, sollten Sie folgende Fragen in Betracht ziehen:

- Welche Kommunikationswege werden von Ihnen bevorzugt, um Verbindung mit Ihrer Gruppe aufzunehmen? Wann sind E-Mails oder Textnachrichten willkommen, und wann würden Sie gern die Stimme eines Community-Mitglieds hören oder sich mit ihm persönlich treffen?
- Welche Kommunikationswege fühlen sich geordnet und aufbauend an, und welche sind nach Ihrem Empfinden übermäßig strukturiert und einengend?
- Wie oft möchten sie mit Ihren Community-Mitgliedern kommunizieren?

Teilen Sie Ihre so gewonnenen Erkenntnisse mit den Mitgliedern Ihrer Mikro-Community.

Die Community aktivieren

Nachdem Sie Ihr Unterstützerteam ausgewählt und die erforderlichen Informationen für eine sichere Verbindung gesammelt haben, können Sie Ihre Mikro-Community nun aktivieren.

> Es gibt viele Möglichkeiten, an den Start zu gehen. Vielleicht möchten Sie eine kleine Feier veranstalten oder lieber einen Moment der Stille einkehren lassen, um den Prozess und die Menschen zu würdigen, die daran teilhaben. Nehmen Sie sich Zeit, um Ihre Aufmerksamkeit nach innen zu richten. Hören Sie in sich hinein, dann werden Sie den Weg finden, der für Sie der richtige ist.

Wir verbinden uns miteinander nicht nur wegen des individuellen Wohlbefindens, sondern um einen Beitrag zum Wohl der gesamten menschlichen Familie zu leisten. Denken Sie daran, dass das Nervensystem der gemeinsame Nenner in unserer menschlichen Erfahrung ist und wir alle auf den gleichen autonomen Autobahnen unterwegs sind, die helfen, Unterschiede zu überbrücken und uns zusammenzuführen. Das Wort *ubuntu* ist Teil des Zulu-Ausspruchs *umuntu ngumuntu ngabantu,* was so viel bedeutet wie »Ein Mensch ist ein Mensch durch andere Menschen.« Er wird oft mit »Ich bin, weil wir sind« übersetzt. Aus der Perspektive des Nervensystems spüren wir die Weisheit dieser Ubuntu-Lebensphilosophie, Teil eines Ganzen zu sein, die in unsere DNA eingeschrieben ist.

Am Ende unserer Erkundung der miteinander verbundenen Gemeinschaften können wir unseren Blick auf einen Wald richten, wenn wir Inspiration suchen. Bäume zeigen uns die Notwendigkeit, sich über das sogenannte *Nervensystem des Waldes* zu verbinden, um ihr Überleben zu sichern.[38] Es ist bekannt, dass benachbarte Bäume ein Wurzelgeflecht bilden und sich mit dem weit verzweigten Myzel, dem Wurzelgeflecht von Pilzen, zu einem unterstützenden Netzwerk zusammenschließen, das sich gegenseitig Nährstoffe zuführt.[39] Genau wie wir Menschen sind sie soziale Wesen, die auf Gemeinschaft angewiesen sind, um zu gedeihen. Ein einzelner Baum ist unterirdisch mit allen Bäumen ringsum verbunden, zwei Bäume verflechten ihre Wurzeln und wachsen miteinander, Baumgruppen bilden eine Lebensgemeinschaft und werden so groß, dass ihre Kronen zum Himmel hinaufreichen.

Machen Sie sich bewusst, auf welche Weise Sie in eine Gemeinschaft eingebunden sind. Sie können allein durchs Leben gehen und wissen, dass Sie mit anderen verbunden sind, sie können eine auf Gegenseitigkeit beruhende polyvagale Partnerschaft eingehen oder sich in Ihre Mikro-Community einbringen. Genießen sie die Unterstützung, die Ihnen jede dieser Verbindungen bietet.

FAZIT

Aus der Perspektive des autonomen Nervensystems sehen wir eine Welt des Sowohl-als-auch. Wenn wir wissen, dass unser Nervensystem gut organisiert ist, können wir sowohl Schuld- und Schamgefühle loslassen als auch die Verantwortung für die Bewältigung unseres Alltags übernehmen. Wir sind sowohl in der Lage, vom Zustand der Verbundenheit in einen Schutzzustand überzuwechseln, als auch unseren Weg in die Sicherheit unseres ventralen Zuhauses zu finden. Statt sich im Überlebensmodus mit seinen begrenzten Wahlmöglichkeiten in der Falle zu fühlen, haben wir Zugang zu Offenheit und Neugierde, Empathie und Selbstmitgefühl, sodass ein Gefühl der Erweiterung und der vielfältigen Möglichkeiten unseren Alltag bestimmt.

Wir wissen, dass die ventrale Energie zu den unerlässlichen Elementen des physischen und psychischen Wohlbefindens gehört und wir unseren Weg in den Zustand der Sicherheit und Verbundenheit finden, wenn ein ausreichendes Maß an ventraler Energie in unserem System vorhanden und aktiv ist. Die ventrale Energie stellt eine Ressource dar, die sowohl auf der individuellen Ebene innerhalb unseres eigenen Systems als auch in einer Gemeinschaft mit anderen zugänglich ist, denen wir uns verbunden fühlen. Manchmal finden wir den Weg, der in die ventrale Sicherheit unseres wahren Zuhauses führt, in selbstregulierenden Erfahrungen, doch bisweilen brauchen wir andere Menschen, die uns helfen, unseren inneren Anker zu finden. Damit steht uns eine breite

Palette von Möglichkeiten zur Verfügung, unter denen wir wählen können, um in jeder Situation auf die für uns richtige Ressource zuzugreifen. Jedes Mal, wenn wir unseren Weg in die Verankerung finden, festigen und vertiefen wir die Pfade der Verbundenheit.

Wir sind ein Leben lang bestrebt, unser Nervensystem aktiv zu steuern und uns im Zustand der ventralen Regulation zu verankern, unserem wahren Zuhause. Unser Nervensystem wird mit jedem Augenblick umgestaltet und neu ausgerichtet, angepasst an die jeweiligen Erfordernisse. Das Forschungsfeld der menschlichen Soziogenomik zeigt uns, welche Auswirkungen unsere Weltsicht auf unsere genetische Struktur hat. Die Sicherheits- und Gefahrensignale, die wir über unser neurozeptives Überwachungsprogramm empfangen, prägen unsere Biologie.[40] Unser Nervensystem befindet sich in einem fortwährenden Dialog mit anderen Menschen und unserem Umfeld, ein Austausch, der sowohl unser Gefühl der Sicherheit als auch des physischen und psychischen Wohlbefindens beeinflusst. Unsere Vagalbremse ist mit jedem Atemzug einsatzbereit. Wenn ich innehalte und die Energie wahrnehme, die mich unterhalb der Bewusstseinsschwelle durchströmt und meine alltäglichen Erfahrungen prägt, erfüllt mich dieses Wunderwerk der Natur mit ehrfürchtigem Staunen.

> **Wir sind ein Leben lang bestrebt, unser Nervensystem aktiv zu steuern und uns im Zustand der ventralen Regulation, unserem wahren Zuhause, zu verankern.**

Unsere Reise ist darauf ausgelegt, diesen inneren Anker zu setzen, der uns sowohl Sicherheit verleiht als auch ermöglicht, die Welt auf neue Weise wahrzunehmen – mit Neugierde und Offenheit. Dabei gehen wir der Entwicklungsgeschichte des Menschen auf den Grund und erforschen zugleich die Reaktionen unseres Nervensystems auf die Erfahrungen, die unsere persönliche Geschichte prägen. Die Welt aus der Perspektive des autonomen Nervensystems zu betrachten ist eine Möglichkeit, unseren Alltag auf andere Weise zu bewältigen, ein Weg, der sich in Begleitung Gleichgesinnter oft leichter erschließt. Wenn wir unsere biologisch vorprogrammierte Sehnsucht nach Verbundenheit begrüßen und eine Gemeinschaft aufbauen, die mit der Sprache des Nervensystems vertraut ist, nutzen wir unsere eigene Fähigkeit als Ressource, um neue Wege zu gehen und andere dabei zu unterstützen, einen inneren Anker zu setzen und den Blick nach außen zu richten.

Prägen wir uns noch ein letztes Mal das Wissen um die Macht des Sowohl-als-auch ein: Wenn wir die Verantwortung für unsere eigene affektive Regulation übernehmen und den Weg der Verbundenheit wählen, tragen wir aktiv dazu bei, diesen Pfad bei uns selbst und in der globalen Gemeinschaft zu ebnen und zu festigen. Die Erfahrung, den Weg zu finden, um uns im Zustand der ventralen Sicherheit zu verankern und andere als Weggefährten willkommen zu heißen, ist ein erster Schritt, um die Welt zu verändern – durch je ein Nervensystem nach dem anderen.

DANKSAGUNG

Ich war schon immer neugierig auf die Funktionsweise von Körper und Gehirn, sowohl im Rahmen meiner klinischen Arbeit, um Menschen zu helfen, nach traumatischen Erfahrungen ein Gefühl der Sicherheit zurückzugewinnen, als auch um meinen eigenen Weg zur Bewältigung der Herausforderungen des Alltags zu finden. Ich habe das tief verwurzelte Bedürfnis zu verstehen, wie wir Menschen »ticken«. Und obwohl ich Neurowissenschaften studiert und in einem histologischen Labor die Strukturen des menschlichen Gehirns erforscht habe, veränderte die Entdeckung der Polyvagal-Theorie meine Arbeitsweise, mein Selbstverständnis und meinen Weg durch die Welt. Ich hatte das große Glück, von Stephen Porges lernen und mit ihm zusammenarbeiten zu dürfen. Seither verbindet uns beide eine tiefe Freundschaft. Er ist ein brillanter Wissenschaftler und großherziger Mensch, eine seltene Kombination, und seine Präsenz in meinem Leben ist ein Privileg, das ich zu schätzen weiß.

Dieses Buch war ein Schritt, der aus der vertrauten klinischen Welt herausführte und bald zu einer Sowohl-als-auch-Erfahrung führte – es war sowohl eine Freude, für meine gleichermaßen neugierigen und offenen Mitmenschen zu schreiben, als auch eine Herausforderung, die richtigen Worte zu finden. Es gab Zeiten, in denen ich das Gefühl hatte, dass der Austausch mit Freunden den Schreibfluss in Gang setzte, und andere Zeiten, in denen er ins Stocken geriet, weil mir trotz aller Bemühungen die Worte fehlten.

Wenn das Schreiben zu einer Herausforderung wurde, die mich überforderte und Zweifel in mir weckte, ob ich überhaupt weitermachen sollte, tauchten vorhersehbar Menschen auf, die mir einen ventral-vagalen Rettungsanker zuwarfen. Im Verlauf dieses Projekts, das sich über viele Monate erstreckte, wurde ich immer wieder aufs Neue daran erinnert, dass ich zwar im stillen Kämmerlein arbeite, aber von einem Netzwerk kluger, wundervoller Menschen unterstützt und gehalten werde.

Ich bin dankbar für meine Kollegen, die mir als Resonanzboden dienten und mit ihren klinischen Erkenntnissen einen prägenden Einfluss auf meinen Schreibprozess hatten, und für meine Freunde, die mir ihre Geschichten anvertrauten und meinen Erkundungen dadurch Leben einhauchten. Dank geht auch an meinen Freund Gary Whited, der seine wundervollen Arbeiten mit mir teilte, und an Anastasia Pellouchoud und Caroline Pincus von Sounds True für ihre Unterstützung, als ich mit diesem Projekt die Belastungsgrenze meines Systems erreichte. Und wie immer möchte ich meinem Weggefährten Bob meine Liebe und Dankbarkeit bekunden, der bei all meinen Schreibabenteuern an meiner Seite war und mich gelegentlich daran erinnert, dass ich den Weg in mein ventrales Zuhause kenne.

Deb Dana

ANMERKUNGEN

Zuhören lernen

1 Neff, Kristin, und Christopher Germer: *Selbstmitgefühl – Das Übungsbuch,* Arbor Verlag, Freiburg 2020, S. 62.
2 Ueland, Brenda: »Tell Me More. On The Fine Art of Listening«, *Ladies Home Journal,* November 1941, https://wayback.archive-it.org/all/20090919173049/http://www.ctahr.hawaii.edu/ctahr2001/rrii/downloads/Tell_Me_More_Euland.pdf, Zugriff 3. Januar 2022.
3 Übersetzung nach *Merriam-Webster,* unter »listen«, https://www.merriam-webster.com/dictionary/listen, Zugriff 31. August 2020.

Die Sehnsucht nach Verbundenheit

4 Dobzhansky, Theodosius: *Mankind Evolving. The Evolution of Human Species,* Yale University Press, New Haven, CT, 1962, S. 150 ff.
5 Beeghly, Marjorie, und Ed Tronick: »Early Resilience in the Context of Parent-Infant Relationships: A Social Developmental Perspective«, *Current Problems in Pediatric and Adolescent Health Care* 41, Nr. 7 (2011), S. 197–201, doi-org./10.1056/j.cppeds.2011.02.005.
6 Fisher, Sebern F.: *Neurofeedback in the Treatment of Developmental Trauma: Calming the Fear-Driven Brain,* W. W. Norton & Company, New York 2014.
7 Cacioppo, John T., und Stephanie Cacioppo: »Social Realtionships and Health: The Toxic Effects of Perceived Social Isolation«, *Social and Personality Psychology Compass* 8, Nr. 2 (2014), S. 58–72, doi.org/10.1111/spc3.12087.
8 De Jong Gierveld, Jenny, und Theo Van Tilburg: »The De Jong Gierveld Short Scales for Emotional and Social Loneliness: Tested on Data from 7 Countries in the UN Generations and Gender Surveys«, *European Journal of Ageing* 7, Nr. 2 (September 2010), S. 121–130, doi.

org/10.1007/s10433-010-0144-6; Wang, Jingyi, et al.: »Association Between Loneliness and Perceived Social Support and Outcomes of Mental Health Problems: A Systematic Review«, *BMC Psychiatry* 18, Nr. 1 (2018), doi.org/10.1186/s12888-018-1736-5; Bhatti, Adnan Bashir und Anwar ul Haq: »The Pathophysiology of Perceived Social Isolation: Effects on Health and Mortality«, *Cureus* (2017), doi.org/10.7759/cureus.994.

9 Guzy, Marinna: »The Sound of Life: What Is a Soundscape?«, Smithsonian Center for Folklife and Cultural Heritage (2017), https://folklife.si.edu/talkstory/the-sound-of-life-what-is-a-soundscape, Zugriff 3. Januar 2022.

10 Ebenda.

11 Cowen, Alan S., et al.: »Mapping 24 Emotions Conveyed by Brief Human Vocalization«, *American Psychologist* 74, Nr. 6 (2019), S. 698–712, doi.org/10.1037/amp0000399; Simon-Thomas, Emiliana R., et al.: »The Voice Conveys Specific Emotions: Evidence from Vocal Burst Displays«, *Emotion* 9, Nr. 6 (2009), S. 838–846, doi.org/10.1037/a0017810.

12 Das englischsprachige Original »This Urge for Here« ist erschienen in Gary Whited: *Having Listened*, Homebound Publications, 2013.

13 Hawkley, Louise C., und John T. Cacioppo: »Loneliness Matters: A Theoretical and Empirical Review of Consequences and Mechanisms«, *Annuals of Behavioral Medicine* 40, Nr. 2 (2010), S. 218–227, doi.org/10.1007/s12160-010-9210-8; Cacioppo und Cacioppo, a. a. O.

14 Cacioppo, John T., James H. Fowler und Nicholas A. Christakis: »Alone in the Crowd: The Structure and Spread of Loneliness in a Large Social Network«, *Journal of Personality and Social Psychology* 97, Nr. 6 (2009), S. 977–991, doi.org/10.1037/q0016076.

15 Hughes, Mary Elizabeth, et al.: »A Short Scale for Measuring Loneliness in Large Surveys«, *Research on Aging* 26, Nr. 6 (2004), S. 655–672, doi.org/10.1177/0164027504268574.

Im Zustand der Sicherheit verankern

16 vgl. Steindl-Rast, David: »Der Mönch in uns«, *Bibliothek Steindl-Rast OSB*, 2021, https://www.bibliothek-david-steindl-rast.ch/bibliothek/texte/texte-von-bruder-david/157-der-moench-in-uns, Zugriff 27. Dezember 2021. (*Quelle: Steindl-Rast, David: Gratefulness [1981], Übersetzung aus dem amerikanischen Englisch von Eve Landis. »Der Mönch in uns« schrieb Bruder David in deutscher Sprache bereits 1978 als Beitrag für das Buch »Antwort der Erde«.)*

17 Andersson, Ulf, und Kevin J. Tracey: »A New Approach to Rheumatoid Arthritis: Treating Inflammation with Computerized Nerve Stimulation«, *Cerebrum: The Dana Forum on Bain Science* (2012), S. 3; Rosas-Ballina, M., et al.: »Acetylcholine-Synthesizing T Cells Relay Neural Signals in a Vagus Nerve Circuit«, *Science* 334, Nr. 6052 (2011), S. 98–101, doi.org/10.1126/science.1209985; Pereira, Vitor H., Isabel Campos und Nuno Sousa: »The Role of Autonomic Nervous System in Susceptibility and Resilience to Stress«, *Current Opinion in Behavioral Sciences* 14 (2017), S. 102–107, doi.org/10.1016/j.cobeha.2017.01.003; McCraty, Rollin, und Maria A. Zayas: »Cardiac Coherence, Self-Regulation, Autonomic Stability, and Psychosocial Well-Being«, *Frontiers in Psychology* 5 (2014), doi.org/10.3389/fpsyg.2014.01090; Porges, Stephen W., und Jacek Kolacz: »Neurocardiology Through the Lens of the Polyvagal Theory«, in Gelpi, Ricardo J., und Bruno Buchholz (Hrsg.): *Neurocardiología; Aspectos Fisiopatológicos e Implicaciones Clínicas,* Elsevier, Barcelona 2018; Stelklar, Jennifer E., et al.: »Affective and Physiological Responses to the Suffering of Others: Compassion and Vagal Activity«, *Journal of Personality and Social Psychology* 108, Nr. 4 (2015), S. 572–585, doi.org/10.1037/pspi 0000010.

18 Kok, Bethany E., et al.: »How Positive Emotions Build Physical Health«, *Psychological Science* 24, Nr. 7 (Juni 2013), S. 1123–1132, doi.org/10.1177/0956797612470827.

19 Sgoifo, Andrea, et al.: »Autonomic Dysfunction and Heart Rate Variability in Depression«, *Stress* 18, Nr. 3 (April 2015), S. 343–352, doi.org/10.3109/10253890.2015.1045868; Alvares, Gail A., et al.: »Reduced Heart Rate Variability in Social Anxiety Disorder: Associations with Gender and Symptom Severity«, *PLOS ONE* 8, Nr. 7 (2013), doi.org/10.1371/journal.phone.0070468; Grippo, Angela J., et al.: »Social Isolation Disrupts Autonomic Regulation of the Heart and Influences Negative Affective Behaviors«, *Biological Psychiatry* 62, Nr. 10 (2007), S. 1162–1170, doi.org/10.1016/j.biopsych.2007.04.011; Kok, Bethany E., und Barbara L. Fredrickson, »Upward Spirals of the Heart: Autonomic Flexibility, as Indexed by Vagal Tone, Reciprocally and Prospectively Predicts Positive Emotions and Social Connectedness«, *Biological Psychology* 85, Nr. 3 (2010), S. 432–436, doi.org/10.1016/j.biopsycho.2010.09.005; Geisler, Fay C. M., et al.: »The Impact of Heart Rate Variability on Subjective Well-Being Is Mediated by Emotion Regulation«, *Personality and Individual Differences* 49, Nr. 7 (2010), S. 723–728, doi.org/10.1016/j.paid.2010.06.015.

20 Bryant, Fred B., Erica D. Chadwick und Katharina Kluwe: »Understanding the Processes That Regulate Positive Emotional Experience: Unsolved Problems and Future Directions for Theory and Research on Savoring«, *International Journal of Wellbeing* 1, Nr. 1 (2011), doi.org/10.5502/ijw.v1i1.18; Jose, Paul E., Bee T. Lim und Fred B. Bryant: »Does Savoring Increase Happiness? A Daily Diary Study«, *Journal of Positive Psychology* 7, Nr. 3 (2012), S. 176–187, doi.org/10.1080/17439760.2012.671345; Smith, Jennifer L., und Fred B. Bryant: »Savoring and Well-Being: Mapping the Cognitive-Emotional Terrain of the Happy Mind«, *The Happy Mind: Cognitive Contributions to Well-Being* (2017), S. 139–156, doi.org//10.1007/978-3-319-58763-9_8.

21 Brown, Richard P., und Patricia L. Gerbag: »Sudarshan Kriya Yogic Breathing in the Treatment of Stress, Anxiety, and Depression: Part 1 – Neurophysiologic Model«, *Journal of Alternative and Complementary Medicine* 11, Nr. 1 (2005), S. 189–201, doi.org/10.1089/acm.2005.11.189; Jerath, Ravinder, et al.: »Physiology of Long Pranayamic Breathing: Neural Respiratory Elements May Provide a Mechanism That Explains How Deep Breathing Shifts the Autonomic Nervous System«, *Medical Hypotheses* 67, Nr. 3 (2006), S. 566–571, doi.org/10.1060/j.mehy.2006.02.042; Russo, Marc O., Danielle M. Santarelli und Dean O'Rourke: »The Physiological Effects of Slow Breathing in the Healthy Human«, *Breathe* 13, Nr. 4 (2017), S. 298–309, doi.org/10.1183/20734735.009817; Bordoni, Bruno, et al.: »The Influence of Breathing on the Central Nervous System«, *Cureus* (Januar 2018), doi.org/10.7759/cureus.2724.

22 Vlemincx, Elke, et al.: »Respiratory Variability Preceding and Following Sighs: A Resetter Hypothesis«, *Biological Psychology* 84, Nr. 1 (2010), S. 82–87, doi.org/10.1016/j.biopsycho.2009.09.002; Vlemincx, Elke, Ilse Van Diest und Omer Van den Bergh: »A Sigh Following Sustained Attention and Mental Stress: Effects on Respiratory Variability«, *Physiology & Behavior,* 107, Nr. 1 (2012), S. 1–6, doi.org/10.1016/j.physbeh.2012.05.013; Vaschillo, Evgeny G., et al.: »The Effects of Sighing on the Cardiovascular System«, *Biological Psychology* 106 (2015), S. 86–95, doi.org/10.1016/j.biopsycho.2015.02.007.

23 Morrison, India, Line S. Löken und Håkan Olausson: »The Skin as a Social Organ«, *Experimental Brain Research* 204, Nr. 3 (2009), S. 305–314, doi.org/10.1007/s00221-009-2007-y; Mohr, Mariana von, Louise P. Kirsch und Aikaterini Fotopoulou: »The Soothing Function of Touch: Affective Touch Reduces Feelings of Social Exclusion«, *Scientific Reports* 7, Nr. 1 (2017), doi.org/10.1038/s41598-017-13355-7; Ardiel, Evan L., und

Catharine H. Rankin: »The Importance of Touch in Development«, *Paediatrics & Child Health* 15, Nr. 3 (2010), S. 153–156, doi.org/10.1093/pch/15.3.153; Field, Tiffany: »Touch for Socioemotional and Physical Well-Being: A Review«, *Developmental Review* 30, Nr. 4 (2010), S. 367–383, doi.org/10.1016/j.dr.2011.01.001; Yachi, Chigusa, Taichi Hitomi und Hajime Yamaguchi: »Two Experiments on the Psychological and Physiological Effects of Touching – Effect of Touching on the HPA Axis-Related Parts of the Body on Both Healthy and Traumatized Experiment Participants«, *Behavioral Sciences* 8, Nr. 10 (2018), S. 95, doi.org/10.3390/bs8100095.

Geschichten neu erzählen

24 Spitzer, B., und E. Blankenburg: »Stimulus-Dependent EEG Activity Reflects Internal Updating of Tactile Working Memory in Humans«, *Proceedings of the National Academy of Science* 108, Nr. 20 (Februar 2011), S. 8444–8449, doi.org/10.1073/pnas.1104189108; Charité, Universitätsmedizin Berlin: »How a Person Remembers a Touch«, *Science Daily* (2011), sciencedaily.com/releases/2011/05/110510101048.htm.

Selbsttranszendierende Erfahrungen

25 Hagenaars, Muriel A., Rahele Mesbah und Henk Cremers: »Mental Imagery Affects Subsequent Automatic Defense Responses«, *Frontiers in Psychiatry* 6 (März 2015), doi.org//10.3389/fpsyt.2015.00073.

26 Piff, Paul K., et al.: »Awe, the Small Self, and Prosocial Behavior«, *Journal of Personality and Social Psychology* 108, Nr. 6 (2015), S. 883–899, doi.org/10.1037/pspi 0000018; Algoe, Sara B., und Jonathan Haidt: »Witnessing Excellence in Action: The ›Other-Praising‹ Emotions of Elevation, Gratitude, and Admiration«, *Journal of Positive Psychology* 4, Nr. 2 (2009), S. 105–127, doi.org/10.1080/17439760802650519; Yaden, David Bryce, et al.: »The Varieties of Self-Transcendent Experience«, *Review of General Psychology* 21, Nr. 2 (2017), S. 143–160, doi.org/10.1037/gpr0000102; Keltner, Dacher, und Jonathan Haidt: »Approaching Awe, a Moral, Spiritual, and Aesthetic Emotion«, *Cognition and Emotion* 17, Nr. 2 (2003), S. 297–314, doi.org/10.1080/02699930302297.

27 Emmons, Robert A., und Robin Stern: »Gratitude as a Psychotherapeutic Intervention«, *Journal of Clinical Psychology* 69, Nr. 8 (2013), S. 846–855, doi.org/10.1002/jclp.22020.

28 Piper, Walter T., Laura R. Saslow und Sarina R. Saturn: »Autonomic and Prefrontal Events During Moral Elevation«, *Biological Psychology* 108 (2015), S. 51–55, doi.org/10.1016/j.biopsycho.2015.03.004.

29 Sparks, Adam Maxwell, Daniel M. T. Fessler und Colin Holbrook: »Elevation, an Emotion for Prosocial Contagion, Is Experienced More Stringly by Those with Grater Expectations of the Cooperativeness of Others«, *PLOS ONE* 14, Nr. 12 (April 2019), doi.org/10.1371/journal.pone.0226071.

30 Kirby, James N., et al.: »The Current and Future Role of Heart Rate Variability for Assessing and Training Compassion«, *Frontiers in Public Health* 5 (März 2017), doi.org/10.3389/fpubh.2017.00040.

31 Goetz, Jennifer L., Dacher Keltner und Emiliana Simon-Thomas: »Compassion: An Evolutionary Analysis and Empirical Review«, *Psychological Bulletin* 136, Nr. 3 (2010), S. 351–374, doi.org/10.1037/a0018807; Stellar, Jennifer E., et al.: »Affective and Psychological Responses to Suffering of Others: Compassion and Vagal Activity«, *Journal of Personality and Social Psychology* 108, Nr. 4 (2015), S. 572–585, doi.org/10.1037/pspi0000010; Hannon, Peggy A., et al.: »The Soothing Effects of Forgiveness on Victims' and Perpetrators' Blood Pressure«, *Personal Relationships* 19, Nr. 2 (2011), S. 279–289, doi.org/10.1111/j. 1475-6811.2011.01356.x.

32 Witvliet, Charlotte vanOyen, Thomas E. Ludwig und Kelly L. Vander Laan: »Granting Forgiveness of Harboring Grudges: Implications for Emotion, Physiology, and Health«, *Psychological Science* 12, Nr. 2 (2001), S. 117–123, doi.org/10.1111/1467-9280.00320.

33 Toussaint, Loren, et al.: »Effects of Lifetime Stress Exposure on Mental and Physical Health in Young Adulthood: How Stress Degrades and Forgiveness Protects Health, *Journal of Health Psychology* 21, Nr. 6 (2014), S. 1004–1014, doi.org/10.1177/1359105314544132; Worthington, Everett L. jr., und Michael Scherer: »Forgiveness Is an Emotion-Focused Coping Strategy That Can Reduce Health Risks and Promote Health Resilience: Theory, Review, and Hypothesis«, *Psychology & Health* 19, Nr. 3 (2004), S. 385–405, doi.org/10.1080/0887044042000196674; Lawler, Kathleen A., et al.: »A Change of Heart: Cardiovascular Correlates of Forgiveness in Response to Interpersonal Conflict«, *Journal of Behavioral Medicine* 26, Nr. 5 (2003), S. 373–393, doi.org/10.1023/a:1025771716686.

Gemeinschaft herstellen

34 Vgl. Tolle, Eckhart: *Jetzt! Die Kraft der Gegenwart. Ein Leitfaden zum spirituellen Erwachen*, Kamphausen, Bielefeld, 6. Aufl. 2002, S. 164.

35 Das englischsprachige Original »After a Blizzard« ist erschienen in Gary Whited: *Having Listened*, Homebound Publications, 2013.

Fazit

36 Diese Übung ist angelehnt an eine Meditation aus meinem Buch *Die Polyvagal-Theorie in der Therapie*

37 Das englischsprachige Original »Startled by Earth« ist erschienen in Gary Whited: *Having Listened*, Homebound Publications, 2013.

38 Lagomarsino, Valentina: »Exploring the Underground Network of Trees – The Nervous System of the Forest« (6. Mai 2019), https://sitn.hms.harvard.edu/flash/2019/exploring-the-underground-network-of-trees-the-nervous-system-of-the-forest/, Zugriff 3. Januar 2022.

39 Toomey, Diane: »Exploring How and Why Trees ›Talk‹ to Each Other«, *Yale Environment 360* (1. September 2016), https://e360.yale.edu/features/exploring_how_and_why_trees_talk_to_each_other, Zugriff 3. Januar 2022.

40 Slavich, G. M., und S. W. Cole: »The Emerging Field of Human Social Genomics«, *Clinical Psychological Science* 1, Nr. 3 (2013), S. 331–348.